医疗美容技术系列教材

中医美容基础

主　编　叶玉枝

副主编　朱曼迪　刘明辉

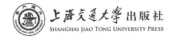
上海交通大学出版社
SHANGHAI JIAO TONG UNIVERSITY PRESS

内容提要

本书主要阐述中医美容学的中医药基本理论、基本知识、基本技能及在中医美容学中的运用,是中医美容技术专业的专业基础课。其具体内容分为三大部分,第一部分为中医美容学的中医基本理论,包括中医学理论的主要特点、阴阳五行学说、藏象、气血津液、病因病机等;第二部分为中医美容学的中医基本方法,包括临床诊法、临床辨证、治则与治法;第三部分为中医美容学常用中药及方剂。

本书对中医学基础理论的内容论述,涵盖较全面、系统,语言简洁易懂,注重联系实际,并结合美容专业相关的实例,在每章后设立相应的习题,使读者对所学知识的复习、消化、理解、运用,通过本教材的学习,掌握美容中医学的知识。

本书可作为美容技术专业的基础教材,也可供初、中级以上各级美容工作者阅读与参考。

图书在版编目(CIP)数据

中医美容基础 / 叶玉枝主编. — 上海:上海交通大学出版社,2014(2020 重印)
ISBN 978-7-313-11481-5

Ⅰ. 中... Ⅱ. 叶... Ⅲ. 美容—中医学 Ⅳ. R275

中国版本图书馆 CIP 数据核字(2014)第 112301 号

中医美容基础

主　　编:叶玉枝
出版发行:上海交通大学出版社　　　　　地　　址:上海市番禺路 951 号
邮政编码:200030　　　　　　　　　　　电　　话:021-64071208
印　　制:当纳利(上海)信息技术有限公司　经　　销:全国新华书店
开　　本:787mm×1092mm　1/ 16　　　印　　张:19.5
字　　数:409 千字
版　　次:2014 年 7 月第 1 版　　　　　　印　　次:2020 年 3 月第 2 次印刷
书　　号:ISBN 978-7-313-11481-5
定　　价:39.00 元

前　　言

《中医美容基础》是高职高专医疗美容技术专业系列教材之一。本教材的编写是以高职高专的培养目标和教育特点为参照依据，即培养高技能型、应用型人才为主，以满足岗位需要和社会需求；理论知识则"必需、够用"为度；以学生能够掌握必要的理论知识、基本技能和相应的运用能力为目的。

《中医美容基础》主要阐述中医美容学的中医药基本理论、基本知识、基本技能及在中医美容学中的运用，是中医美容技术专业的专业基础课。其具体内容分为三大部分，第一部分为中医美容学的中医基本理论，包括中医学理论的主要特点、阴阳五行学说、藏象、气血津液、病因病机等；第二部分为中医美容学的中医基本方法，包括临床诊法、临床辨证、治则与治法；第三部分为中医美容学常用中药及方剂。根据高职教育的培养目标，本教材的编写具有以下特点：

(1) 突出重点，理论知识以"必需、够用"为原则。本教材着重论述了中医美容学的理论基础，即中医学的理、法、方、药等基本理论、基本方法和基本运用。摒弃了以往相关中医教材中中医学发展史部分的内容，而中药、方剂部分则着重中医美容常用的中药、方剂。使所论述的相关中医学知识既系统、实用，又重点突出，有利于学生及读者树立中医学理念、尽快掌握中医美容的基本理论知识，也为部分想继续深入学习中医学理论的学生打下坚实基础。

(2) 结合美容岗位需要，奠定专业基础。本教材注重中医学基础理论在美容岗位中的实际运用，通过结合实例来论述中医美容基础理论；在临床诊法中，又偏重五官及皮肤等损美性疾病的临床病证表现，体现了本教材与美容岗位需要的紧密衔接，增强了教材的实用性，同时也为后续中医美容专业课程的学习，奠定基础。

(3) 加强中医基本技能与运用能力的培养。临床诊法部分，重点介绍了望诊、问诊，切诊等诊法的基本方法要点，并以课下作业的方式，督促学生进行四诊基本方法的练习；临床辨证部分，亦以课下作业的方式，通过案例分析，以训练学生运用所学知识，来分析和解决实际问题。这加强了对学生的基本技能和运用能力的培养。

(4) 立足中医特色，读者的适用范围广泛。中医美容学强调"美"的核心是 "和谐和健康"，符合当今社会对美的理解和追求，而本教材论述上立足中医特色、实用性强；在语言上简洁易懂，可读性强。另外每一章节前都设有"目标要求"，之后设有"自我检测"，便于学习者对重点知识的学习和掌握，特别适合高职高专美容技术专业的学生学习，也适合初、中级以上各级美容工作者阅读与参考，读者的适用范围广泛。

　　本书由叶玉枝担任主编，朱曼迪、刘明辉担任副主编，参加编写的有叶玉枝、朱曼迪、刘明辉、刘明磊等。参加本教材编写的人员主要是从事中医美容专业基础课程教学的一线教师，同时还吸收了具有丰富临床经验的中医医师参与。编写过程中参考了近年出版的普通高等教育"十一五"国家级规划教材《中医美容学》、卫生部"十一五"规划教材《美容中医学》，以及相关的高职高专中医学基础理论等教材，在此向这些教材的作者表示谢意！本教材所有内容虽经编委们反复讨论、审定，但因编者的水平有限，难免存在错误和不足之处，敬请广大师生及读者在使用过程中提出宝贵意见，以便及时修改完善。

编　者

2014 年 3 月

目　录

上篇：中医美容学的中医基本理论

中篇：中医美容学的中医基本方法

下篇：中医美容学常用中药及方剂

绪　　论

⭐ **目标要求**

理解：中医美容学的基本概念、中医美容学中"美容"的含义。

了解：中医美容学基础的主要内容。

中医美容学是一门以人体健美为对象，由多种基础、临床学科相交叉而成的新兴的综合性中医临床学科。

一、中医美容学基本概念

中医美容学是以传统的中医基础理论及具有中国特色的人体美学理论为指导、以自然疗法为主要手段，来研究健康美丽容颜、形体养护、损美性疾病的防治和损美性生理缺陷的掩饰或矫正的理论、技能及其规律，以防病健身、延衰驻颜、维护人体形神美为目的的一门学科。

"美容"有广义与狭义之分，狭义美容是仅指颜面五官的美化和修饰；而广义美容则包括颜面、须发、躯体、四肢及心灵等全身心的美化。中医美容学的"美容"则是取其广义。

中医美容学以整体观念为指导原则，认为人体是一个有机整体，人体各个部分之间在结构上不可分割，功能上相互协调，病理上相互影响。而人与自然、社会环境也是一个有机整体，人的生理功能和病理变化，也会受到自然环境、社会环境的影响。若人体自身，或人与自然，或人与社会任何一个部分出现异常，都会打破机体的和谐，影响健康。因此中医美容更强调天人合一、人体内外环境的和谐美，这种美的核心是和谐和健康。这种和谐和健康主要体现在：一是生理上的和谐健康。人体脏腑等组织器官功能正常，气血津液和调，才能皮肤红润光泽且富有弹性、毛发爪甲润泽、身躯挺拔、动作敏捷，从而呈现出外形上的美感；二是心理上的和谐健康。愉悦的精神、敏捷的思维、豁达的性格，给人增添了气质上的美，从而达到形神合一的美；三是社会存在的完满度，即社会适应上的健康。而生理、心理、社会这三方面之间又是相互影响的，只有社会适应上的健康，才能善于与人交往，融于集体，幸福满足，从而维护心理健康。只有心理健康愉悦，才能使气血通畅调和，脏腑功能协调，躯体健康，而反之只有躯体健康，才会有外形上的美感，从而增加人的自信心和社会适应度。

所以，健康是躯体上、心理上和社会上的完满状态。

因此，中医美容学的主要特点是以整体观念、辨证论治、形神合一、阴阳五行、脏腑经络、气血津液等中医基本理论为核心内容，不局限于颜面局部的美化，而强调与未病先防、养生驻颜、抗衰防老、延年益寿紧密结合，运用中药、方剂、针灸推拿、气功、食疗等手段扶正祛邪，从而改善人体功能，达到内外和谐统一，最终达到美化容颜、延缓衰老、健康长寿的目的。

中医美容学的理论基础主要是由中医学基础理论和中国传统美学做支撑。所以掌握中医学基础理论，是每个要掌握中医美容基本技能的美容师所必修的专业基础课程之一。本教材就是针对中医美容学的理论基础之一，即中医学基础理论进行论述的。

二、中医美容基础的主要内容

中医美容基础主要论述了中医学的基本理论、基本方法、基本技能及在中医美容中的应用，主要内容包含了阴阳五行、藏象、气血津液、病因病机、诊法、辨证、预防与治则治法、中医美容常用中药及中医美容常用方剂等方面。本书分为三大部分：

（一）中医美容学的中医基本理论

(1) 概括了中医学理论的主要特点：整体观念，即中医学理论的指导思想；辨证论治，即中医学诊治疾病的基本原则，也是中医美容学理论的主要特点。

(2) 阴阳五行学说：属于古代哲学范畴，是中医学的主要哲学思想。本节重点介绍阴阳五行的基本概念、基本内容及在中医美容学中的应用。

(3) 藏象：是研究人体各脏腑组织器官的生理功能、病理变化及其相互关系，以及脏腑组织器官与外界环境相互关系的学说，是中医理论体系的核心，对中医美容学具有重要的指导意义。本节重点论述脏腑的生理功能。

(4) 气血津液：主要阐述气、血、津液的生成、运行、生理功能及其相互关系。说明气、血、津液既是脏腑功能活动的物质基础，又是脏腑功能活动的产物。同时也是维持人体容貌及形体健美不可或缺的物质基础。

(5) 病因病机：是阐述中医美容学相关的各种致病因素的性质、致病特点及其所致病证的临床表现、发病规律和疾病病理变化机制的学说。本书主要介绍六淫、疠气、七情、饮食劳逸、病理产物等致病因素，以及邪正盛衰、阴阳失调、气血津液失常等基本病机。

（二）中医美容学的中医基本方法

(1) 临床诊法：诊法是中医搜集临床病情资料以诊察疾病的方法，也是中医美容学的临床诊法。本章主要介绍中医美容相关的望、闻、问、切四种搜集临床资料的基本方法和内容。

(2) 临床辨证：辨证是依据四诊所提供的病情资料以辨识证候、认识病证的基本方法。也是中医美容认识损美性疾病病证的主要方法。本章主要介绍八纲辨证、脏腑辨证和气血津液辨证。

(3) 治则与治法：治则与治法主要论述了治疗疾病的基本原则及常用的八种治疗方法。

(三) 中医美容学常用中药及方剂

(1) 中医美容学常用中药：主要阐述中医美容常用中药的基本性能、配伍禁忌、使用方法等基本知识及常用各类中药的临床功用。

(2) 中医美容学常用方剂：主要阐述中医美容常用方剂的组方原则及运用等基本知识，以及常用方剂的组成、功用。

自 我 检 测

1. 什么是中医美容学？
2. 中医美容学中"美容"的内涵是什么？
3. 中医美容学的理论基础是什么？

上　篇

中医美容学的中医基本理论

- ⭐ 中医学理论的主要特点
- ⭐ 阴阳五行学说
- ⭐ 藏象
- ⭐ 气血津液
- ⭐ 病因病机

第一章　中医学理论的主要特点

⬤ **目标要求**

理解：整体观念、辨证论治的概念。

了解：整体观念、辨证论治的主要内容。

中医学理论是在中国古代朴素的唯物论和辩证法思想的指导下，经过长期的实践检验，并不断充实发展而形成的理论体系。因此，中医学理论主要具有两个基本特点：一是整体观念，二是辨证论治。

第一节　整体观念

整体，即统一性、完整性和联系性。中医学的整体观念是关于人体自身以及人与环境之间的统一性、完整性和联系性的认识，它贯穿于中医生理、病理、诊法、辨证、防治、养生等整个理论体系之中。

中医学中的整体观念，主要体现在两个方面：一是认为人是一个有机的整体；二是认为人与环境之间有密切的联系。

一、人是一个有机整体

人体是由若干脏腑、形体和官窍组成，每一脏腑、形体和官窍都有各自不同的结构和功能，但它们不是孤立的，而是密切联系的，即在结构上不可分割，生理上相互联系，病理上相互影响。所以，在诊断、治疗疾病时也要从整体着手，才能诊断确切、治疗得当。

(一) 生理上相互联系

人体是由五脏(肝、心、脾、肺、肾)、六腑(胆、小肠、胃、大肠、膀胱、三焦)、五体(筋、脉、肉、皮、骨)、五官(目、舌、口、鼻、耳)、九窍(两目、口、两鼻孔、两耳、前阴、后阴)等脏腑组织构成，通过经络系统的联络作用，构成一个紧密联系的有机整体。在生命活动中，一方面脏腑组织各自发挥正常的功能活动，另一方面各脏腑组织间，在心的统一指挥下，相互配合、协同作用，完成整体活动下的分工合作。精、气、血、津液是构成和维持人体生命活动的最基本物质，脏腑经络等组织器官通过精、气、血、津液等的作用，共同完成生命统一的功能活动。

因此，机体的任何局部都具有专属的功能和独立的结构，但又都是整体的一个组成部分，通过经络的联络，形成一个以五脏为中心、协调共济、井然有序、密不可分的有机整体。即结构与功能、形与神的统一。

(二) 病理上相互影响

人体脏腑组织器官在生理上的整体联系，决定病理上必然相互影响。

整体和局部之间、局部与局部之间、形神之间的病变，都会相互影响和相互传变。如眼目的病变，既可能是肝脏功能失调的反映，也可能是五脏整体功能失常的表现；胃火过亢，可导致牙龈肿痛；体表感受风寒等邪气，可传及肺脏，影响肺的宣降，而出现咳嗽、气喘、咯痰等症状；肝火过亢时，不但会出现胁痛、口苦等肝脏病变的症状，而且还可影响到胃的通降功能，出现胃脘胀痛、嘈杂吞酸等症；形体的病变，包括脏腑及气、血、津液等的病变，可引起神的失常；而精神情志异常，也可影响形体而产生病变。

因此，中医学在分析疾病的机理时，着眼于整体病理分析，由局部病理变化推演整体病理反应，把局部与整体统一起来。

(三) 诊断上察外知内

在诊察疾病时，亦秉承整体观念，通过观察形体、官窍、面色、声音、舌脉等外在的变化，来了解和判断内脏的病理变化。即《灵枢·本藏》曰："视其外应，以知其内脏，则知所病矣。"如从整体的五脏系统看，口舌生疮，往往是心火亢盛的表现；而目赤肿痛，兼口苦、胁痛，多为肝火上炎的表现。因心开窍于舌、肝开窍于目。面色发黄，常常是脾病的反映，因黄色与脾脏相对应。

因此，在诊断疾病时，同样要注重整体性思想。

(四) 治疗上着眼全局

中医学临床治疗的特色就是在整体观念的指导下，从协调人体阴阳气血及脏腑的平衡出发，消除疾病对全身的影响，防止病变在脏腑间相互传变，以达到消除病邪治愈疾病的目的。如口舌糜烂，因心与小肠相表里，所以可用泻小肠火以清心的方法治疗；目赤肿痛，伴有胁痛、口苦，中医往往采取清泻肝胆实火的方法。眩晕欲仆，头重脚轻，腰膝酸软等症，临床可采取针灸足心之涌泉穴调之，因该证候为肾阴亏虚，水不涵木，肝阳上亢，属病发于上，针灸肾经上的涌泉穴(位于足心)可使肾水得充，肝阳不亢，则眩晕自减，此即所谓"上病下取"。

中医美容学也是从人体的整体性角度出发，注重由内而外的整体健康美，强调养生驻颜。如中医认为"发为血之余"，"发为肾之外候"，通过补肾益脾的内脏调养，而达到润泽乌发的治疗目的；通过"益气补虚"、"养血活血"、"滋补肝肾"、"丰肌悦色"等调理内脏气血的整体调治方法达到驻颜美容的目的。

因此，要得到外表容颜的美丽，必先使人体达到整体的阴阳平衡、脏腑调和、经络气血通畅，才会拥有健康美丽的容颜。

二、人与自然的统一性

人是自然的产物，自然环境是人类所赖以生存的必要条件。同时，自然界的各种变化，又影响着人体，而机体则相应地作出反应。《灵枢·邪客》说："人与天地相应也。"机体反应在生理范围内，就是生理性的适应；超越了生理范围，就是病理性反应。

(一) 季节气候对人体的影响

一年之中有四季的变化，气候表现为春温、夏热、秋凉、冬寒的变化规律，这是自然界阴阳之气消长转化的体现。而人体会随之产生春生、夏长、秋收、冬藏的适应性反应，如《灵枢·五癃津液别》中就描述了这种变化："天暑衣厚则腠理开，故汗出……天寒则腠理闭，气湿不行，水下留于膀胱，则为溺与气。"因春夏阳气升发，则气血易趋向于体表，肌腠疏松开泄，人体表现为汗出增多以散热降温。秋冬阳气收敛，气血潜藏于内，故肌腠致密，人体表现为出汗减少以保持体温，体内必须排出的水液则从小便排出。同样，人体的脉象也随着四时而呈现"春弦、夏洪，秋毛(浮)、冬实(沉)"的变化。

当气候异常变化超出了人体的适应能力时，人就会发生疾病。因每一季节不同的气候特点，常出现一些季节性的多发病或时令性流行病。

(二) 昼夜晨昏对人体的影响

在昼夜晨昏的更替过程中，人体也随之产生适应性变化。《素问·生气通天论》中说："故阳气者，一日而主外，平旦人气生，日中而阳气隆，日西而阳气已虚，气门乃闭。"是说人体的阳气白天趋向于表，夜晚阳气趋向于里。故白天人的精力旺盛，因而应全身心投入工作；而夜晚人的精神呈抑制状态，需睡眠休息。

由于人体的功能状态随着昼夜黄昏的变化呈现规律性改变。因此，在临床上，疾病变化的一般规律多表现为"旦慧昼安，夕加夜甚"。

(三) 地域环境对人体的影响

因为地理环境之地质水土、气候的差异和人文地理、风俗习惯等，在一定程度上，对人们的生理功能和心理活动产生影响。一般而言，东南气候多湿热，人体腠理多疏松，体格多瘦小，而情感多细腻；西北气候多燥寒，人体腠理多致密，体格多壮实，性格多豪放。长期生活在固定环境中，一旦易地而居，初期人体多产生不适感，或生皮疹、或生腹泻，此现象称之为"水土不服"，需经过一定时间，才能逐渐适应。

由于人们生活的地域环境不同，各个地区所患疾病也有差异。如北方地区气候寒冷，常易感受寒邪而致病；东南沿海地区气候多潮湿温热，则易见湿热为病；久居低洼潮湿之地的人，多发关节疼痛或风湿；某些山区，人们则易患瘿病；长江流域可见虫臌病(血吸虫病)等。

综上所述，人与自然是相应相关、相互影响的，因此，人体要保持健康长寿，就要顺应自然的阴阳消长规律，要根据四时调节饮食起居，气候变化剧烈时，应"虚邪贼风，避之有时"。而在治疗疾病时要考虑季节气候特点及地域因素，因时制宜、因地制宜。

中医美容学在塑造和维护人体美上，追求人体的自然美、本质美、健康美。在日常生活中注重顺应自然规律、顺应人体生理活动规律，通过调节饮食起居、气功、房中术等养生方法，使人体阴阳与自然阴阳的消长和谐相应，将人的生命活动调整到最佳状态，则人体的容貌与形体美就成为有本之木、有水之源。

三、人与社会的统一性

社会是人们通过交往形成的社会关系的总和，是人类生活的共同体。人与社会有着非常密切的联系。人类的生产活动创造了社会，同时人所生活的社会环境也会对人产生影响。如社会的安定与动荡、经济的发展与衰退、科技的先进与落后、文化的繁荣与衰败，以及人的社会地位的变迁，都可以引起人体身心功能的变化。故可见"太平之世多长寿之人"；"尝贵后贱"，可致"脱营"病；"故贵脱势，虽不中邪，精神内伤，身必败亡"。所以人通过顺应社会，建立良好的社会人际关系，使个人达到社会存在的完满。融洽的社会关系会使人的心情舒畅、身体健康、幸福愉悦，则美自然由内而外充分体现出来。

第二节 辨 证 论 治

辨证论治是中医学认识疾病和治疗疾病的基本原则。辨证是论治的前提和依据，论治是治疗疾病的手段和方法。辨证论治是有效指导中医临床理、法、方、药的具体体现。

一、症、证、病的含义及相互间的关系

症，即"症状"，是指疾病的具体临床表现，包括病人的主观异常感觉和医生检查所发现的病人客观之异常征象，如头痛、发热、口渴，面赤、唇青紫、舌红、脉滑数等。相同的症可由不同的病因引起，病变机制也不尽相同，因而孤立的症不能反映病理变化的本质。

证，即证候，是疾病发展过程中某一阶段的病理概括。是由一组相对固定的、有内在联系的症状构成。证候反映了疾病的原因、部位、性质以及邪正盛衰变化，可作为确立治法、用药原则的依据。如风热表证、脾气亏虚证、肝火上炎证等都属证候概念。

病，即疾病，是与健康相对的概念，是指有特定的病因、发病形式、病机、发展规律和

转归的一种完整的病理过程，反映了某种疾病全过程的总体属性、特征和规律。如感冒、麻疹、黄疸等皆属疾病的概念。

症、证、病三者的含义不同，但却存在着内在的联系。症是构成病和证的基本要素，有内在联系的症组合在一起即为证候；而各阶段的证候贯穿起来，构成疾病的全过程。病与证，都能反映疾病的本质，但病侧重反映的是全过程，而证侧重反映的是某一阶段。

二、辨证论治的概念

辨证论治，是运用中医理论辨析有关疾病的临床资料，确立证候，以制定治则治法，付诸实施的思维过程。可分为辨证和论治两个阶段。

辨证，是将四诊(望、闻、问、切)所收集的资料、症状和体征，通过分析、综合，辨清疾病的原因、性质、部位，以及邪正之间的关系，从而概括、判断为某种性质的证。

论治，是根据辨证的结果，确定相应的治疗原则。

辨证是分析辨别疾病的证候，论治是根据辨证的结论，确立相应的治疗方法，并选方用药。辨证论治是中医诊疗疾病的一大特色，有效指导了中医临床理、法、方、药的具体运用。

三、辨证论治的临床运用

辨证论治是中医学临床诊治疾病的基本法则。在治疗疾病时，采取"同病异治"或"异病同治"的方法，即是这一基本法则的具体体现。

所谓"同病异治"，指同一种疾病，由于表现的证不同，因而治法就不一样。比如感冒，有风寒感冒和风热感冒的不同，所以治法分别为疏散风寒和疏散风热之异。又如麻疹在发病初期，证为疹发不透，治宜发表透疹；而在中期表现为肺热壅盛证，治应清泻肺热；疾病后期，表现为余热未消，肺胃阴亏证，治宜养阴清热。

所谓"异病同治"，指不同的疾病，在发展过程中，由于出现了相同的病证，因而也可采用相同的方法治疗。如胃下垂、脱肛、子宫下垂等不同的病，均表现为中气下陷证，都可以用升举中气的方法治疗。

由此可见，中医治病主要着眼于"证"，而不是"病"。相同的证，治法基本相同；不同的证，则治法不同，即"证同治亦同，证异治亦异"。这种根据疾病发展过程中不同的证而采用不同方法去治疗的原则，就是辨证论治的精神实质。

因此，在中医美容中，对损美性疾病进行辨证论治，会取得良好的疗效。例如"雀斑"与"黄褐斑"虽为不同的疾病，但若都出现了"肾阴不足"这一证(候)，采用"滋养肾阴"的治法，对两种疾病都有较好的治疗效果。而"黄褐斑"的证候可表现为风邪侵袭、痰湿内蕴、瘀血阻络的不同，治疗方法就有祛风消斑、化痰除湿、化瘀通络等的不同。

自 我 检 测

一、选择题

(一) 单项选择题

1. 有关整体观念的内容以下(　　)是错误的。
    A. 人是一个有机整体
    B. 人与自然界的统一性
    C. 人与社会的统一性
    D. 以上都不是

2. 能够反映疾病现阶段本质的是(　　)。
    A. 证
    B. 症状
    C. 体征
    D. 病

3. 人体的脉象常随季节的变化而变化,秋季脉多表现(　　)。
    A. 洪
    B. 浮
    C. 弦
    D. 沉

4. 以下属于证的概念是(　　)。
    A. 风热犯肺
    B. 头痛
    C. 发热
    D. 面红

5. 中医治病的主要着眼点是(　　)。
    A. 证
    B. 症状
    C. 病症
    D. 病位

(二) 多项选择题

1. 以下(　　)是辨证论治的正确运用。
    A. 证同治亦同
    B. 证异治亦异
    C. 证同治异
    D. 同病同治
    E. 异病异治

2. 中医学理论体系的主要特点包括(　　)。
    A. 整体观念
    B. 唯物论
    C. 审因论治
    D. 辨证论治
    E. 辩证法

3. 中医学的证能够反映以下(　　)内容。
    A. 病变原因
    B. 病变性质
    C. 病变部位
    D. 邪正关系
    E. 病变过程

4. 属于症的表现是(　　)。
    A. 发热
    B. 头痛
    C. 感冒
    D. 恶寒
    E. 中风

二、简答题

1. 整体观念的含义是什么? 主要包括哪几方面的内容?
2. 症、证、病三者的区别是什么?

三、课下思考分析

试用实例说明社会与人的统一性。

第二章　阴阳五行学说

⭐ **目标要求**

掌握：阴阳、五行学说的基本内容。

熟悉：阴阳、五行的基本概念。

了解：阴阳学说及五行学说在中医美容学中的运用。

阴阳五行学说是阴阳学说和五行学说的合称，是中国古代朴素的唯物论和辩证法思想，是古人用以探求宇宙本原和解释宇宙变化的世界观和方法论。我国古代医家，在长期医疗实践的基础上，将其广泛地运用于医学领域，用以说明人类生命起源、生理现象、病理变化，并指导疾病的临床诊断和防治，使其成为中医理论体系中重要的哲学基础和组成部分。因而，要准确理解中医理论，就必须首先学习中医学的哲学基础。

第一节　阴　阳　学　说

阴阳学说认为世界是物质的，物质世界是在阴阳二气作用的推动下发生、发展和变化的。

一、阴阳的基本概念

(一) 阴阳的含义

阴阳是对自然界相互关联的事物或现象，或事物内部对立双方属性的概括。它既可代表两个相互对立的事物或现象，如水与火、日与月等，又可代表同一事物或现象内部对立的两个方面，如人体中的气和血、脏和腑等。

阴阳最初的含义是很朴素的，仅指日光的向背，向日者为阳，背日者为阴。向着阳光的一面温热、明亮；背着阳光的一面冷寒、黑暗，这两面的状态性质是相反和相对的。之后随着观察面的扩展，人们发现自然界许多事物和现象都存在着相互对立的两个方面，如天与地、黑与白、上与下、寒与热、静与动等。所以就用阴和阳这两个具有相对意义的概念来加以概括说明。这时的阴阳则演变成为概括自然界中具有相对属性的事物或现象双方的抽象概念。

故《灵枢·阴阳系日月》说:"阴阳者,有名而无形。"

(二) 阴阳属性的特点

1. 阴阳的普遍性 阴阳学说认为,自然界万事、万物,凡属于相互关联的事物或现象,或同一事物的内部,都可以用阴阳对其各自的属性加以概括分析。如月与日、静与动、水与火、雌与雄、寒与热、升与降等,而人是自然的产物,亦可以用阴阳来概括分析,故曰"人生有形,不离阴阳"。

2. 阴阳的关联性 阴阳的关联性是指用阴阳所分析的事物或现象,应处于同一范畴、同一层次或同一交点,即关联的基础上。如就温度而言,温热为阳、寒凉为阴;以季节而言,则春夏为阳、秋冬为阴。不相关联的事物或现象是不宜分阴阳的,如将昼与人、兴奋与潮湿来分阴阳则是没有意义的甚至是荒唐的。

3. 阴阳的相对性 阴阳的相对性是指事物或现象的阴阳属性不是绝对的,而是相对的。即随着时间的推移或所运用范围的不同,事物的性质或对立面改变了,则其阴阳属性也就随之而改变。主要体现在:

(1) 在一定条件下,阴和阳之间可以发生相互转化,阴可以转化为阳,阳也可以转化为阴,即阴阳的转化性。如寒证和热证的转化,病变的寒热性质变了,其阴阳属性也随之改变。

(2) 阴或阳之中还可再分阴阳,即阴阳的无限可分性。如昼为阳,夜为阴,而上午为阳中之阳,下午则为阳中之阴;前半夜为阴中之阴,后半夜则为阴中之阳。

(3) 事物的阴阳属性往往是通过比较而划分的,若作为参照而比较的对象不同,事物的阴阳属性也可以发生改变。如一年四季中的春天,若与冬天比较,其气温而属阳;若与夏天比较,则其气凉而属阴。

(三) 事物或现象的阴阳属性归类

阴阳的基本特性是划分事物和现象阴阳属性的依据。故凡是运动的、外向的、上升的、温热的、明亮的、无形的、兴奋的等,都属于"阳"的特征,而具有这样类似特征的事物和现象则属阳;凡是相对静止的、内向的、下降的、寒冷的、晦暗的、有形的、抑制的等,都属于"阴"的特征,而具有这样类似特征的事物和现象则属阴。详见表2-1。

表 2-1 事物和现象阴阳属性归类表

属性	空 间 方 位						时间	季节	温度	湿度	亮度	质用	运 动 状 态			
阳	上	左	外	南	东	天	昼	春夏	温热	干燥	明亮	功能	弥散	上升	动	兴奋
阴	下	右	内	北	西	地	夜	秋冬	寒凉	潮湿	晦暗	形质	凝聚	下降	静	抑制

二、阴阳学说的基本内容

阴阳学说的基本内容,主要包括阴阳的对立制约、阴阳的互根互用、阴阳的消长平衡和阴阳的相互转化。

(一) 阴阳的对立制约

对立制约是指处于同一个统一体内的矛盾双方的互相排斥、互相斗争。

可以从两个方面来理解：一是阴阳对立，即阴阳双方的属性相反，对立矛盾。如上与下、动与静、升与降、出与入、昼与夜、明与暗、寒与热、聚与散、抑制与兴奋等等。二是阴阳制约，指属性对立的阴阳双方相互抑制、相互约束、相互斗争。如寒能清热而制约热，而热能驱寒而制约寒。

在正常状态下，处于同一个统一体中的阴阳，既相互排斥，又相互制约，对立斗争的结果取得了统一，则达到动态的平衡。只有维持这种动态的平衡，事物才能正常发展变化，因而自然界才有昼夜、寒暑的规律变化，人体就能维持健康有序的生命状态。否则，事物的发展变化就会遭到破坏，人体就会发生疾病。

人的生命活动充分体现了阴阳对立制约斗争的矛盾运动。如兴奋与抑制是机体两种对立相反的功能状态，日间劳作时，兴奋为主，抑制则被削弱；而夜间休息时抑制占主导，兴奋则会被减弱。再如合成与分解、吸收与排泄等等无一不是体现阴阳的对立制约作用，阴阳在对立斗争过程中取得统一，达到平衡，以维持机体正常的生命活动。

(二) 阴阳的互根互用

阴阳在事物统一体中不但互相排斥，而且又互根互用。

阴阳互根，是指相互对立的阴阳，具有相互依存、互为根本的关系，双方都以对方的存在为自己存在的依据和根本，任何一方都不能脱离另一方而单独存在。如就四季来说：春夏属阳，秋冬属阴，无春夏就无所谓秋冬，无秋冬亦无所谓春夏。即"阴根于阳，阳根于阴"、"孤阴不生、独阳不长"。

阴阳互用，是指对立的阴阳双方相互资助、相互促进的关系。如春夏阳气生而渐旺，阴气也随之增长，故天气虽热而雨水增多；秋冬阳气衰而渐少，阴气随之潜藏，故天气虽寒而降水减少。即"阳生阴长，阳杀阴藏"。

阴阳在事物统一体中不但互相排斥，而且又互根互用，阳蕴含于阴之中，阴蕴含于阳之中。阴阳一分为二，又合二为一，既对立又统一。

人的生命活动既体现出阴阳的对立制约，又体现了阴阳的互根互用。如前面提到的兴奋与抑制两种相互对立的功能状态，同时又是相互为用的，充分的抑制可以带来更好的兴奋，而充分的兴奋，高效的劳作、运动所带来的困顿又可促进良好的睡眠(抑制)。再如，脏腑的功能活动(阳)需要消耗人体的精微物质(阴)；而精微物质的化生又要消耗脏腑的功能活动，这体现了阴阳的对立制约。另一方面脏腑的功能活动(阳)，又不断地化生出人体所必需的气血津液等精微物质(阴)；而气血津液等精微物质，又能不断地营养资助脏腑，使脏腑的功能活动得以正常发挥，这又体现了阴阳互根互用的关系。当脏腑的功能减退时，则机体的气血津液等精微物质就会产生不足，反过来也会使脏腑失去营养资助而致功能减退愈甚。中医学运用阴阳对立制约和互根互用的观点，来阐述人体脏与腑、气与血、功能与物质等在生理病理上的关系。

(三) 阴阳的消长平衡

阴阳消长是阴阳对立双方的增减、盛衰、进退的运动变化。

阴和阳之间的对立、互根关系，并不是处于静止和不变的状态，而是始终处于不断的增减、盛衰的运动变化之中。阴阳双方在彼此消长的运动过程中保持着动态平衡。其基本形式表现为阴阳互为消长、阴阳皆消皆长两类。

阴阳互为消长：在阴阳双方对立制约的过程中，阴与阳之间可出现某一方增长(或消减)而另一方消减(增长)，表现为"阳长阴消"或"阴长阳消"。如以四时气候变化而言，从冬至起，经春到夏至，气候从寒冷逐渐转暖变热，气温升高，这体现了"阳长阴消"的变化；由夏至起，经秋到冬至，气候由炎热逐渐转凉变寒，气温降低，这体现了"阴长阳消"的变化。

阴阳皆消皆长：在阴阳双方互根互用的过程中，阴与阳之间又会出现某一方增长(或消减)而另一方亦增长(或消减)的皆消皆长的消长变化，称为"阴随阳长"、"阳随阴长"，或"阴随阳消"、"阳随阴消"。如春夏季节随着气温的逐渐升高而降雨量逐渐增多，秋冬季节随着气候的转凉而降雨量逐渐减少，即是阴阳皆长与皆消的消长变化。

总之，阴阳消长运动，是阴阳双方对立斗争、依存互根的必然结果，是绝对的。但这种消长运动是稳定在一定范围、一定限度之内的，我们将这种状态称之为"阴阳平衡"。但如果消长过度，则这种平衡被打破，自然界则出现灾害，而人体则会发生病变。

(四) 阴阳的相互转化

阴阳的相互转化指阴阳对立的双方，在一定条件下，可以各自向其相反的方向转化。

阴可以转化为阳，阳可以转化为阴。阴阳转化是事物运动变化的基本规律。在阴阳消长运动过程中，若阴阳消长超越了正常的消长阈值范围，事物属性必然向着相反的方面转化。而阴阳的转化，必须具备一定的条件，这种条件中医学称之为"重"或"极"，即"重阴必阳，重阳必阴"，"寒极生热，热极生寒"(《素问·阴阳应象大论》)。

阴阳转化的形式有两种：一种是渐变，如一年四季之中的寒暑交替，一天之中的昼夜转化等现象，即属于"渐变"的形式。另一种是突变，如夏季酷热天气的骤冷而急降冰雹，急性热病中由高热、烦躁而突然出现体温下降、四肢厥冷、精神萎靡、脉微欲绝等现象。

阴阳的消长(量变)和转化(质变)是事物发展变化全过程中密不可分的两个阶段，阴阳消长是阴阳转化的前提，而阴阳转化则是阴阳消长的必然结果。

在生命活动中，物质与功能之间的代谢过程，是阴阳消长和转化的统一，即量变和质变的统一。在疾病的发展过程中，阴阳转化常常表现为在一定条件下，如表证与里证、寒证与热证、虚证与实证、阴证与阳证的互相转化等等。

综上所述，阴阳的对立制约、互根互用、消长平衡和相互转化，是从不同的角度来说明阴阳之间的相互关系及其运动规律。阴阳两个方面不仅是相互对立、相互制约，又是相互依存、互根互用的，从而达到二者的对立统一；阴阳的消长、转化，又是以阴阳的对立、互根为内在根据的；阴阳消长是一个量变的过程，阴阳转化是一个质变的过程，阴阳消长是阴阳转化的前提与基础，阴阳转化是阴阳消长的结果。

三、阴阳学说在中医美容学中的应用

阴阳学说可以解释人体的组织结构、生理功能、病理变化，并指导临床诊断和治疗。

(一) 说明人体的组织结构

人体是一个极为复杂的阴阳对立统一体，人体内部充满着阴阳对立统一现象。人体的一切组织结构，既是有机联系的，又可以划分为相互对立的阴阳两部分。所以说："人生有形，不离阴阳"(《素问·宝命全形论》)。见表 2-2。

表 2-2　人体组织结构阴阳属性划分表

属性	人体解剖部位				脏腑	经络	气血
阴	体内	胸腹面	四肢内侧	下半身	脏	经脉	血
阳	体表	腰背面	四肢外侧	上半身	腑	络脉	气

(二) 说明人体的生理功能

人体生理活动的基本规律可概括为阴精(物质)与阳气(功能)的矛盾运动。营养物质(阴)是产生功能活动(阳)的物质基础，而功能活动又是营养物质所产生的功能表现。人体的生理活动(阳)是以物质(阴)为基础的，没有阴精就无以化生阳气，而生理活动的结果，又不断地化生阴精。如此，物质与功能共处于相互对立、互根、消长和转化的统一体中，维持着阴与阳相对的动态平衡，保证了生命活动的正常进行。故曰"阴平阳秘，精神乃治"。

中医美容学对人体颜面、须发、肢体等的美化，也是以阴阳的协调平衡为基础的，人体只有阴阳平衡，才能健康，只有健康无病，才能拥有容貌美、形体美。

(三) 说明人体的病理变化

人体与外界环境及机体内部的阴阳平衡协调，是人体赖以生存的基本条件。阴阳的这种平衡协调关系一旦受到破坏，便会发生疾病。同样阴阳失调也是各种损美性疾病的主要发病机制。

疾病的发生发展主要取决于正气与邪气两个因素。正气有阴液和阳气之分；邪气有阴邪(如寒邪、湿邪)和阳邪(风邪、暑邪、热邪、燥邪)之别。因此无论外感还是内伤，疾病的病理变化都不外乎阴阳的偏盛或偏衰。

1. 阴阳偏盛　阴阳偏盛是属于阴或阳任何一方高于正常水平的病理状态。

(1) 阳盛则热：是阳邪亢盛而表现出来的以热为主的临床表现。如暑热之邪侵入人体可

致人体阳气偏盛，出现高热、汗出、面赤、脉数等热性症状。因阴阳相互制约，阳盛往往可导致阴液的损伤，可同时表现出口渴等阴液耗伤的症状，故曰："阳盛则阴病"。

(2) 阴盛则寒：是阴邪亢盛而表现出来的以寒为主的临床表现。如纳凉饮冷，可致机体阴气偏盛，出现腹痛、泄泻、形寒、舌淡苔白、脉沉等寒性症状。阴阳相互制约，阴盛往往可以导致阳气的损伤，又可同时出现形寒肢冷等阳气耗伤的症状，故曰："阴盛则阳病"。

用阴阳消长的理论来分析，阳盛则热属于阳长阴消，阴盛则寒属于阴长阳消。其中，以长为主，消居其次。

2. 阴阳偏衰　阴阳偏衰属于阴或阳任何一方低于正常水平的病理状态。

(1) 阳虚则寒：阳虚是人体阳气虚损。根据阴阳动态平衡的原理，阳虚则不能制约阴，则阴相对偏盛而表现为寒象。如机体阳气虚弱，可出现面色苍白、畏寒、神疲、自汗、脉微等表现，其性质亦属寒，故称"阳虚则寒"。

(2) 阴虚则热：阴虚是人体的阴液不足。阴虚不能制约阳，则阳相对偏亢而表现为热象。如久病耗阴或素体阴液亏损，可出现潮热、盗汗、五心烦热、口舌干燥、脉细数等表现，其性质属热，故称"阴虚则热"。

用阴阳消长理论来分析，阳虚则寒属于阳消而阴相对长，阴虚则热属于阴消而阳相对长。其中，以消为主，长居其次。

(四) 指导疾病的诊断

诊断疾病，要分清阴阳，即抓住根本。损美性疾病的临床表现错综复杂，但都可以用阴或阳加以概括。诊断疾病的过程，包括诊察疾病和辨别证候两个方面。

1. 阴阳是分析四诊资料之目　如症见口渴喜冷者属阳，口渴喜热者属阴等详见表2-3。

表2-3　症状体征阴阳属性归类表

类别	颜色	光泽	声音	呼吸	寒热	二便	迟数	形态
阳	赤黄	鲜明	高亢洪亮	声高气粗	身热恶热	尿黄便秘	数	浮大洪滑
阴	青白黑	晦暗	低微无力	声低气怯	身寒喜暖	尿清便溏	迟	沉微细涩

2. 阴阳是辨别证候的总纲　由于阴阳偏盛偏衰是疾病过程中病理变化的基本规律，只有分清阴阳，才能抓住疾病的本质，做到执简驭繁。所以疾病证候可以简单概括为阴证和阳证两大类详见表2-4。

表2-4　证候阴阳属性归类表

证 候 类 别	寒、热	虚、实	表、里
阴证	寒证	虚证	里证
阳证	热证	实证	表证

(五) 指导疾病的防治

使机体内部以及机体与外界环境之间达到阴阳的相对平衡，是防治疾病的基本原则。

1. 指导养生防病　阴阳学说认为人体的阴阳变化与自然界四时阴阳变化协调一致，就可以延年益寿。故应顺应自然的阴阳消长变化，做到"法于阴阳，和于术数，食饮有节，起居有常，不妄劳作，故能形与神俱，而尽终其天年，度百岁乃去"(《素问·上古天真论》)。这也是中医美容所崇尚的天人合一自然美的思想观念。

如采取春夏养阳、秋冬养阴之法；起居有常、劳逸适度、动静结合；调节情志；在饮食上注意食物的阴阳之性的平衡，以补益精气、纠正脏腑阴阳之偏颇等方法，从而保持机体内部以及机体与外界环境之间的阴阳平衡，达到增进健康、预防疾病、延衰驻颜的目的。

2. 指导疾病治疗　由于疾病发生发展的根本原因是阴阳失调，因此，调整阴阳是治疗疾病的基本原则。

(1) 确定治疗原则：阴阳偏盛的治疗原则是损其有余，即实者泻之。阳盛则热属实热证，宜用寒凉药以制其阳，即"热者寒之"；阴盛则寒属实寒证，宜用温热药以制其阴，即"寒者热之"。由于阳盛则阴病，阴盛则阳病，故在调整阴阳偏盛时，应注意有无相应的阴或阳偏衰的情况存在。若其相对一方有偏衰时，则当兼顾其不足，配合以益阴或扶阳之法。

阴阳偏衰的治疗原则是补其不足，即虚者补之。阴虚不能制阳而致阳亢者，属虚热证，治当滋阴以抑阳即"壮水之主，以制阳光"。如肾阴不足，则虚火上炎，此非火之有余，乃水之不足，治当滋养肾水，以制衡阳盛。这种治疗原则称之为"阳病治阴"；若阳虚不能制阴而造成阴盛者，属虚寒证，治当扶阳制阴。须用"益火之源，以消阴翳"之法。如肾主命门，为先天真火所藏，肾阳虚衰则出现阳微阴盛的寒证，此非寒之有余，乃真阳不足，故治当温补肾阳，以制衡阴寒。这种治疗原则称之为"阴病治阳"。

(2) 归纳药物的性能：中药的性能主要依据其气(性)、味和升降浮沉来决定，而药物的气、味和升降浮沉，又可用阴阳来归纳说明(详见表 2-5)，作为指导临床用药的依据。

表 2-5　药物性能的阴阳属性归类

类　别	四　气	五　味	升 降 浮 沉
阴	寒凉	酸、苦、咸	沉降
阳	温热	辛、甘	升浮

根据药物的阴阳属性和作用，来纠正机体阴阳失调的病理状态。如黄芩、双花等药物性寒、凉，属阴，能清热泻火，减轻或消除热象，故可用于纠正阳偏盛的热证；又如干姜、生姜，性热、温，属阳，能散寒温里，减轻或消除寒象，可用于纠正阴偏盛的寒证。

总之，治疗疾病，就是根据阴阳偏盛偏衰的病理变化，确定治疗原则，再结合药物的阴阳属性和作用，选择相应药物，以纠正阴阳失调的病理状态，达到治愈疾病的目的，即"谨察阴阳所在而调之，以平为期"(《素问·至真要大论》)。

第二节　五　行　学　说

五行学说是中国古代用以认识宇宙、解释宇宙事物在发生发展过程中相互联系的一种理论。它认为世界是物质的，是由木、火、土、金、水五种基本物质之间的运动变化所构成，五行之间的相生和相克规律是宇宙间各种事物普遍联系、协调平衡的基本法则。

一、五行的基本概念

(一) 五行的含义

"五"，即木、火、土、金、水五类基本物质；"行"，即运动变化。五行，是指木、火、土、金、水五类基本事物及其运动变化。

五行最初的含义是指日常生产和生活中不可或缺的物种材质，即木、火、土、金、水。古人结合生活和生产经验，认为这五种不可或缺的基本物质相互作用，还可以产生出新的事物，故曰"以土与金、木、水、火杂，以成百物"(《国语·郑语》)。《尚书·洪范》则对木、火、土、金、水五种具体的物质的特性从哲学的高度进行了抽象概括。把具体的"五材"上升为哲学概念"五行"。

(二) 五行的特性

古人在长期的生活和生产实践中，通过对木、火、土、金、水五类基本物质的观察，形成了对五行特性直观、朴素的认识。《尚书·洪范》对五行特性进行了概括 "水曰润下，火曰炎上，木曰曲直，金曰从革，土爰稼穑"。在此基础上，进行抽象引申而逐步形成了五行特性的基本概念。现将五行特性分述如下：

(1) 木曰曲直：曲，屈也；直，伸也。曲直，是指树木的枝条具有生长、柔和、能屈又能伸的特性，引申为凡具有生长、升发、条达、舒畅等性质或作用的事物和现象，均归属于木。

(2) 火曰炎上：炎，有焚烧、炎热之义；上，是上升。炎上，是指火具有炎热、上升的特性，引申为凡具有温热、升腾等性质和作用的事物和现象，均归属于火。

(3) 土爰稼穑：稼，指播种谷物；穑，即收获谷物。稼穑，泛指人类种植和收获谷物的农事活动，引申为凡具有生化、承载、受纳等性质或作用的事物和现象，均归属于土。

(4) 金曰从革：从，是顺从的意思；革，即变革。从革，是说金属是通过变革而产生的，即大多由矿石经过冶炼而来，古有"革土生金"之说。由于金属沉重、坚硬、锐利，且常被制成兵器用于杀戮，因而引申为凡具有肃杀、潜降、收敛等性质或作用的事物和现象，均归属于金。

(5) 水曰润下：润，即滋润、濡润；下，即向下、下行。润下，是指水具有滋润、下行的特性，引申为凡具有滋润、下行、寒凉、闭藏等性质或作用的事物和现象，均归属于水。

(三) 事物和现象的五行归类

事物和现象五行归类的方法，主要有取象比类法和推演络绎法。以五行的抽象特性为依据，通过直接取象类比法和间接推演络绎法，将各种具体事物或现象进行五行归类见表2-6。

表2-6　事物属性的五行归类表

自 然 界						五行	人 体					
五味	五色	五化	五气	五季	五方		五脏	五腑	五官	五体	五志	五液
酸	青	生	风	春	东	木	肝	胆	目	筋	怒	泪
苦	赤	长	暑	夏	南	火	心	小肠	舌	脉	喜	汗
甘	黄	化	湿	长夏	中	土	脾	胃	口	肉	思	涎
辛	白	收	燥	秋	西	金	肺	大肠	鼻	皮毛	悲	涕
咸	黑	藏	寒	冬	北	水	肾	膀胱	耳	骨	恐	唾

如此将自然界百态千姿、千变万化的各种事物和现象分别归属于木、火、土、金、水五大类中。从自然界的五方、五季、五气、五化、五色、五味等，到人体的五脏、五腑、五官、五体、五志、五液等，从而形成了五行结构系统。使人体和自然界成为一个有机的整体，它强调了客观世界的物质性，并揭示了事物之间的联系性。

二、五行学说的基本内容

五行学说以五行之间的相生、相克关系来探索和阐释事物之间的内在联系，还以五行之间的相乘、相侮关系，来阐释事物之间协调关系破坏后的相互影响。

(一) 五行间正常的生克制化

五行相生相克关系，是事物运动变化的一般规律，在自然界属于正常状态，在人体则维持了正常的生理活动。

1. 五行相生　五行相生指五行之间存在着有序的递相资生、助长和促进的关系。

五行相生的次序是：木生火，火生土，土生金，金生水，水生木。五者依次资生，循环无端。

其中任何一行都有"生我"、"我生"两方面的关系，"生我"者为"母"，"我生"者为"子"，所以五行相生关系又称"母子关系"。以火为例：因木生火，火生土，故火的"生我"者木，则木为火之"母"；火的"我生"者土，土为火之"子"。余可类推。

2. 五行相克　五行相克指五行之间存在着有序的递相制约的关系。

五行相克的次序是：木克土，土克水，水克火，火克金，金克木。这种克制关系也是往复无穷的。

在相克的关系中，任何一行都有"克我"、"我克"两方面的关系。"克我"者为"所不胜"，我克者为"所胜"。所以，五行相克的关系，又称"所胜"与"所不胜"的关系。以土为例：因木克土，土克水，故土的"克我"者木，则木为土之："所不胜"；土的"我克"者水，则水为土之"所胜"。余可类推。

3. 五行制化　五行制化指五行之间既互相滋生，又互相制约，以维持五行系统的平衡与协调关系。

在五行系统中，任何一行都与其他四行分别有着"生我"、"我生"、"克我"、"我克"的直接联系。五行间的这种相互生化，相互克制，制中有化，化中有制，维持了五行系统的平衡与协调关系，称为五行制化。

五行之间相生与相克是不可分割的两个方面。没有相生，就没有事物的发生和成长；没有相克，就不能维持正常协调关系下的变化与发展。因此，必须生中有克(化中有制)，克中有生(制中有化)，相反相成，才能维持、促进事物稳定有序的发展和变化。

生克制化是一切事物发展变化的正常现象。在这种相反相成的生克制化关系中，可以反映出五行之间协调平衡是相对的，因为相生相克的过程，也就是事物消长发展的过程。在此过程中，一定会出现太过和不及的情况。这种情况发生的本身就是再一次相生相克的调节，而又会出现再一次的协调平衡。这种在不平衡之中求得平衡，而平衡又立刻被新的不平衡所替代的循环运动，不断地推动着事物的变化和发展。五行学说用这一理论来说明自然界气候的正常变迁和自然界的生态平衡，以及人体的生理活动。故《类经图翼·运气上》曰："盖造化之机，不可无生，亦不可无制。无生则发育无由，无制则亢而为害。"

(二) 五行的异常乘、侮、相及关系

五行中的某一行太过或不及若超出了一定的程度、一定范围，制化机制异常，五行关系就会出现失衡的状态。

1. 相克关系异常　五行之间相克关系的异常变化，主要表现为：

(1) 五行相乘：乘，即乘虚侵袭之意。相乘即相克太过，超过正常制约的程度，使事物之间失去了正常的协调关系。五行之间相乘的次序与相克同，但被克者更加虚弱。

发生相乘现象的原因有太过与不及两种情况：其一，五行中某一行本身过度亢盛(太过)，而原来受它克制的那一行仍处于正常水平，在这种情况下，就会打破两者之间的正常制约关系，出现过度相克的现象。如以木克土为例：正常情况下，木能制约土，维持正常的相对平衡，若土本身处于正常水平，但由于木过度亢进，从而使两者之间失去了原来的平衡状态，出现了木亢乘土的现象。其二，五行中某一行本身不足(不及)，使原来克它的一行乘虚侵袭，使它更加不足，即乘其虚而袭之。如仍以木克土为例：正常情况下，木克土，维持着相对平衡状态。异常情况下，木仍然处于正常水平，但土本身不足，因此，两者之间失去了原来的平衡状态，则木乘土之虚而过克之。这样的相克，超过了正常的制约关系，使土更虚。

相克和相乘是有区别的，前者是正常情况下的制约关系，后者是正常制约关系遭到破坏的异常相克现象。在人体，前者为生理现象，而后者为病理表现。

(2) 五行相侮：侮，有恃强凌弱之意。相侮是指五行中的任何一行本身太过，使原来克它的一行不仅不能去制约它，反而被它所克制，即反克，又称反侮。

相侮现象的发生也因太过或不及两种情况，如仍以木为例：其一，当木过度亢盛时(太过)。金原是克木的，但由于木过度亢盛，则金不仅不能去克木，反而被木所克制，使金受损，这叫"木反侮金"。其二，当木过度衰弱时(不及)。金原克木，木又克土，但由于木过度衰弱，则不仅金来乘木，而且土亦乘木之衰而反侮之，习惯称之为"木虚土侮"。

相乘相侮均为破坏相对协调平衡的异常表现，都是因一行太过或不及，或两种情况同时存在而发生。因此相乘相侮往往是一个问题的两个方面，可以同时发生。如当木亢盛时，木便过度克制其所胜之土，这叫做"乘"，同时，木还恃己之强反去克制其所不胜之金，这叫做"侮"。反之，木不足，则不但金来乘木，而且其所胜之土又乘其虚而侮之。所以说："气有余，则制己所胜而侮所不胜，其不及，则己所不胜侮而乘之，己所胜轻而侮之。"(《素问·五运行大论》)

2. 相生关系异常　母子相及。五行之间相生关系的异常变化，主要表现为：

(1) 母病及子：指五行中的某一行异常，影响到其子一行，导致母子两行都出现异常的变化。

(2) 子病及母：指五行中的某一行异常，影响到其母行，最终致子母两行皆异常。

如水行影响到木行，称母及于子；反之，木行影响及水行，则称子及于母。

三、五行学说在美容中医学中的应用

五行学说在美容中医学领域中的应用，主要用事物属性的五行分类方法和生克乘侮的变化规律，具体地说明人体生理、病理现象，并指导临床诊断与治疗。

(一) 说明五脏的生理功能及其相互联系

根据生克制化理论，在人这个有机整体中，五脏中的每一脏在功能上都有他脏的资助(相生)而不至于虚损，又因有他脏的制约(相克)而不至于过亢，从而达到机体整体生理状态下的协调平衡。这也是人体达到健美的基础。

五行学说将人体的内脏分别归属于五行，以五行的特性来说明五脏的生理功能特点，以五行生克制化的理论来说明脏腑生理功能的内在联系。

1. 说明五脏的生理功能　如木有升发的特性，肝属木，肝喜条达而恶抑郁，有疏泄的功能；火有炎热的特性，心属火，心阳有温煦之功；土有生化万物的特性，脾属土，脾有消化水谷，运送精微，营养五脏、六腑、四肢百骸之功，为气血生化之源；金性清肃，收敛，肺

属金，肺具清肃之性，肺气有肃降之能；水性润下，有寒润、下行、闭藏的特性，肾属水，肾主闭藏，有藏精、主水等功能。

2. 说明五脏之间的相互关系　首先脏腑之间是相互资助的关系，如肝(木)藏血以济心、心(火)之热以温脾、脾(土)化生精微以充肺、肺(金)气清肃下行以助肾、肾(水)之精以养肝。其次脏腑之间又是相互制约的，如肾(水)的滋润，可防止心火之亢烈；心(火)的阳热，可制约肺金之清肃太过；肺(金)气清肃下降，可抑制肝阳的上亢；肝(木)之条达，可疏泄脾土之壅滞；脾(土)的运化，能防止肾水的泛滥。

五行学说还以五脏为中心推演络绎整个人体的各种组织结构与功能，同时又将自然界的五方、五时、五气、五色、五味等与人体的五脏六腑、五体、五官、五志、五脉等联系起来，以阐述人体脏腑组织之间，以及人体与外界环境之间相互联系的统一性。

需要注意的是，在理解脏腑的生理功能及其相互间的内在联系时，不能局限于五行之间相生相克的理论。不能用五行的一般规律来代替医学具体的规律。

(二) 说明五脏病变的传变规律

由于人体是一个有机整体，内脏之间又是相互滋生、相互制约的，因而在病理上必然相互影响。本脏之病可以传至他脏，他脏之病也可以传至本脏，这种病理上的相互影响称之为传变。主要包括相生关系上的传变及相克关系上的传变。

1. 相生关系的传变

(1) 母病及子：是指疾病从母脏传及子脏，如肾病及肝、肝病及心等。

(2) 子病犯母：是指疾病从子脏传及母脏，如肝病犯肾、肾病犯肺等。

一般而言，母病及子为顺，其病轻；子病犯母为逆，其病重。

2. 相克关系的传变

(1) 相乘：是相克太过为病，如"木旺乘土"和"土虚木乘"。即先有肝的病变，后有脾胃的病变。由肝传脾又称肝气犯脾，或肝脾不调，由肝传胃又称肝气犯胃，或肝胃不和。

(2) 相侮：是反克为害，如木火刑金，由于肝火偏旺，影响肺气清肃。即肝病在先，肺病在后。

一般认为，相乘传变病情较轻；相侮传变病情较重。

但需要注意的是：在疾病的情况下，由于受邪的性质不同、患者正气的强弱不同，以及各种疾病本身的发生发展规律各异，所以疾病中的五脏传变，并不完全按照五行的生克乘侮规律传变。因此，应从具体情况出发，才能真正把握住疾病的传变规律，以有效地防治疾病。

(三) 指导疾病的诊断

人体是一个有机整体，人体内脏功能活动及其相互关系的异常变化，可以反映到体表相应的组织器官，出现色泽、声音、形态、脉象等诸方面的异常变化。由于五脏与五色、五味、五脉等都以五行分类归属形成了一定的联系，这种五脏系统的层次结构，为诊断和治疗奠定了理论基础。因此，在临床诊断疾病时，就可以综合望、闻、问、切四诊所得的材料，根据五行的所属及其生克乘侮的变化规律，来推断病情。如面见青色、喜食酸味、脉见弦象，其病多在肝；面见赤色、口味苦、脉象洪数，多为心火亢盛；脾虚的病人，面见青色，为木来乘土；心脏病人，面见黑色，为水来乘火等等。另外，从脉与色之间的生克关系来判断疾病的预后。如肝病色青见弦脉，为色脉相符，如果不得弦脉反见浮脉则属相克之脉，即克色之脉(金克木)为逆；若得沉脉则属相生之脉，即生色之脉(水生木)为顺。

人体损美性疾病多表现为皮肤、容貌、毛发、形体等外在的、局部的变化，这些变化从中医学来认识，均与内在脏腑的功能活动失调，尤其是五脏的功能活动失调有关。所以可以依此指导损美性疾病的诊断和治疗。

(四) 指导疾病的治疗

五行学说在治疗上的应用，主要体现在以下几个方面：

1. 控制疾病传变 根据五行母子相及和乘侮规律，可以推断五脏疾病的发展趋势。一脏受病，可以波及其他四脏，如肾脏有病可以影响到心、肺、脾、肝等脏。他脏有病亦可传给本脏，如心、肺、脾、肝之病变，也可以影响到肾。因此，在治疗时，除对所病本脏进行处理外，还应考虑到其他有关脏腑的传变关系。根据五行的生克乘侮规律，来调整其太过与不及，控制其传变，使其恢复正常的功能活动。如肝气太过，木旺多易克土，此时除了治肝之外，还应考虑增强脾胃的功能以防肝之传变。脾胃不虚，则病不传，易于痊愈。这是运用五行生克乘侮理论来推断疾病发展传变趋势并确定预防性治疗措施。

2. 确定治则治法 五行学说不但用以说明人体的生理活动和病理现象、综合四诊、推断病情，而且也可以确定治疗原则和制定治疗方法。

(1) 运用相生规律确定治则治法：多用于母病及子，或子病犯母(即子盗母气)等病证。其基本治疗原则是：补母和泻子，所谓"虚者补其母，实者泻其子"(《难经·六十九难》)。

补母，即"虚则补其母"，主要适用于母子相及的虚证。如肾阴不足，不能滋养肝木，而致肝阴不足者，称为水不生木或水不涵木。其治疗，不直接治肝，而补肾之虚。因为肾水为肝木之母，此为补肾水以生肝木。又如肺气虚弱发展到一定程度，可影响脾之健运而导致脾虚。脾土为肺金为母，土能生金，故采取补脾气以益肺气的方法治疗。

泻子，即"实者泻其子"，主要适用于母子关系的实证。如肝火炽盛，逆而上炎，出现肝实证时，肝木是母，心火是子，故可采用泻心火之法，通过泻心火来助泻肝火。

根据相生关系确定的治疗方法，常用的主要有：滋水涵木法，又称滋肾养肝法，通过滋补肾阴以养肝阴，适用于肾阴亏虚而致的肝阴不足，或肝阳上亢证；益火补土法，火在此指命门之火，而非心火。此法为温肾阳以暖脾阳的一种治疗方法，又称温肾健脾法，主要适用于脾肾阳虚证；培土生金法，也称补脾益肺法，即用补脾益气的方药补益肺气，适用于肺虚脾弱证；金水相生法，也称肺肾同治法，是同时治疗肺阴虚和肾阴虚的方法，适用于肺肾阴虚证。

(2) 运用相克规律确定治则治法：临床上由于相克规律的异常而出现的病理变化，虽有相克太过、相克不及和反克之不同，但总体可分强弱两个方面，即克者属强，表现为功能亢进，被克者属弱，表现为功能衰退。因而，在治疗上采取抑强扶弱的法则，并侧重在制其强盛，使弱者易于恢复。另一方面强盛而尚未发生相克现象，必要时也可利用这一规律，预先加强被克者的力量，以防止病情的发展。

抑强，适用于相克太过。如肝气横逆，犯胃克脾，出现肝脾不调、肝胃不和之证，称为木旺克土，以疏肝、平肝为主。或者适用于反侮。如脾胃壅滞，影响肝气条达，当以运脾和胃为主。抑制其强者，则被克者的功能自然易于恢复。

扶弱，适用于相克不及。如肝虚郁滞，影响脾胃健运，称为木不疏土。治宜和肝为主，兼顾健脾和胃，以加强双方的功能。

依据五行相克规律确定的治法，常用的主要有：抑木扶土，即疏肝健脾以治疗肝旺脾虚，又称疏肝健脾法、平肝和胃法、调理肝脾法。主要适用于肝的疏泄太过，木旺乘土，肝强脾弱、肝强胃弱所致肝脾不和、肝胃不和之证；培土制水，指温运脾阳，或温肾健脾，以治疗水湿停聚为病。适用于脾虚不运，水湿泛滥而致水肿胀满之证；佐金平木，清肃肺气以抑制肝气上逆的方法。常因肝气上冲于肺，肺气不得下降，而表现出气喘短息，胁肋窜痛，脉弦等症；泻南补北，即泻心火滋肾水，又称泻火补水法。适用于肾阴不足，心火偏旺，水火失济，心肾不交之证。

另外，运用五行生克规律来治疗，必须分清主次。或是治母为主，兼顾其子；或是治子为主，兼顾其母。或是抑强为主，扶弱为辅；或是扶弱为主，抑强为辅。

3. 指导脏腑用药　中药功用以色味为基础，以归经和性能为依据。按五行归类，可以指导脏腑选择用药：如青色、酸味入肝；赤色、苦味入心；黄色、甘味入脾；白色、辛味入肺；黑色、咸味入肾。

4. 指导精神调治　精神调治主要用于治疗情志疾病。情志生于五脏，五脏之间有着生克关系，所以情志之间也存在着这种关系。在临床上可以用情志的相互制约关系来达到治疗的目的，即所谓以情胜情。如"怒伤肝，悲胜怒……喜伤心，恐胜喜……思伤脾，怒胜思……忧伤肺，喜胜忧……恐伤肾，思胜恐"(《素问·阴阳应象大论》)。

在美容学中，人体损美性疾病的发生与精神情志的关系非常密切，心理状态可通过情绪的变化反映在皮肤上。过极的情志会引发皮肤、形体的缺陷和疾病。因此精神调治还适用于心理美容的治疗。

5. 指导针灸取穴　针灸疗法方面，例如依据"五腧穴"的五行属性及其生克关系，来进行选穴治疗等方法。

需要说明的是，临床上依据五行生克规律指导治疗，确有其一定的实用价值。但不能机械地生搬硬套。在临床上既要学会正确地运用五行的生克规律，又要根据具体病情进行辨证施治。

自 我 检 测

一、选择题

(一) 单项选择题

1. 可用阴阳相互转化来解释的是( )。
   A. 寒暑交替　　　　B. 夏天炎热　　　C. 物质消耗　　　　D. 冬季收藏

2. 阴阳中复有阴阳是指( )。
   A. 阴阳的统一性　　B. 阴阳的对立　　C. 阴阳的无限可分　D. 阴阳的转化

3. 阴阳的相互转化，一般都产生在事物发展变化的( )。
   A. 重要阶段　　　　B. 物极阶段　　　C. 一个阶段　　　　D. 量变阶段

4. 五行之中的"土"不包括( )。
   A. 六腑之胃　　　　B. 五官之口　　　C. 五体之肉　　　　D. 五化之长

5. 下列属于五行之"金"的是( )。
   A. 筋　　　　　　　B. 血脉　　　　　C. 肌肉　　　　　　D. 皮毛

6. 肝气横逆，犯脾克胃，属于( )。
   A. 木克土　　　　　B. 木乘土　　　　C. 木侮土　　　　　D. 母病及子

7. 下列属于相生关系传变的是( )。
   A. 脾病及肝　　　　B. 肝病及脾　　　C. 肺病及脾　　　　D. 肺病及心

8. 以昼夜分阴阳，下半夜为( )。
   A. 阴中之阳　　　　B. 阳中之阳　　　C. 阳中之阴　　　　D. 阴中之阴

9. 寒能清热说明阴阳之间关系是( )。
   A. 阴阳互相转化　　B. 阴阳对立制约　C. 阴阳互根互用　　D. 阴阳消长平衡

10. 因心火亢盛导致的易怒目赤，此为( )。
    A. 木克火　　　　　B. 木乘土　　　　C. 子病犯母　　　　D. 母病及子

11. 事物阴阳属性是( )。
    A. 绝对的　　　　　B. 有条件的　　　C. 偶然的　　　　　D. 相对的

12. 可用阴阳互根理论来解释的是( )。
    A. 热极生寒　　　　B. 寒极生热　　　C. 阳盛阴衰　　　　D. 阴中求阳

13. 肝所不胜是( )。
    A. 肺　　　　　　　B. 肾　　　　　　C. 心　　　　　　　D. 脾

14. 下列属"实则泻其子"的是( )。

A. 肝实泻肾   B. 肝实泻脾   C. 肝实泻肺   D. 肝实泻心

15. "木火刑金"在五行学说中属于(　　)。

A. 相乘   B. 相侮   C. 母病及子   D. 子病及母

16. 根据情志相胜法,大喜时可用哪种情志去制约(　　)。

A. 喜   B. 思   C. 悲   D. 恐

17. 五色中,属于木行的是(　　)。

A. 青   B. 赤   C. 黄   D. 白

28. 肾病及肝在五行学说中属于(　　)。

A. 相乘   B. 相侮   C. 子病及母   D. 母病及子

19. "阴中求阳"的治病方法是阴阳哪一关系的具体应用(　　)。

A. 对立制约   B. 互根互用   C. 消长平衡   D. 相互转化

20. 肉归属于五行之(　　)。

A. 木   B. 火   C. 土   D. 金

(二) 多项选择题

1. 下列各项属于阳的有(　　)。

A. 发散   B. 抑制   C. 明亮   D. 晦暗   E. 温煦

2. 根据五行相生规律确定的治疗方法有(　　)。

A. 滋水涵木法   B. 益火补土   C. 培土制水法   D. 金水相生法   E. 佐金平木法

3. 根据五行学说理论,下列哪些征象可以作为肝病的诊断依据(　　)。

A. 头发稀疏   B. 面色见青   C. 喜食酸味   D. 爪甲枯槁   E. 两目干涩

4. 下列声息中哪几项属阴(　　)。

A. 语声高亢   B. 呼吸微弱   C. 语音低怯   D. 呼吸气粗   E. 呼吸有力

5. 下列哪些病变属于相克传变(　　)。

A. 水不涵木   B. 肝气乘脾   C. 木虚金乘   D. 脾虚及肺   E. 脾虚水侮

6. 阴阳学说的基本内容是(　　)。

A. 阴阳相互消长   B. 阴阳相互转化   C. 阴阳的普遍性

D. 阴阳对立制约   E. 阴阳互根互用

二、简答题

1. 举例说明阴阳的相对性及其意义。

2. 如何对药物的性味进行阴阳属性划分?

3. 何谓五行相生?相生的次序是?又称为什么关系?举例说明。

第三章　藏　　象

⭐ **目标要求**

掌握：五脏、六腑的主要生理功能；五脏与五体、五华、五窍、五志、五液和五时的关系。

熟悉：五脏、六腑、奇恒之腑的概念；五脏、六腑共同的生理特点；奇恒之腑中脑和女子胞的生理功能及与五脏的关系。

了解：脏腑之间的关系。

藏象学说是研究人体各个脏腑的形态结构、生理功能、病理变化，以及脏腑之间、脏腑与形体官窍之间、脏腑与自然社会环境之间相互关系的学说，是中医基础理论的核心，且对临床实践具有重要的指导意义。

"藏象"一词，首见于《素问·六节藏象论》。藏，是指藏于体内的内脏。象，含义有二：一是指内脏的形态结构；二是指内脏表现于外的生理、病理现象。所以藏象是指藏于体内的内脏及其表现于外的生理病理征象，以及与自然环境的应象。中医学主要采用直接观察法通过机体外在的征象来探究藏于体内内脏的生理功能和病理变化，即所谓"视其外应，以知其内脏"，同时又运用哲学思维，以整体观察法研究脏腑的生命活动规律。

脏腑，是内脏的总称，藏象学说根据生理功能特点的不同，将脏腑分为五脏(肝、心、脾、肺、肾)、六腑(胆、小肠、胃、大肠、膀胱、三焦)和奇恒之腑(脑、髓、骨、脉、胆、女子胞)三类。五脏的共同生理功能是化生和贮藏精气；六腑的共同生理功能是受盛和传化水谷；奇恒之腑的功能似脏，贮藏精气，但形态似腑，却无传化之功，而有异于六腑，故称之为"奇恒之腑"。

藏象学说的基本特点是以五脏为中心的整体观，主要体现在两个方面：一是以五脏为中心的人体自身的整体性。五脏、六腑、形体、官窍、五志等，通过经络的联络及功能的配合与隶属关系，构成以五脏为中心，以心为主宰的五大功能系统。五个功能系统之间，在形态结构上不可分割，在生理功能上相互配合，在病理变化上相互影响。二是五脏与外界环境的统一性。通过五行的属性归类，将自然界的五时、五方、五气、五化等与人体五大功能系统密切联系起来，构成了人体内外环境相应的统一体。故五脏之气的虚实强弱与四时气候变化有密切关系。

第一节 五 脏

五脏，即心、肺、脾、肝、肾的合称，加上心包络则称六脏，但藏象学说习惯将心包络归属于心。五脏皆具有化生和贮藏精气的功能，故共同的生理特性是以藏为主，满而不实。在生命的活动中，五脏各司其职，但彼此协调，共同维持生命活动的正常进行。同时五脏的生理活动与自然环境及精神情志又是密切相关的。

一、心

心位于胸中，两肺之间，膈膜之上。心脏呈上圆下尖，如倒垂未开之"莲蕊"，色赤，中有空窍，外有心包围护。

心，五行属火，为"阳中之阳"脏，与自然界夏气相通应。心的生理特性是为阳脏，主通明。因心能主宰整个人体的生命活动，故称其为 "五脏六腑之大主"、"生之本"、"君主之官"。

(一) 心的主要生理功能

心主血脉、主藏神，在人体生命活动中起主宰作用。

1 心主血脉 主，有主持、管理之意。血，即血液；脉，指脉管，是气血运行的道路，又称之为"血府"。包括心主血和主脉两个方面。

(1) 心主血：其一心行血，心气能推动血液在脉中运行。心与血脉相连构成一个密闭的循环系统。心脏不停地有节律的搏动，不断推动血液运行全身，发挥其营养滋润作用。而心脏能正常的搏动，主要依赖心气的推动和调控作用。其二心生血，心阳能促进血液化生。血液主要由营气和津液组成，而津液在进入血脉的过程中，依赖心阳的温煦气化作用，才能变化而赤生成血液。

(2) 心主脉：是指心气推动调控心脏的搏动和脉管的舒缩，而使脉道通利，血流通畅的作用。脉为血之府，是容纳和运输血液的通道。心气充沛，心脏有节律的搏动，则脉管有规律的舒缩，血液能正常循脉道布散全身。

总之，心、脉、血三者密切相连，构成一个密闭的循环系统，完成推动血液运行周身，以营养周身的生理功能，即心主血脉。而心气充沛、脉道通利、心血充盈是完成这一功能不可或缺的三个条件。

心主血脉的功能是否正常，可从面色、舌色、脉象及胸部感觉等方面表现出来。如心主血脉的功能正常，则面色红润光泽，舌质淡红荣润，脉搏和缓有力、节律整齐。若心主血脉的功能异常，如心血不足，血脉空虚，则面色无华，心悸失眠，舌质淡白，脉细涩无力；心火亢盛，则面赤，心中烦热，舌红，舌尖起芒刺或溃烂疼痛，脉滑数；心脉痹阻，则面色晦暗，心胸憋闷或刺痛，舌质青紫或见瘀点瘀斑，脉涩或结代。

2. 心主藏神　又称主神明、主神志，是指心具有主宰全身脏腑、经络、形体、官窍等的生理活动和主司精神意识思维活动的功能。

人体之神，有广义与狭义之分。广义之神，是整个人体生命活动的主宰和总体现；狭义之神，是指人的精神、意识、思维、情感活动及性格倾向等。

心主神志的生理作用表现在两个方面：

(1) 心为人体生命活动的主宰：五脏六腑必须在心的统一指挥下，才能进行统一协调的正常的生命活动。所以称心为"五脏六腑之大主"。若心神不明，人体各脏腑组织功能得不到协调与统一，因而产生紊乱，导致疾病的产生，甚至危及性命。

(2) 主司精神意识思维活动：《灵枢·本神》说："所以任物者谓之心"，有"任物"的作用，才会产生精神意识和思维活动，从而对外界事物作出判断。中医学认为人的精神、意识、思维等活动与五脏都有关系，但心起着主宰作用。张介宾在《类经》中指出："心为脏腑之主，而总统魂魄，并该意志，故忧动于心则肺应，思动于心则脾应，怒动于心则肝应，恐动于心则肾应，此所以五志唯心所使也。"故情志所伤，首伤心神，心神不宁则脏腑气机紊乱，疾病由此而生。

心藏神的功能是否正常，可表现于精神、意识、思维和睡眠等方面。心藏神的生理功能正常，则精神振奋、神志清晰、思维敏捷、睡眠安稳。若心藏神的生理功能异常，则可出现精神萎靡、反应迟钝、健忘、失眠多梦、神志不宁，甚至谵狂、昏迷等临床症状。对于强调整体美的中医美容学来说，如此状态，自然不美，而失眠日久必然影响人的容貌美。

心主血脉与藏神功能是密切相关的。血是神志活动的主要物质基础，心主血脉正常则心神精明不惑；而心神清明，则能驭气以控血行，从而使心脉自身及全身各脏腑形体官窍得血以养。

(二) 心的系统联系

心与小肠、脉、面、舌等构成心系统。

1. 心与小肠　心与小肠通过经脉的相互属络构成表里关系。

2. 在体合脉，其华在面　体，即形体，有广义和狭义之分。广义之体，泛指有形态结构的组织器官，如头颈、躯干、四肢、内脏等。狭义之体，是指筋、脉、肉、皮、骨五者，故又称为"五体"。五脏的在体，是指狭义的形体。

心在体合脉，即是指全身的血脉统属于心，由心所主，心的功能正常与否，可以从脉象上反映出来；其华在面，是说面部的色泽亦能够反映心的功能状态，因为，面部血脉极为丰富，全身气血皆可上注于面。心功能健全，血脉充盈，循环通畅，则面色红润光泽，脉和缓有力，节律一致；反之，心的功能减退，心血亏少，则面白无华，脉细弱无力；心脉瘀阻，则面色青紫，脉涩或结代；心火亢盛，则面色红赤，脉数；心阳暴脱，可见面色苍白或晦暗，脉微欲绝。

中医美容学中，面部作为人体最醒目的审美器官，其健美与否，受心的功能状态影响。

3. 在窍为舌　窍，指孔窍、苗窍。又称心开窍于舌，是指心的气血盛衰及其功能改变可从舌象上反映出来。

舌能感知味觉和表达语言。心的主血、藏神功能正常，则舌体红活荣润，柔软灵活，味觉灵敏，语言流利。若心血不足，则舌淡瘦薄；心火上炎，则舌红生疮；心血瘀阻，则舌质紫暗，或有瘀斑。若心主神志功能失常，则可见舌强、语塞，甚或失语等。

4. 在志为喜　志，即五志，指怒、喜、思、悲(忧)、恐(惊)五种情志，是人体对外界刺激所表现的情绪反应，分属于五脏。心在志为喜，是指心的生理功能与情志的喜有关。一般来说，喜属于对外界信息产生的良性反应，适度的喜乐愉悦，对心的生理功能有调节作用。但喜乐过度或不及，均可使心气、心神受伤。如喜乐过度，则使人喜笑不休，精神涣散不收，表现为坐卧不宁、失眠，甚至精神错乱；不及则使人心气不足，精神萎靡，易生悲忧。

另外，心为神明之主，五志过极均能损伤心神，所以，无论是紧张、惊恐，还是惊喜或悲伤等情绪波动，都会表现为不同程度的心悸、心慌。

5. 在液为汗　液，即"五液"，是指泪、汗、涎、涕、唾五种人体所分泌的正常液体，与五脏之间有特定的对应关系。汗，是津液通过阳气的蒸化后，经汗孔排出肌表的液体。汗液的生成、排泄与心血、心神的关系密切，因为汗为津液所化，血与津液又同源于水谷精微，二者可以互化，故有"血汗同源"之说。而血为心所主，故称"汗为心之液"。若汗出过多，则津伤血耗，可见心慌、心悸，甚至导致心阳暴脱。另外，汗液的排泄又受心神的调控，所以情绪的波动，如惊恐，可有汗出现象发生。

6. 在时应夏　时，即时节、季节，是指春、夏、长夏、秋、冬五季。心在时应夏，是说心气与夏气相通应。因为夏季以炎热为主，而人体之心为火脏，阳气最盛，同气相求，故心之阳气在夏季最旺盛。通常情况下，心脏疾患，特别是心阳虚衰的患者，其病情往往在夏季缓解。但阴虚阳盛之体的心脏病和情志病，在夏季又往往加重。所以中医养生提倡夏季尽量多做户外活动，使人的身心符合夏季阳气隆盛状态。治疗上则提出"冬病夏治"的理论。

附：心包络　亦称"膻中"，是心脏外面的包膜，有保护心脏的作用，在经络学说中，手厥阴心包经与手少阳三焦经相为表里，故心包络属于脏。古代医家认为，心为人身之君主，不得受邪，所以若外邪侵心，则心包络当先受病，故心包有"代心受邪"之功用。后世医家受"心不受邪"思想的影响，将外感热病中出现的神昏、谵语等心神的病变，称为"热入心包"；痰阻心窍，出现意识模糊，甚则昏迷不醒等心神失常的病理变化，称为"痰蒙心包"等等。实际上，心包受邪所出现的病证，即是心的病证。

二、肺

肺位于胸腔，左右各一，且有分叶，左二右三，覆盖于诸脏腑之上。肺质地疏松，"虚如蜂窠"，其色白莹。肺经肺系(指气管、支气管等)与喉、鼻相连，直接与外界相通。

肺，五行中属金，为"阳中之阴"脏，与自然界秋气相通应。肺的生理特性是为五脏六腑之华盖，喜润恶燥，为娇脏。

(一) 肺的主要生理功能

1. 主气、司呼吸　肺主气主要指肺为五脏中与气关系最为密切的内脏。《素问·五藏生成篇》中说："诸气者，皆属于肺。"肺主气包括主呼吸之气和主一身之气两个方面：

(1) 肺主呼吸之气：是指肺具有呼吸的功能，是体内外气体交换的场所。肺通过呼吸作用，不断吸入清气，排出浊气，吐故纳新，实现机体与外界环境之间的气体交换，以维持人体的生命活动。

(2) 肺主一身之气：是指肺有主持和调节全身各脏腑经络之气的作用。具体体现在：其一肺参与气的生成，尤其是宗气的生成。一身之气主要由先天之气和后天之气构成。宗气属后天之气，由肺吸入的自然界清气，与脾胃运化水谷精微所化生的水谷精气在胸中相结合生成。因而，肺的呼吸功能健全与否，不仅影响着宗气的生成，也影响着一身之气的盛衰。其二肺对全身气机有调节作用。气机即是指气的升降出入运动。肺有节律的一呼一吸运动，带动着全身气的升降出入运动，从而对全身气机起着调节作用。肺的呼吸均匀通畅，节律一致，和缓有度，则各脏腑经络之气升降出入运动通畅协调。肺的呼吸失常，不仅影响宗气的生成，导致一身之气不足，即所谓"气虚"，出现少气不足以息、声低气怯、肢倦乏力等症，并且影响一身之气的运行，导致各脏腑经络之气的升降出入运动失调。

肺主一身之气和呼吸之气，实际上都基于肺的呼吸功能。肺的呼吸调匀是气的生成和气机调畅的根本条件。如果肺的呼吸功能失常，势必影响一身之气的生成和运行。若肺丧失了呼吸功能，清气不能吸入，浊气不能排出，新陈代谢则将停止，人的生命活动也就终结。

2. 主宣发肃降　主宣发肃降是指肺气的运动主要表现为宣、降两种形式：宣，有宣发、布散之意，指肺气向上、向外运动；降，有清肃、下降之意，指肺气向下、向内运动。肺的各种生理功能是通过宣发、肃降而完成。

肺气通过宣发作用实现：①呼出体内浊气；②将脾所转输来的水谷精微和津液上输头面诸窍，外达于全身皮毛肌腠；③宣发卫气至皮毛肌腠，以温分肉，充皮肤，肥腠理，司开阖，将代谢后的津液化为汗液，并控制和调节其排泄。若外感风寒而致肺失宣发，则致呼吸不畅，胸闷咳嗽；卫气被郁遏，腠理闭塞，可致恶寒无汗；津液内停，可变为痰饮，阻塞气道，则见咳痰，呼吸困难，喘咳不得卧。

肺气通过肃降作用实现：①吸入自然界之清气；②将脾所转输来的水谷精微和津液向下向内布散于其他脏腑，以发挥濡润营养作用；③将脏腑代谢后产生的浊液下输于肾或膀胱，成为尿液生成之源。若肺失肃降，则可出现呼吸表浅或短促，咳喘气逆，咳痰等症。

肺的宣发和肃降，是相反相成的矛盾运动。在生理情况下相互依存和相互制约，在病理情况下，则又常常相互影响。没有正常的肃降，就无正常的宣散；没有正常的宣发，就没有很好的肃降。宣发与肃降正常，则气道通畅，呼吸调匀，体内外气体得以正常交换。如果二者的功能失去协调，就会发生"肺气失宣"或"肺失肃降"的病变，而出现喘、咳等症。

3. 主通调水道　主通调水道是指肺的宣发和肃降运动对体内津液的输布和排泄有疏通和调节的作用。内涵有二：一是通过肺气的宣发作用，将脾气转输至肺的水液和水谷之精中的较轻清部分，向上向外布散，上至头面诸窍，外达全身皮毛肌腠以濡养之；输送到皮毛肌腠的水液在卫气的推动作用下化为汗液，并在卫气的调节作用下有节制地排出体外。二是通过肺气的肃降作用，将脾气转输至肺的水液和水谷精微中的较稠厚部分，向内向下输送到其他脏腑以濡养之，并将脏腑代谢所产生的浊液下输至肾(或膀胱)，成为尿液生成之源。肺以其气的宣发与肃降作用调节水液代谢，故有"肺主行水"之说，又因为肺为华盖，在五脏六腑中位置最高，故称"肺为水之上源"。如果肺的通调水道功能减退，就可发生水液停聚而生痰、成饮，甚则水泛为肿等病变。故临床上对水液输布失常的痰饮、水肿等病证，可用"宣肺利水"和"降气利水"的方法进行治疗，即《内经》所谓"开鬼门"之法，古人喻之为"提壶揭盖"。

4. 朝百脉　朝，即聚会的意思，肺朝百脉是指全身的血液都通过百脉汇聚于肺，经肺的呼吸，进行体内外清浊之气的交换，然后再通过肺气宣降作用，将富含清气的血液通过百脉输送到全身。血液的运行虽然以心气推动为主，但肺主气，司呼吸，调节全身的气机，所以血液的运行，亦有赖于肺气的敷布和调节；同时，肺所参与形成的宗气有"贯心脉"以助心行血作用。故肺气充沛，宗气旺盛，气机调畅，则血行正常。若肺气虚弱或壅塞，不能助心行血，则可导致心血运行不畅，甚至血脉瘀滞，出现心悸胸闷、唇青舌紫等症；反之，心气虚衰或心阳不振，心血运行不畅，也能影响肺气的宣降，出现咳嗽、气喘等症。

5. 主治节　治节，即治理、调节。肺主治节指肺具有辅助心治理、调节全身的作用，主要体现于四个方面：一是肺主呼吸，治理、调节呼吸功能；二是肺主一身之气，调节全身的气机；三是助心行血，推动和调节血液的运行；四是主通调水道，治理、调节津液的输布、运行和排泄。因此，主治节实际上是对肺的主要生理功能的高度概括。正如《素问·灵兰秘典论》所说："肺者，相傅之官，治节出焉。"

(二) 肺的系统联系

肺与大肠、皮、毛、鼻等构成肺系统。

1. 肺合大肠　肺与大肠通过经脉的相互属络构成表里关系。

2. 在体合皮，其华在毛　合称肺主皮毛。皮毛，包括皮肤、汗腺、毫毛等组织，为一身之表，具有抵御外邪，分泌汗液，润泽皮肤，调节体温和辅助呼吸的作用。肺合皮毛，是指肺与皮毛的相互为用关系。一方面肺有宣发卫气，输精于皮毛的功能，所以肺的生理功能正常，则皮肤滋润致密，抗御外邪能力就强。反之，肺气虚弱，其宣发卫气和输精于皮毛的功能减弱，则卫表不固，抵御外邪侵袭的能力低下，便易于感冒，甚或出现皮毛憔悴枯槁等现象。另外一方面，皮毛也有宣散肺气，调节呼吸的作用。《内经》把汗孔称作"气门"，是说汗孔不但是排泄汗液的门户，而且也是随着肺的宣发和肃降进行体内外气体交换的部位。因而皮毛受邪，可内合于肺，如寒邪客表，卫气被郁遏，易波及肺，症见恶寒发热的同时多伴有咳喘等症，故常称肺卫表证。

3. 在窍为鼻　在窍为鼻又称"肺开窍于鼻"。鼻为主通气和主嗅觉的器官。鼻为呼吸之气出入的通道，与肺直接相连，为肺之门户，又称"鼻为肺之窍"。鼻的通气和嗅觉功能，都必须依赖肺气的宣发作用。肺气宣畅，则鼻窍通利，呼吸平稳，嗅觉灵敏。若肺失宣发，则呼吸不利，鼻塞不通或嗅觉不灵，不闻香臭。

喉是发音的主要器官，与鼻相通，连于肺，亦为肺之门户，是清浊之气出入的要道。生理情况下，肺气宣畅，肺阴充足，则呼吸通利，声音洪亮清晰。病理情况下，若外邪犯肺，可使肺气失宣，喉头不利，出现声音嘶哑或失音，或咽喉痒痛等；若肺气耗伤，肺阴不足，虚火内灼，可见声音低微或嘶哑、喉部干涩等症。

4. 在志为悲(忧)　肺的生理功能与情志的悲(忧)有关。悲，悲伤；忧，忧愁。悲和忧虽略有差异，但对人体生理功能的影响大致类同，故皆为肺之志。过度悲哀或过度忧伤，属不良的情志变化，对人体的影响主要是损伤肺精、肺气，或导致肺气的宣降运动失调，可见呼吸气短，精神萎靡，倦怠乏力等现象。反之，肺精气虚衰或肺气宣降失调时，机体对外来非良性刺激的耐受能力下降，易于产生悲忧的情绪变化。

5. 在液为涕　涕为鼻腔分泌物，具有润泽鼻窍，保持呼吸道通畅的作用。涕由肺精所化，主要依赖于肺气的宣发作用。肺精、肺气的作用是否正常，亦能从涕的变化中反映出来。如肺精、肺气充足，则鼻涕润泽鼻窍而不溢于外。若肺寒则鼻流清涕；肺热，则鼻流涕黄浊；肺燥，则鼻干痛涕少或无涕。

6. 在时应秋　在时应秋是指肺气与秋气相同通应。肺与秋同属于五行之金，时令至秋，草木凋零，而人体肺脏主清肃下行，故与秋气相应。时至秋日，肺金之气应秋而旺，此时，肺的清肃和收敛功能强盛。而人体气血运行也随"秋收"之气而逐渐向"冬藏"过渡。因此养生家强调，人气亦当顺应秋气而渐收。治疗肺病时，秋季不可过分发散肺气，而应顺其敛降之性。此外，秋季气候多清凉干燥，而肺为清虚之脏，喜润恶燥，故秋季易见肺燥之证，临床常见干咳无痰、口鼻干燥、皮肤干裂等症，治疗应注意养阴润肺。

三、脾

脾居于中焦，膈膜之下，与胃以膜相连，从古代文献对脾的位置、形态和功能描述看，藏象学说中的"脾"，应包括作为现代解剖单位的脾脏和胰腺等脏器和多系统的功能在内。

脾，五行属土，为"阴中之至阴"脏。与自然界长夏之气相通应。脾的生理特性是脾气主升，喜燥恶湿。

(一) 脾的主要生理功能

1. 主运化　运，即转运、输送；化，即消化、吸收。脾主运化，是指脾具有把饮食水谷转化为水谷精微(即谷精)和津液(即水精)，并把水谷精微和津液吸收、转输到全身各脏腑的生理功能。脾的运化功能主要包括运化水谷和运化水液两个方面。

(1) 运化水谷：是指脾对饮食物的消化及精微物质的吸收和输布作用。水谷，泛指各种饮食物。饮食物的消化吸收，实际上是在胃和小肠内进行的，但必须依赖于脾的运化功能，才能把水谷化为精微；也必须依赖于脾的转输和散精作用，才能布散到全身。脾主运化可理解为三个过程：

消化：帮助胃、小肠"腐熟"、"化物"，即将饮食水谷化为精微物质和糟粕。

吸收：帮助胃肠道吸收水谷精微。

转输：即脾的"散津"作用，将水谷精微上输至肺，再通过肺的宣肃作用敷布全身。

因此，脾的运化功能健全，则消化吸收功能旺盛，能为化生气、血、津液等提供足够的养料，使全身脏腑组织得到充分的营养，从而维持正常的生理活动。所以前人有"脾为后天之本，气血生化之源"的之说。若脾失健运，则消化吸收功能失常，出现腹胀、便溏、食欲不振等症状，进而导致气血化生不足，产生倦怠、乏力、消瘦、面色萎黄等周身失养的病证。

(2) 运化水液：是指脾具有吸收、输布水液，调节人体水液代谢的功能。脾在运化水谷的过程中，同时将摄入的水饮进行运化和转输，气化成为津液，并通过散精作用将津液输布到心肺而到达周身，发挥其滋润、濡养作用。并将各组织器官利用后的多余水液，及时地转输给肺和肾，通过肺和肾的气化作用，化为汗和尿排出体外。脾居中焦，在津液的产生、升降和布散过程中发挥着化生、吸收、输布、枢转的作用，使之上行下达，畅通无阻，从而维持了水液代谢的平衡。如果脾运化水液的功能失常，则可导致水湿潴留的各种病变，或凝聚而成痰饮，或流注肠道而成泄泻，甚至导致水肿。故《素问·至真要大论》说："诸湿肿满，皆属于脾。"临床治疗此类病证，一般采用健脾燥湿和健脾利水之法。

脾主运化对于人体容貌及形体的健美有重要意义。若脾气键运，则气血化生有源，皮肤毛发等组织器官得到营血津液的充养，表现出滋润、光泽、饱满的健美状态。反之脾失健运，气血化源不足，则可出现面白或萎黄无华、毛发枯槁、皮肤粗糙；若水湿停聚，郁而化热，湿热熏蒸于面，则可发生痤疮、酒渣鼻等损美性病症。

2. 主升　主升是指脾气运动的特点以上升为主，具体表现在升清和升举内脏两方面。

(1) 升清：清，指水谷精微等营养物质。脾主升清，是指脾气的上升转输作用，即将水谷精微等营养物质上输心肺，化为气血，以营养全身各脏腑组织器官。若脾气虚弱，气血化源不足，不能升清，可见面色无华，头晕目眩，神疲乏力；清气不升，反下走肠道，则见便溏、泄泻。正如《素问·至真要大论》所说："清气在下，则生飧泄。"

(2) 升举内脏：是指脾气上升能起到维持内脏位置的相对稳定，防止其下垂的作用。若脾气虚弱，无力升举，反而下陷，可导致某些内脏下垂，如胃下垂、肾下垂、子宫脱垂(阴挺)、脱肛(直肠脱垂)等。临床对于内脏下垂的病症，常采用健脾升陷的方药来治疗。

3. 主统血 统，指统摄、控制。脾主统血，是指脾气有统摄、控制血液在脉中正常运行而不逸出脉外的功能。

脾统血的功能，主要依赖于气对血的固摄作用，脾为气血生化之源，当脾的运化功能健旺，则气血充盛，气的固摄功能强健，则能够统摄血液行于脉中而不会逸出脉外。若脾的运化功能减退，则气血生化不足，气固摄血液的功能减退，则血逸脉外而导致多种出血病症，如崩漏、便血、尿血，肌肤瘀斑、肌衄等，临床称之为"脾不统血"。一般多表现为慢性出血，血色淡质稀。如便血，可呈黑色柏油样，并有脾气虚见症，常采用补脾摄血的方法加以治疗。

(二) 脾的系统联系

脾与胃、肉、唇、口等构成脾系统。

1. 脾合胃 脾与胃通过经脉的相互属络，构成表里关系。

2. 在体合肉，主四肢 肉，又称分肉，包括现代解剖学所称的肌肉、脂肪和皮下组织。肌肉具有保护内脏，抵御外邪和进行运动的功能。脾在体合肉，是指脾的运化功能与肌肉的壮实及其功能活动的发挥有着密切的联系。全身之肌肉，均有赖于脾胃运化的水谷精微和津液来营养滋润，才能丰满壮实，以发挥正常的收缩运动功能。

四肢与躯干相对而言，是人体之末，故又称"四末"。人体的四肢，同样依赖脾胃运化的水谷精微来滋养，以维持其正常的功能活动。因此，脾的运化功能强健，为肌肉、四肢提供足够的营养物质，则肌肉丰满强壮，四肢活动轻劲有力。脾失健运，精微物质的生成和转输障碍，肌肉、四肢也随之失去营养，则肌肉消瘦，四肢软弱无力，甚至痿废不用；若脾虚湿停，痰湿内聚，饮食不归正化，变为浊脂积于皮肤肌肉，则致形体肥胖臃肿，面目虚浮，面色黄白不泽，甚至嗜睡神昏。上述状态则严重影响人的形体及神韵美。

3. 在窍为口，其华在唇 口，指口腔以及食欲、口味，口具有进水谷、辨五味、泌津液、磨谷食、助消化及出语言等功能。脾在窍为口，是指人的食欲、口味与脾的运化功能密切相关。脾气强健，升散如常，水谷精微和津液上承于口，使口能够泌涎唾以助消化，则食欲旺盛，口味正常。如果脾气失健，则食欲缺乏，口淡乏味；脾热时可有口酸、口臭；脾有湿热可觉口甘、口腻。

其华在唇：唇，即口唇，又称"飞门"，口唇是口腔与外界相通的门户，既参与面部多种表情活动，又参与语言、咀嚼、吞咽等重要生理功能。其华在唇，是指口唇的色泽和形态不但能反映全身的气血状况，而且也能反映出脾的功能状态和病理变化。脾气健运，气血充足，上荣于口唇，则口唇红润有光泽。脾失健运，气血生化乏源，则口唇色淡不华，甚则萎黄不泽；脾胃湿热上蒸可见口唇红肿；脾不化湿，湿浊上扰，则可见唇肿破裂，糜烂流水。

4. 在志为思　思，即思考、思虑。思考属于认知范畴，是思维意识活动的一部分，为实现某种志向而反复斟酌、考虑；思虑属于情感范畴，与喜怒悲恐并列，归情绪变化。思是以脾的精气为物质基础，而表现于外的情感反映。脾在志为思，是指脾的生理功能和病理变化与思存在着特异性联系。正常思考问题或正常限度内的思虑，是机体生命活动的一部分，对健康并无不良影响；但久思不得、思虑过度等情况就会影响气机，导致气滞或气结。思考过度，往往损伤心脾，导致失眠健忘，腹胀纳呆等。思虑过度则导致脾胃气机结滞，出现食不知味、纳呆，脘腹胀闷、头目眩晕等症状，临床常采用健脾益气，养心安神的方法治疗此类病证。

5. 在液为涎　涎，指唾液中较清稀的部分。是指脾通过运化、统摄功能，产生和控制涎液的分泌。涎具有润口腔、助吞咽、助消化的作用。脾的运化功能正常，则涎液化生适量，上注于口而不溢于口外，发挥其润泽口腔，助吞咽、助消化的功能。若脾胃不和或脾虚失摄，则导致涎液分泌急剧增加，而发生口涎自出等病理现象。

6. 在时应长夏　在时应长夏是指脾气与长夏之气相通应。长夏，指夏秋之交的农历六月，此时气候多雨潮湿，土地湿润则可以在夏季阳气盛、万物茂的基础上再长养万物，故而名之"长夏"。长夏之季，气温较高且雨水较多，气候湿热，热蒸湿动，万物华实，合于土生万物之象；脾主运化，化生水谷精微，五行归属于"土"，故脾与长夏皆属土，同气相求而通应。长夏之气有助于脾主运化、化生气血，但长夏之湿太过，易先困脾，而致脾的运化功能障碍，机体表现为胸脘痞满，食欲缺乏，倦怠乏力，大便溏薄，口甘多涎，舌苔滑腻等，该季节治疗此类病证时往往在辨证的基础上加芳香醒脾燥湿之剂。

此外，又有"脾主四时"之说，认为脾主四季之末的各十八日，表明四时之中脾土无时不在，时时刻刻滋养着其他四脏。脾主四时的意义在于强调脾主运化的功能对于维持人体生命活动正常进行的重要性。脾的运化功能正常，则其他脏腑组织器官得以濡养，人体能够保持健康状态，即使患病，也易于康复。

四、肝

肝位于横膈之下，右胁之内，下附有胆。肝为分叶脏器，其色紫赤，状为楔形，肝质柔软而脆弱。肝的主要生理功能是肝主疏泄，主藏血。

肝，五行属木，为"阴中之阳"脏，与自然界春气相通应。肝的生理特点是体阴用阳，喜条达而恶抑郁，其气易亢易逆，刚强躁急，被喻为"将军之官"（《素问·灵兰秘典论》）。

(一) 肝的生理功能

1. 主疏泄　疏，即疏通、畅达；泄，即宣泄、升发。肝主疏泄是指肝气具有疏通、畅达全身气机，促进精血津液的运行输布，促进饮食物消化吸收，调畅情志以及调节生殖功能的作用。肝主疏泄主要体现在五个方面：

(1) 调畅气机：气机，即气的升降出入运动。肝主疏泄，调畅气机，是指肝气的疏泄作用能使全身脏腑经络之气的运行畅通无阻，协调平衡。肝气主升主动，对于全身气机的疏通、畅达具有重要的意义。肝气所具有的升发、向上、向外、流通的疏泄作用，既不能太过，又不可不及，而是保持一种活泼的生机，肝的这种柔和适度的生理状态称为"木气冲和"。肝疏泄功能正常发挥，则全身气机畅达，气血和调，经脉通利，脏腑、形体、官窍等的功能活动稳定有序。

肝的疏泄功能失常，称为肝失疏泄。常见有两方面的病理现象：一是肝气郁结，责之于肝的疏泄不及，调畅气机的功能减退，则全身气机的流通和畅达受到阻碍，从而形成气滞不舒和气机郁结的病理状态。临床多见情志抑郁，喜太息，胸胁、两乳或少腹等部位胀痛不舒等。治疗采用舒肝解郁的方法。二是肝气上逆，是因肝的疏泄亢盛、太过，导致全身气机逆乱，从而形成气机上逆和气机横逆的病理状态。临床多见头目胀痛，面红目赤，急躁易怒，头痛失眠，胸胁、乳房或少腹部位走窜胀痛等症。临床常采用疏肝平肝降逆的方法治疗。

(2) 促进血和津液的运行输布：人体血的运行和津液的输布代谢，有赖于气机调畅。气能行血，气行则血运；气能行津，气行则津布，故肝疏泄而调畅气机作用，能促进血液的运行和津液的输布排泄。若肝气郁结，则气机郁滞，既可导致血行障碍，形成瘀血，或为癥积，或为肿块，在女子可出现经行不畅、痛经、经闭等；又可导致津液的输布排泄障碍，形成水湿痰饮等病理产物，或为痰阻经络而成痰核，或为水停而成臌胀；若肝气上逆，则全身气机逆乱，血随气涌则吐血、咯血，甚则猝然昏倒，不省人事，或女子月经过多等。

(3) 促进饮食物消化吸收：是通过协调脾胃气机升降和分泌排泄胆汁而实现的。饮食物的消化和吸收主要依赖于脾胃的功能活动，肝主疏泄，调畅气机，可以促进脾升胃降，以保证饮食物的消化吸收正常进行。而胆附于肝，内藏胆汁，胆汁为肝之余气聚积而成，在肝的疏泄作用下，泄注于小肠，具有帮助消化饮食物的作用。肝的疏泄功能正常，则胆汁才能够正常分泌和排泄，进入肠腔以助饮食物的消化吸收。

肝失疏泄，如肝气犯脾，导致脾气不升，表现为胸胁胀满或疼痛，腹胀，腹痛或泄泻，肠鸣等症；肝气犯胃，导致胃失和降，可出现恶心呕吐、呃逆、嗳气、泛酸、胃脘胀痛等症；肝胆郁滞，临床表现为胁肋不适，厌食油腻，口苦等肝胆不利的症状；若胆汁逆流入于血脉，外溢于皮肤，则可出现黄疸。

(4) 调畅情志：情志，指人的情感、情绪变化，是精神活动的一部分。七情五志分属于五脏，但总由心所主，还与肝的疏泄功能密切相关。正常的情志活动依赖于气血的充盈与和调，而血的正常运行，又要依赖于气机的调畅。因肝主疏泄，调畅气机，所以肝具有调畅情志的功能。肝的疏泄功能正常，则气机舒畅条达，气血和调，血行通利，则心情舒畅，理智开朗，既不抑郁，也不亢奋。若肝气的疏泄功能不及，肝气郁结，可见心情抑郁不乐，悲忧善虑，甚至沉默痴呆、表情淡漠等；若肝气郁而化火，或大怒伤肝，肝气上逆，常见烦躁易怒，亢奋激动，甚至狂躁妄言、骂詈叫号等。反之，情志活动异常，又多导致气机失调，气血失和，而引起肝的疏泄功能异常，出现肝气不舒、肝气郁结，甚至肝阳上亢等病证。故治疗情志病时应重视调理肝气。

（5）调节生殖功能：男子排精与女子排卵行经与肝的疏泄功能有密切关系。男子排精与女子排卵、行经是人体生殖功能的重要环节。男子生殖之精的贮藏与施泄，女子周期性的排卵与行经，是肝之疏泄与肾之封藏，二脏相反相成、协调互用的结果。肝气的疏泄功能发挥正常，则男子精液排泄畅通有度；女子按期行经及排卵。若肝气的疏泄失常，则可见男子排精不畅，或遗精、早泄，或阳强不泄；女子则表现为月经周期紊乱，经行不畅，甚或痛经。治疗此类病症，常以疏肝为第一要法。由于肝气的疏泄功能对女子的生殖功能尤为重要，故有"女子以肝为先天"之说。

2. 主藏血　肝主藏血是指肝具有贮藏血液、调节血量和防止出血的功能，有"主血海"之称。在正常情况下，人体内的血液除运行全身外，还有部分血液由肝脏贮藏起来。肝内贮存一定量的血，其一：能够濡养肝脏自身，以制约肝气，防止肝阳升腾过亢，维护肝正常的疏泄功能，使之冲和条达；其二：肝贮藏充足的血液，可根据生理需要调节人体部分血量的分配，特别是外周血量分配。在生理状态下，人体各部分的需血量，是相对恒定的。但是随着机体活动量的增减、情绪的变化、外界气候的变化等因素影响，人体各部分的血量也随之有所变化。当机体活动剧烈或情绪激动时，肝脏就通过肝的疏泄作用将所贮藏的血液向外周输布，以供机体的需要。而当人体处于安静或情绪稳定时，机体外周对血液的需求量相对减少，部分血液便又归藏于肝。其三：肝藏血，以收摄血液、主持凝血、防止出血。肝气属阳，能固摄血液，以防止其逸于脉外而发生出血。而肝血属阴，阴主凝聚，使出血之时能迅速凝固，故肝的防止出血作用是通过肝气与肝血来实现的。

若肝的藏血功能失常，主要有两种病理表现：一是肝血不足，则脏腑组织器官失养，血不养目，可见视物昏花，甚至夜盲；血不养筋，则筋脉拘急，肢体麻木，屈伸不利；冲任血亏，可见妇女月经量少，甚至闭经等。二是肝不藏血，肝的藏血功能失职，可引起各种出血。临床可见呕血、衄血，女子可见月经量多或崩漏等。

肝主疏泄，又主藏血。肝主疏泄关系到人体气机的调畅，肝主藏血关系到血液的贮存和调节，故二者相辅相成、协调平衡是人体气血和调的保障。肝主疏泄与肝主藏血功能的协调平衡尤其与女子经、带、胎、产的生理活动有着极为密切的关系。女子一生以血为重，行经、孕胎、分娩等无不涉及于血。奇经八脉中，冲为血海，任主胞胎，冲任二脉与足厥阴肝经相通。肝血充盈，疏泄正常，足厥阴肝经之气调畅，冲任二脉得其所助，则任脉通、冲脉盛，月经、带下正常，妊娠孕育，分娩顺利。病理上，多因情志抑郁导致肝失疏泄，气滞则血凝，在女子多表现为痛经、闭经、症瘕、积聚等病症以及不孕或胎产之疾。因此，《临证指南医案·淋带》说："女子以肝为先天。"临床治疗以疏肝理气之逍遥散为主方。

(二) 肝的系统联系

肝与胆、筋、爪、目等构成肝系统。

1. 肝合胆 肝与胆通过经脉的相互络属，构成表里关系。

2. 在体合筋，其华在爪 筋，即筋膜，包括肌腱和韧带，附着于骨而聚于关节，是连接关节、肌肉，主司关节运动的一种组织。肝在体合筋，是指人体筋的柔韧强健及其屈伸运动都依赖于肝的藏血功能。肝主藏血，肝之精血充足，筋得濡养则强健有力，且耐受疲劳。若肝之精血亏乏，则筋不得养，可出现手足震颤、肢体麻木、屈伸不利等征象，此称为血虚生风；若邪热过盛，燔灼肝经，耗伤肝之精血，则筋失濡养，可出现四肢抽搐、甚则角弓反张等表现，称之为热极生风。故《素问·至真要大论》说："诸风掉眩，皆属于肝。"临床治疗采用养肝熄风、镇肝熄风等方法。

爪，指爪甲，包括指甲和趾甲，乃筋之延续，故曰"爪为筋之余"。肝其华在爪，是指爪甲的形态、质地、光泽度等可以反映肝之精血盛衰的状况。肝血充足，则爪甲坚韧，红润光泽；若肝血不足，则爪甲软薄，枯而色夭，甚则变形或脆裂。

3. 在窍为目：目为视觉器官，具有视物功能，又称"精明"。肝在窍为目，是指目的生理功能及病理变化与肝存在着特异性联系。肝之经脉上连于目系，目依赖于肝的疏泄和肝血的营养，才能发挥正常的视觉功能。肝之精血充足，肝气调和，则目视物清晰，能辨五色、别短长。如肝血不足，目失其养，则两目干涩，视物不清，甚或夜盲；肝气郁结，化火上炎，则目赤肿痛或头胀目眩；肝风内动，则目斜上视，或目睛转动失灵等。临床上，不少目疾的治法从治肝着手，且疗效显著。

另外，中医学认为，目之所以能精明视物，不但依赖于肝之精血的滋养，同时与其它脏腑也存在着密切的关系，"五脏六腑之精气，皆上注于目，而为之睛"（《灵枢·大惑论》）。后世眼科的五轮学说就认为，眼目由眼胞(胞睑)、两眦、白睛、黑睛、瞳神等组成，这五个部位分别配属五脏，即眼胞为肉轮，属脾主肌肉；两眦为血轮，属心主血；白睛为气轮，属肺主气；黑睛为风轮，属肝主风；瞳神为水轮，属肾主水。所谓轮，是比喻眼球形圆而转动灵活宛如车轮之意，对于眼科疾病的辨证论治具有重要理论价值。

4. 在志为怒：怒，生气、懊恼，是人在气愤不平情绪亢奋时的一种情感变化。怒是以肝的精气为物质基础而表现于外的情感反映。肝在志为怒，是指肝的生理功能和病理变化与怒存在着特异性联系。正常情况下，适度的情绪发泄，有助于肝的疏泄，对调节机体气机有积极意义。但过怒或郁怒不解，对机体则是一种不良的刺激，郁怒可致肝气郁结，气机郁滞，则表现为心情抑郁，闷闷不乐，或影响脾之运化及气血津液的运行输布；暴怒多致肝气上逆，血随气冲，表现为面红目赤，急躁易怒，吐血呕血，甚或中风昏厥。故息怒宁志是中医养生保健的重要方法之一。

5. 在液为泪：泪为肝之阴精所化，有滋润和保护眼目的作用。泪液的分泌正常与否可以反映肝的功能状态。正常情况下，泪液分泌适度，濡润目而不外溢。如有异物侵入眼睛，则泪液大量分泌，起到清洗眼睛和排出异物的作用。此外，情志变化也可导致眼泪分泌量增加。肝脏、肝经发生病理变化时，如肝阴不足，则两目干涩；肝经风热，则两目红赤，畏光流泪；肝经湿热，可见目眵增多，迎风流泪等。

6. 在时应春：是指肝气与春气相通应。春季为一年之始，气候温暖多风，阳气始发，草木乃荣，呈现木之舒展条达之象；肝在人体主疏泄，喜条达，肝与春在五行皆属于木，两者同气相求而通应。春季风气入通于肝，有助于肝疏泄气血情志，故肝气旺于春。春季养生，在精神、饮食、起居等方面，应顺应春气的生发和肝气的条达之性。若素体肝气偏旺、肝阳亢盛或脾胃虚弱之人，则在春季多发生肝木乘脾犯胃之病证，可见眩晕、烦躁易怒、中风昏厥，或情志抑郁、焦虑，或两胁肋部疼痛、胃脘痞满、嗳气、腹痛等症状。治宜采用疏肝理气、抑木扶土之法。

五、肾(附：命门)

肾位于腰部，脊柱两旁，左右各一，故曰："腰者，肾之府"。肾有两枚，外形椭圆弯曲，状如豇豆，有黄脂包裹，里白外黑。肾，五行属水，为"阴中之阴"脏，生理特点是主蛰藏，藏真阴寓真阳，为水火之宅、一身阴阳之根本。被称为"先天之本"。

(一) 肾的主要生理功能

1. 主藏精　　藏，闭藏。肾藏精，指肾具有贮存、封藏精气的生理功能。肾闭藏精，使精不会无故流失，为精在体内能够充分发挥其生理效应创造了良好的条件。

精，即精微、精华，是构成人体和维持人体生长发育及各种功能活动的基本物质。依其来源，可分为先天之精和后天之精。先天之精，是禀受于父母的生殖之精，与生俱来，是构成胚胎的原始物质，藏于肾中。后天之精是指人出生之后，由脾胃运化的水谷精气，以及脏腑生理活动生化的脏腑精气。后天之精被身体利用后的盈余部分，亦归藏于肾。先天之精和后天之精，同藏于肾中，先天之精有赖于后天之精的不断培育和充养，才能充分发挥其生理效应，成为人体生长发育和生育繁衍后代的物质基础；后天之精也只有得到先天之精的活力资助，才能源源不断地化生，以维持脏腑组织器官的正常新陈代谢，并不断充养先天之精。

肾藏精，精化气，合称肾中精气。肾中精气与人体的生长发育和生殖、全身阴阳的协调平衡密切相关，同时，肾精还参与血液的生成。

(1) 主人体的生长、发育与生殖：肾中精气的盛衰，关系着人体的生长、发育和生殖能力。如《素问·上古天真论》中记载："女子七岁，肾气盛，齿更发长；二七而天癸至，任脉通，太冲脉盛，月事以时下，故有子；三七肾气平均，故真牙生而长极；四七筋骨坚，发长极，身体盛壮；五七阳明脉衰，面始焦，发始堕；六七三阳脉衰于上，面皆焦，发始白；七七任脉虚，太冲脉衰少，天癸竭，地道不通，故形坏而无子也。丈夫八岁，肾气实，发长齿更；二八肾气盛，天癸至，精气溢泻，阴阳和，故能有子；三八肾气平均，筋骨劲强，故真牙生而长极；四八筋骨隆盛，肌肉壮满；五八肾气衰，发堕齿槁；六八阳气衰竭于上，面焦，发鬓斑白；七八肝气衰，筋不能动，天癸竭，经少，肾脏衰，形体皆极；八八则齿发去。"是说人从幼年开始，肾中精气逐渐充盛，而有齿更发长的变化；青春时期，肾中精气进一步充盛，进而产生一种促进性功能成熟的精微物质，即"天癸"，由此则男子开始排泄精液，女子出现月经来潮，具有了生殖能力；进入中年，肾中精气由充盛开始逐渐减少，形体由盛壮转向衰弱；到了老年，"天癸"竭尽，生殖功能丧失，形体衰老。这说明肾中精气的盛衰，关系到人的生长、盛壮和衰老的整个过程，并明确提出以齿、骨、发的生长状况，作为观察肾中精气盛衰的标志，亦即作为判断机体生长发育和衰老的标志，至今仍有极高的科学价值。肾中精气充盈，则人体生长发育良好，生殖能力旺盛；肾中精气衰少，就会造成生长、发育迟缓，生殖功能低下。临床上，某些不孕不育症及小儿发育迟缓、筋骨痿软以及成人早衰等症，常采取填补肾中精气方法治疗。

(2) 主一身之阴阳：是指肾具有主宰和调节全身阴阳，维持机体阴阳动态平衡的功能。肾中精气又可分为肾阴与肾阳两个方面，肾阴又叫"元阴"、"真阴"、"真水"等，是人体阴液的根本，对机体各脏腑组织起着濡润、滋养的作用。肾阳又叫"元阳"、"真阳"、"真火"、"命门之火"等，是人体阳气的根本，对机体各脏腑组织起着温煦、推动的作用。肾阴与肾阳，二者相互制约，相互依存，相互为用，共同维持着人体阴阳的相对动态平衡。故称肾为"五脏阴阳之本"、"水火之脏"。在疾病状态下，如果肾阴不足，滋润濡养的功能减退，则产生虚热性病变，可见潮热盗汗，腰膝酸软，舌红少苔，脉细数等症；肾阳不足，温煦和推动功能减退，会产生虚寒性病变，出现精神疲惫，腰膝冷痛，形寒肢冷，小便不利，舌淡苔白，脉弱等症。在临床上内伤疾病中，阴阳失调所致的寒热病理变化，多为肾之阴阳失调所致。此外，它脏阴阳不足的病变，最终也会累及肾阴肾阳，故有"久病及肾"的说法。在治疗时，应从调整肾阴肾阳着手。

(3) 参与血液的生成：肾藏精，精能生髓，髓可生血，故肾精是血液化生的基本物质，因而有"血之源头在于肾"之说。若肾精不足，则可致血液亏虚，表现为腰膝酸软，神疲眩晕，面白舌淡等精血亏虚证。另外血也可以转化为精，精血的相互转化、相互滋生，称之为"精血同源"。

2. 肾主水　指肾具有主司和调节全身水液代谢的功能。肾主水的功能是靠肾的气化作用来实现的。肾的气化功能正常，则开阖有度。开，就是水液得以输出和排泄；阖，就是关闭，贮存一定量的水液于体内，以供生理活动的需要。肾主水主要体现在两方面：一是水液代谢过程中，尤其是脾的运化水液，肺的宣发肃降和通调水道，以及三焦的通调水道等，均依赖于肾中阳气的激发和推动。二是各脏腑组织器官代谢后产生的水液，在脾肺等脏腑的作用下，经三焦水道下输于肾，通过肾的气化，分清泌浊：清者依赖肾阳的蒸腾气化，上升脾肺，重新参与水液的代谢；浊者则化为尿液，在肾与膀胱之气的气化作用下排出体外。可见，只有肾的蒸腾气化功能发挥正常，下输于肾的水液才能分清降浊，化为尿液并排泄尿液，以维持人体水液的代谢平衡。由此看出，水液代谢过程中，肾的气化作用贯穿始终。若肾阳不足，则气化失常，开阖失度，开少阖多，气不化水，表现为尿少、水肿；开多阖少，关门不利，表现为小便清长，尿液大量增多。治疗此类病证应采用温补肾阳、化气行水等方法。

3. 肾主纳气　是指肾具有摄纳肺所吸入的自然界清气，以保持吸气的深度，防止呼吸表浅的作用。肾的纳气功能，实际上是肾气的封藏作用在呼吸运动中的具体体现。人体的呼吸功能，由肺所主，通过肺气的宣发，呼出浊气，通过肺气肃降而吸入清气，下达于肾，再经肾气的摄纳潜藏，使呼吸维持一定的深度，以利于气体的交换。故曰："肺为气之主，肾为气之根。肺主出气，肾主纳气。阴阳相交，呼吸乃和。若出纳升降失常，斯喘作焉。"(清·林珮琴《类证治裁·喘证》)。肾精充足，肾气充沛，则摄纳有权，呼吸均匀和调。若肾精亏虚，肾气衰减，摄纳无力，则会出现呼吸表浅，或呼多吸少，动则气喘等病证表现，称为"肾不纳气"。治疗当以补肾为主要治法。

(二) 肾的系统联系

肾与膀胱、骨、发、耳等构成肾系统。

1. 肾合膀胱　肾与膀胱通过经脉的相互络属，构成表里关系。

2. 在体合骨，生髓，其华在发　骨，即骨骼，具有支撑人体、保护内脏和运动的功能。肾在体合骨，是指肾中精气的盛衰，直接影响骨骼的生长、营养、功能等。肾精充足，则骨髓生化有源，骨有所养而坚固有力。肾精不足，骨髓生化无源，不能滋养骨骼，便会出现小儿囟门迟闭，骨软无力，以及老年人骨质脆弱，易于骨折等症。

髓分骨髓、脊髓和脑髓，皆由肾中精气所化生。肾中精气的盛衰，不但影响骨骼的生长发育，而且也影响脊髓及脑髓的充盈和发育。所以，肾中精气充盈，髓海得养，则思维敏捷，反应灵活，耳目聪明，记忆力强。反之，若肾精不足，髓海空虚，在小儿，则表现为大脑发育不全，智力低下；在成年人，多表现为健忘、思维迟钝、头晕、眼花、耳鸣、失眠等症。临床治疗骨痿软弱无力、小儿脑瘫、老年痴呆等精髓亏减的病症，常采用补肾填精之法。

"齿为骨之余"，齿与骨同出一源，亦由肾中精气所充养。牙齿的生长、脱落与肾中精气的盛衰有着密切的关系。肾中精气充盛，则牙齿坚固而不易脱落。肾中精气不足，小儿则牙齿生长迟缓，成人则牙齿松动或过早脱落。

其华在发是指肾中精气的盛衰，可以反映于头发的生长状态和光泽程度上。人体毛发生长的营养来源于血，故称"发为血之余"，而肾藏精，精生髓，髓生血，精血互生，故精足则血旺，血旺盛则毛发得以润养而生生不息，故又有"发的生机在于肾"之说。青壮年时期，因肾精充沛，则头发光泽黑润；年老肾精血渐衰，故头发变白，枯槁少华，容易断落。这些都属于正常的生理变化。临床上，凡未老先衰，头发枯萎，或早脱早白者，多与精血亏损有关，故多采取补肾益精血的方法治疗。

3. 在窍为耳和二阴　是指耳和二阴的生理功能病理变化与肾存在着特异性联系。耳，是听觉器官，其功能依赖于肾中精气的充养。肾精充足，髓海充盈则耳有所养，故听觉灵敏。肾精不足，髓海失养，则耳的听力减退，或见耳鸣，其则耳聋。人到老年，听力逐渐减退，是肾中精气自然衰少的缘故。所以临床常以耳的听觉变化作为判断肾中精气盛衰的重要标志。

二阴，即前阴和后阴，前阴是排尿和生殖的器官；后阴即肛门，具有排泄粪便的功能。前阴的排尿功能虽由膀胱所司，但必须依赖肾的气化作用才能完成。若肾的气化功能失常，则可见尿频、遗尿、尿失禁，或尿少、尿闭等小便异常的病变。前阴又是人体的外生殖器官，其生殖功能与肾中精气的盛衰密切相关。如肾中精气不足，可导致人体性器官发育不良和生殖能力减退，男子表现为阳痿、早泄、少精、滑精、遗精、精瘀及不育等，女子则见梦交、月经异常及不孕等。故前阴生殖器官又有"外肾"之称。后阴排泄粪便的功能，虽然主要和大肠、脾等的功能相关，但也与肾的气化、温煦、封藏功能有关。例如，肾阴虚，可见大便秘结，肾阳虚则致便秘或泄泻，肾气不固，则久泄滑脱。

4. 在志为恐　恐，害怕、疑虑，是人们对事物惧怕的一种精神状态。恐是以肾之精气为物质基础，经肾之气化作用而表现于外的情感反映。肾在志为恐，是指情志活动恐与肾的生理病理之间存在着特异性联系。对机体生理活动来说，是一种不良刺激。若肾精充盛，封藏有度，则机体对恐的耐受能力较强，多表现为虽恐不甚，且能自我调节。若肾精不充，封藏失司，则稍遇恐惊就会出现畏惧不安，其至惶惶不可终日。故曰：恐、过恐则伤肾。恐与惊相似，都是指处于一种惧怕的心理状态。惊为不自知，事出突然而受惊；恐为自知，对尚未发生或即将发生的事情充满疑虑和惧怕。惊恐属肾，过度惊恐则损伤人体脏腑精气，导致心神不定，手足无措的现象。

5. 在液为唾　唾，指唾液中较稠厚的部分。唾乃肾精所化，经肾气之气化，循经脉至舌下，润口腔、助吞咽和消化的作用。若多唾或久唾，则易耗损肾中精气。肾精亏损或年老肾虚者，精不化唾，则出现口咽干燥，舌不能动等症状；肾水泛溢，气不固摄，则多唾或喜唾。养生方面，古代导引家多主张以舌抵上腭，让舌下唾液缓缓泌出，待津唾满口后咽下，有补养肾精的作用。

6. 在时应冬　是指肾气与自然界冬气相通应。冬季是一年中气候最寒冷的季节，大地收藏，万物皆伏，呈现水之闭藏寒冷之象；肾为人体藏精之所，其气以封藏固摄为宜，肾与冬在五行皆属于水，二者同气相求而通应，故肾气旺于冬。冬季养生、作息、饮食要顺应冬季以利阳气潜藏、阴精积蓄。即《素问·阴阳应象大论》所说："冬不藏精，春必病温。"临床上素体阳虚或久病阳虚之人，在阴盛之冬季则病情加重；又因肾主骨生髓，冬季还易发生骨关节疾患。

附：命门

"命门"一词，最早见于《内经》，是指眼睛而言，如《灵枢·根结》说："命门者，目也。"将命门作为内脏提出始见于《难经》。如《三十六难》说："肾两者，非皆肾也，其左者为肾，右者为命门。命门者，诸神精之所舍，原气之所系也，故男子以藏精，女子以系胞。"指出了命门的所在部位及功能。后世医家虽对命门的形态、部位有不同见解，但在命门的生理功能与肾息息相通的认识上是基本一致的。历代医家大多认为命门与肾同为五脏之本，内寓真阴真阳。明代命门学说的兴起进一步为"重肾"理论奠定了基础。因此可以认为：肾阳即命门之火，肾阴即命门之水。肾阴、肾阳，即是真阴、真阳，或元阴、元阳。古代医家之所以称之为"命门"，主要是强调肾气及肾阴肾阳在生命活动中的重要性，"命门"亦即"生命之门"。

第二节　六　　腑

六腑是胆、胃、小肠、大肠、膀胱、三焦的总称。它们共同的生理功能是"传化物"，即受盛和传化水谷。要完成"传化物"的生理功能，六腑中的每一腑都必须适时排空其内容物而保持通畅，故有"六腑以通为用，以降为顺"之说。生理特点是"泻而不藏"，"实而不能满"。六腑的泻而不藏，是与五脏的藏而不泻相对而言，如膀胱的贮尿、小肠的受盛化物、胆贮藏胆汁等，都需要停留一定时间，按照生理活动的规律进行排泄。所以，"通"或"降"的太过和不及，都属于异常状态。

一、胆

胆位于右胁下，附于肝之下，是中空的囊状器官，胆内贮藏清净的胆汁，胆汁味苦，色黄绿，古称"精汁"，故胆又有"中精之府"或"中清之府"之称。胆既属六腑，又为奇恒之腑之一。胆的主要生理功能：

1. 贮藏和排泄胆汁　胆汁由肝之余气所化生，通过肝的疏泄作用注入肠中，以促进饮食物的消化和吸收。若肝胆的功能失常，胆汁的分泌与排泄受阻，就会影响脾胃运化，而出现纳少、腹胀、便溏等症状；若胆气上逆，则可出现口苦、呕吐黄绿苦水等症状；若胆汁外溢，浸渍肌肤，则发为黄疸，以目黄、身黄、小便黄为特征。

2. 主决断　是指胆在精神意识思维活动中，具有判断事物、作出决定的作用。胆的这一功能能够防御和消除某些精神刺激的不良影响，以维持精气血津液的正常运行和代谢，确保脏腑之间的协调关系。胆气豪壮之人，剧烈的精神刺激对其所造成的影响较小，且恢复也较快；胆气虚怯之人，在受到不良精神刺激的影响时，则易出现胆怯易惊、善恐、失眠、多梦等精神情志异常的病变胆中空有腔，形态结构与其他五脏相同，但不与饮食物直接接触，只是排泄胆汁入肠道以促进饮食物的消化和吸收。胆贮藏"精汁"，主决断，功能与五脏相似。故胆既属六腑，又属奇恒之腑。

二、胃

胃位于膈下，腹腔上部，上接食道，下连小肠。胃又称胃脘，脘即管腔，可容纳饮食物。胃脘分上、中、下三部。胃的上部称为上脘，包括贲门；胃的下部称为下脘，包括幽门；上下脘之间的部分称为中脘。胃的主要生理功能：

1. 主受纳、腐熟　受纳，是接受和容纳的意思。腐熟，是饮食物经过胃的初步消化，形成食糜的过程。饮食入口，由胃接受和容纳之，故胃有"太仓"、"水谷之海"之称。饮食物经过胃的初步消化，其精微物质被吸收，并由脾之转输而营养周身，食糜则下行至小肠。机体精、气、血、津液的化生，均源于饮食物中的精微物质，故胃又称为"水谷气血之海"。若胃的受纳腐熟功能减退，可出现纳呆、厌食、胃脘胀满等症；胃的受纳腐熟功能亢进，则可表现为多食善饥等症。

胃的受纳、腐熟水谷功能，必须与脾的运化功能相配合，才能化水谷为精微，所以将脾胃又共称为"后天之本"。脾胃消化食物，化生精微的功能，概括为胃气，即广义含义的胃气。中医学非常重视胃气的作用，认为人"以胃气为本"。胃气强，则五脏俱盛，胃气弱，则五脏皆衰。胃气的盛衰，可以通过饮食欲、舌象、脉象等方面表现出来。因此，中医在治疗疾病时，也特别注意保护胃气。而狭义的胃气，是指胃主通降水谷的生理功能。

2. 主通降，以降为和　胃主通降，是指胃气宜保持通畅下降的功能状态。饮食物入胃，经过胃的腐熟作用后，变成食糜下传入小肠，再经小肠的泌别清浊作用，其浊者下移大肠，形成粪便排出体外，这一过程都是通过胃气的下降作用实现的，所以说胃主通降，以降为和。在中医藏象学说中，多以脾胃的升降纳运功能来概括整个消化系统的生理功能，因此，胃的通降作用，还包括大、小肠的传化功能在内。故胃之通降即是降浊，降浊是胃继续受纳的前提条件，若胃失通降，不但影响食欲，而且因浊气在上，可见纳呆、口臭、脘腹胀闷或疼痛、大便秘结等症；若胃气不降反而上逆，则见恶心、呕吐、嗳气、呃逆等症状。另外，胃气不降，还会影响脾的升清功能。

三、小肠

小肠位于腹部，包括十二指肠、空肠和回肠，其上端与胃在幽门相接，下端与大肠在阑门相连。小肠的主要生理功能：

1. 主受盛化物　受盛，即接受、以器盛物之意；化物，有消化、化生精微之意。小肠受盛化物功能表现在两个方面：一是小肠接受由胃腑下传的食糜而盛纳之，即受盛作用；二是食糜在小肠内必须停留一定的时间，由脾气与小肠共同作用对其进一步消化，化为精微和糟粕两部分，即化物作用。小肠受盛化物功能失调，表现为腹胀、腹痛、便溏等。

2. 泌别清浊　是指小肠对食糜在进一步消化的过程中，分为清浊两部分：清者，即水谷精微，由小肠吸收，通过脾之运化功能输布全身；浊者，即食物残渣，通过阑门传送到大肠。小肠在吸收水谷精微的同时，还吸收了大量的水液，参与了人体的津液代谢，故有"小肠主液"之说。小肠泌别清浊的功能正常，则水液和糟粕各走其道而二便正常。若小肠功能失调，清浊不分，水液归于糟粕，可出现泄泻、小便短少等症状。临床常用"利小便所以实大便"的方法治疗泄泻。

由此可见，小肠受盛化物和泌别清浊的功能，在饮食物的消化吸收过程中起着极其重要的作用。但在中医藏象学说中，常将其归属于脾胃的纳运功能之中。所以临床上对小肠的病变，也多从脾胃论治。

四、大肠

大肠位于腹部，包括结肠与直肠，其上端通过阑门与小肠相接，下端为肛门。

大肠的主要生理功能：传化糟粕。大肠接受由小肠下传的食物残渣，吸收其中多余的水液，形成粪便，经肛门排出，故称大肠为"传导之官"。大肠吸收食物残渣中的水液，参与了人体的津液代谢，故有"大肠主津"之说。大肠传导失常，可出现大便秘结或泄泻。若湿热蕴结于大肠，大肠气滞，又会出现腹痛、里急后重、下痢脓血等症状。

此外，大肠传导糟粕的功能是小肠泌别清浊功能的承接，还与胃的通降、肺气的肃降、脾的运化以及肾气的蒸化和固摄作用密切相关。胃主通降的功能涵括了大肠传化糟粕、形成粪便排出体外的作用；而肺与大肠相表里，肺气的肃降可推动糟粕下行，有利于大肠的传导；脾的运化协助大肠吸收食物残渣中多余的水液；肾司二便，肾气的蒸化和固摄作用主宰大肠传导糟粕的生理功能。

五、膀胱

膀胱位于小腹中央部，为囊性器官，又称尿脬，上通于肾，下连尿道，开口于前阴。

大肠的主要生理功能：贮存、排泄尿液。人体摄入的水液通过肺、脾、肾等脏腑的作用而布散周身，发挥濡润作用。被人体利用后的水液，下归于肾，经肾的气化作用而升清降浊，浊者下输于膀胱，并形成尿液贮存于此。膀胱在肾的气化作用下，开合有度，则可及时将尿液排出体外。若肾的固摄和气化功能失常，则膀胱气化失司，开合失权，可出现小便不利、癃闭，或尿频、尿急、遗尿、小便失禁等症状。由此可见，膀胱的病变多责之于肾，小便异常从肾治之。

六、三焦

三焦是上焦、中焦、下焦的合称，历代对三焦的形态和实质认识不一，归纳起来主要有二：一是指分布于胸腹腔的一个大腑，如明代张景岳说："三焦者，确有一腑，盖脏腑之外，躯体之内，包络诸脏，一腔之大腑也。"故有"孤府"之称。二是指划分人体上、中、下三个部位及其相应脏腑功能的概括。

(一) 三焦的主要生理功能

1. 通行元气　元气(又名原气)是人体最根本、最重要的气，发源于肾，禀受于先天，赖后天之精以滋养，是人体生命活动的原动力。元气通过三焦而布散到五脏六腑，充沛于全身，以激发、推动各个脏腑组织的功能活动。

2. 运行水液　人体水液代谢是由肺、脾、肾等诸多脏腑的协同作用而完成的一个复杂生理过程。三焦为水液生成敷布、升降出入的道路。如果三焦水道不通利，则肺、脾、肾等脏腑调节水液代谢的功能将难以实现，所以又把三焦在水液代谢中的协调平衡作用，称作"三焦气化"。三焦有"决渎之官"之说。

(二) 上、中、下三焦的部位划分及其生理功能特点

由于三焦的部位及其所包含的脏腑不同，因而具有不同的生理特点：

1. 上焦如雾　上焦心、肺宣发卫气，布散水谷精微和津液以营养滋润全身的作用，若雾露之溉，故《灵枢·营卫生会》将上焦的生理特性概括为"如雾"。

2. 中焦如沤　中焦脾胃运化水谷，化生气血。胃受纳、腐熟水谷，由脾之运化而形成水谷精微，以此化生气血，并通过脾的升清转输作用，将水谷精微上输于心、肺以濡养周身。因为脾胃具有腐熟水谷、化生精微的功能，故《灵枢·营卫生会》将中焦的生理特性概括为"如沤"。

3. 下焦如渎　下焦如渎是指肾、膀胱、小肠、大肠等脏腑主分别清浊，排泄废物的作用。小肠将食物残渣传送到大肠，形成粪便，从肛门排出。脏腑利用后的水液，通过肾和膀胱的气化作用形成尿液，从尿道排出。因为下焦具有排泄糟粕和尿液的功能，故《灵枢·营卫生会》将下焦的生理特性概括为"如渎"。

第三节　奇恒之腑

奇恒之腑是脑、髓、骨、脉、胆、女子胞的总称。它们在形态上多为中空器官，与腑相似，故称为腑。但其功能多为贮藏精气，又与六腑传化水谷有别，故称为"奇恒之腑"。脉、骨、髓、胆已在五脏与六腑相关章节中述及，本节只介绍脑及女子胞。

一、脑

脑，居于颅腔之内，由髓汇聚而成，故亦称为"脑髓"。《灵枢·海论》说："脑为髓之海"脑是精髓和神明汇集之处，亦称元神之府，是人体极其重要的器官，是生命要害之所在，其主要生理功能是主精神思维和感觉运动。但中医藏象学说是以五脏为中心的整体观，认为虽然脑为元神之府，但是心为君主之官、五脏六腑之大主、神明之所出，故将脑的生理病理统归于心，称之曰"心藏神"，又把神分为神、魂、魄、意、志五种不同的表现，分别由心、肝、肺、脾、肾五脏主司。《素问·宣明五气》曰："心藏神，肺藏魄，肝藏魂，脾藏意，肾藏志。"故五脏又称"五神脏"。脑的功能与五脏密切相关，五脏精气充盈，才能化养五神，故脑病多从五脏论治。神虽分属于五脏，但与心、肝、肾的关系尤为密切。心主神明，虽然五脏皆藏神，但都是在心的统领下发挥作用；肝主疏泄，又主谋略，调畅情志。肝藏血，气血和调，则脑清神聪；肾藏精，精生髓，髓聚于脑。肾精充盈，髓海得养，脑的功能正常，则精力充沛，耳聪目明，思维敏捷，动作灵巧。若肾精亏少，髓海失养，脑的功能不足，可见头晕、健忘、耳鸣，甚则记忆减退、思维迟钝等症状。所以，补肾填精益髓为治疗脑功能不足的重要方法。

二、女子胞

女子胞，又称胞宫、子宫、子脏、胞脏等，位于小腹部，膀胱之后，直肠之前，下口与阴道相连，呈倒置的梨形。女子胞的形态、大小、位置可随年龄而异。

(一) 女子胞的生理功能

女子胞是女性的内生殖器官，有主持月经和孕育胎儿的功能。

1. 主持月经　月经，又称月信、月事、月水，是女子生殖器官发育成熟后周期性子宫出血的生理现象。健康女子，约到14岁左右，肾精充盛，天癸至，生殖器官发育成熟，冲任二脉气血旺盛，子宫发生周期性变化，约1月(28天)左右周期性行经一次，即月经来潮，如《血证论·男女异同论》说："女子胞中之血，每月换一次，除旧生新。"月经周期之间还要排卵一次。约到49岁左右，肾精衰少，天癸竭绝，冲任二脉气血衰少，则月经闭止。

2. 孕育胎儿　女子在其受孕后，女子胞即成为孕育胎儿的场所。《类经·藏象类》曰："阴阳交构，胎孕乃凝，所藏之处，名曰子宫，……"受孕之后，月经停止来潮，全身气血下注于冲任，到达胞宫以养胎。胎儿在胞宫内生长发育，约10个月后娩出。若肾中精气亏虚，冲任二脉不固，或血虚不足以养胎，则可见胎儿发育不良，胎动不安或流产。

(二) 女子胞与脏腑经络的关系

女子胞的生理功能与脏腑、经络有着密切的关系。

1. 女子胞与脏腑　女子胞的功能状态与胃、肝、脾、心等脏关系密切。

肾藏精，主生殖。肾中精气充盛，促使天癸生成，天癸至，促进胞宫发育成熟，则"任脉通，太冲脉盛"，有月经来潮，具有了生殖能力，并为孕育胎儿打下基础。人到老年，肾的精气虚衰，则"任脉虚，太冲脉衰少，天癸竭"，于是月经闭止，生殖能力也随之丧失。所以胞宫能否正常排经和孕育胎儿，主要决定于肾的精气的盛衰，如果肾的精气亏虚，冲、任二脉气血不足，就会影响胞宫的正常功能，出现月经不调，闭经或不孕等病症。

心主血；肝主疏泄而藏血；脾主运化而统血，为气血生化之源，上述脏腑分别具有化生、统摄、调节血液等重要作用。而女子以血为本，经水为血液所化。所以女子胞的功能与肝、心、脾三脏也有关系。当肝、脾、心的功能失调时，胞宫往往也受到影响，而发生月经与妊娠方面的病变。

2. 女子胞与经络　女子胞与冲脉、任脉关系最为密切。冲脉、任脉同起于胞中，冲脉能调节十二经脉气血，有"冲为血海""冲为十二经脉之海"之称；任脉与妊娠有关，故称"任主胞胎"。因此，人体气血通过冲任二脉的调节，注入胞宫，发生月经，孕时养育胎儿。

第四节　脏腑之间的关系

人体是一个有机整体，各脏腑之间不是孤立的，而是密切相关的，在生理上相互依存、相互制约，病理上相互影响、相互传变。脏腑之间的关系，主要包括脏与脏之间的关系、脏与腑之间的关系和腑与腑之间的关系。

一、脏与脏之间的关系

虽然五行学说可以阐述五脏之间的生理和病理现象，但还应以五脏的生理功能为依据，来认识五脏之间的密切联系。因为，实际上五脏之间的关系早已超越了五行生克乘侮的范围。

(一) 心与肺

心与肺之间主要体现为气和血之间的相互依存和互根互用关系。心主血，肺主气。血液的正常运行，主要依靠心气的推动作用，亦依赖于肺气的敷布，故肺朝百脉，助心行血，也是血液正常运行的条件。心的主血功能正常，有助于肺主气功能正常进行。另外，积于胸中的宗气，能够贯心脉行气血，走息道司呼吸，从而加强了血液运行与呼吸之间的协调平衡。在病理情况下，心肺两脏相互影响。肺气虚则宗气生成不足，不能助心行血，可导致心血运行异常而见胸痛、心悸、唇舌青紫等心脉瘀阻的表现。反之，心气不足，心阳不振，致血行不畅，瘀阻心脉，也会影响肺的宣降，出现咳嗽、气喘、胸闷甚至咳痰带血。

(二) 心与脾

心与脾的关系主要表现在血液生成方面的相互为用及血液运行方面的相互协同。

1. 血液生成上　心主血，心血供养于脾以维持其正常的运化功能。脾主运化而为气血生化之源，脾气健旺，血液化生有源，以保证心血充盈。若脾虚失于健运，化源不足，或统血无权，慢性失血，均可导致血虚而心失所养。而劳神思虑过度，既耗心血，又损脾气，亦可形成心脾两虚之证。临床常见眩晕、心悸、失眠、多梦、腹胀、食少、体倦无力、精神萎靡、面色无华等症，常以补养心脾的归脾汤来治疗。

2. 血液运行上　血液在脉中正常运行，即有赖于心气的推动以维持通畅而不迟缓，又依靠脾气的统摄以使血行脉中而不逸出。若心气不足，行血无力，或脾气虚损，统摄无权，均可导致血行失常的病理状态，或见气虚血瘀，或见气虚出血等病症。

(三) 心与肝

心与肝的关系主要表现为血液运行和情志调节两方面。

1. 血液的运行　心主血，肝藏血。心之行血生血功能正常，则肝有所藏；肝的藏血功能正常，血液充盈，则心有所主。病理上，心血不足，肝血常因之而虚；肝血不足，心血常因之而损。故临床上心悸、失眠等心血不足病证常与视物昏花、月经涩少等肝血不足病证同时并见。

2. 情志的调节　心主神志，肝主疏泄，调畅情志。心肝两脏，相互为用，共同调节人的情志活动。心血充盈，则心神健旺，有助于肝气疏泄，情志调畅；反之，肝疏泄有度，情志调畅，则有利于心主神志。病理上，心神不安与肝气郁结，心火过亢与肝火炽盛，常同时出现或相互引动。前者可表现为精神恍惚、情志抑郁等症，后者则出现心烦失眠、急躁易怒等症。

(四) 心与肾

心与肾的关系主要表现在心肾阴阳水火互制互济及精神互用、精血互生两方面。

1. 阴阳水火互制互济　心居于上，属阳属火；肾居于下，属阴属水。正常情况下，心火(阳)下降于肾，以温肾阳而使肾水不寒；肾水(阴)上济于心，以滋心阴而使心火不亢。这种彼此交通、相互制约、相互为用的平衡协调关系，称为"心肾相交"或"水火既济"。若肾水不足不能上济心阴，或心火过亢不能下温肾水，可见心烦、失眠、多梦、腰膝酸软，或男子梦遗、女子梦交等心肾不交证候。若肾阳不振，阳虚水泛，上凌于心，可见心悸、水肿等水气凌心的病证。心阴亏虚，下汲肾阴，则见腰膝酸软、遗精等阴虚火旺之候。

2. 精神互用、精血互生　心主血藏神，肾藏精生髓，上通于脑。精是神的物质基础，神是精的外在表现。另外，精血之间可互生互化，肾精充足则能生髓化血，使心血充盈；心血充盈亦可化精，使肾精充盛。病理上，肾精亏损，不能生髓化血，或心血不足，血不化精，均可导致精血亏虚，心神失养，出现健忘、失眠、头晕、耳鸣等症。

(五) 肺与脾

肺与脾的关系主要表现在气的生成和水液代谢两方面。

1. 气的生成 肺主呼吸,吸入自然界清气;脾主运化,化生水谷精微,二者是生成宗气的主要物质。脾运化的水谷精气,通过肺气宣降而敷布全身;肺维持生理活动所需的营养,又依靠脾运化水谷精微以充养。肺气的盛衰,很大程度上取决于脾气的强弱,所以前人称之为"脾为生气之源,肺为主气之枢"。若脾气虚损,运化无力,常可导致肺气不足;肺气亏虚亦可累及于脾,导致脾气虚弱。两者均可出现体倦乏力、少气懒言等肺脾两虚的病理变化。

2. 水液代谢 脾主运化水液,肺主通调水道。脾将吸收的水液上输于肺,通过肺的宣发肃降作用布散周身。脾肺两脏协调配合、相互为用,以保证津液正常生成、输布和排泄。病理上,脾失健运,水湿内停,湿聚成痰,可影响肺的宣降功能,常见咳嗽、喘息、咯痰等症,所以有"脾为生痰之源,肺为贮痰之器"的说法。反之,肺病日久,也可影响脾的运化功能,如肺失宣降,湿停中焦,脾阳受困,出现水肿、倦怠、腹胀、便溏等症。

(六) 肺与肝

肺与肝的关系主要体现在人体气机升降的调节方面。"肝生于左,肺藏于右",肝气从左升发,肺气由右肃降。肝气以升发为宜,肺气以肃降为顺。此为肝肺气机升降的特点所在。肝升肺降,升降协调,对全身气机的调畅,气血的调和,起着重要的调节作用。肺气充足,肃降正常,有利于肝气的升发;肝气疏泄,升发条达,有利于肺气的肃降。可见肝升与肺降,既相互制约,又相互为用。病理状态下,肝肺病变可相互影响。如肝郁化火,或肝气上逆,肝火上炎,可耗伤肺阴,使肺气不得肃降,而出现咳嗽、胸痛、咯血等肝火犯肺证,也称为"木火刑金"。另一方面,肺失清肃,燥热内盛,也可伤及肝阴,致肝阳亢逆,而出现头晕胀痛、急躁易怒、胁肋胀痛等肺病及肝之候。

(七) 肺与肾

肺与肾的关系主要表现在津液代谢、呼吸运动和金水相生三方面。

1. 津液代谢 肾主水,能升清降浊,主司水液的蒸腾气化;肺为水之上源,主宣发肃降,通调水道。肺气宣降行水的功能,有赖于肾之气化作用的促进;肾主水司开阖的功能,也有赖于肺气的肃降作用使水液下归于肾。肺肾两脏相互为用,共同维持体内水液代谢的平衡。在病理状态下,肺失宣降或肾的气化功能失调,均可导致水液代谢失常而出现尿少、水肿等症。

2. 呼吸运动 机体的呼吸运动虽由肺所主,但需要肾的纳气功能协助,才能保持呼吸的深度,所以有"肺为气之主,肾为气之根"的说法。肺主气而司呼吸,肾藏精而主纳气,肺肾协调,相互配合,才能维持正常的呼吸运动。在病理上,肾中精气不足,摄纳无权,气浮于上,或肺病久虚,日久伤肾,均可出现呼多吸少,动则喘甚为主要表现的肾不纳气证。

3. 金水相生 肺属金,肾属水,肺肾两脏之阴相互滋生、相互为用。肺阴充足,下输于肾,滋养肾阴,则肾阴充盛;肾阴为一身阴液之本,肾阴充盛,上养肺阴,则肺阴充足。肺肾之阴互资互用的这种关系称为"金水相生"。在病理上,肺阴虚可损及肾阴,肾阴虚也可累及肺阴，均可出现潮热、颧红、盗汗、干咳、腰膝酸软等肺肾阴虚的临床表现。

(八) 肝与脾

肝与脾的关系，主要表现在饮食物的消化吸收和血液运行方面。

1. 消化方面　肝主疏泄，调畅气机，疏利胆汁，促进脾胃对饮食物的纳运功能；而脾主运化，为气血生化之源，化源充足，肝体得养，则疏泄正常。病理上，肝脾病变相互影响。如肝失疏泄，气机不畅，可致脾失健运，出现胸胁脘腹胀闷不适、纳呆、腹泻等肝脾不调的表现。脾失健运，也可影响肝的疏泄，如脾虚生湿，蕴久化热，湿热郁蒸，肝胆疏泄不利，可形成黄疸。

2. 血液运行　肝主藏血，调节血量；脾为气血化生之源、主统血。肝脾两脏相互协同，在维持血液正常运行方面起着重要作用。在病理上，若脾虚化源不足，或脾不统血，失血过多等，均可导致肝血不足，出现头晕眼花或妇女月经量少、经闭等症。

(九) 肝与肾

肝与肾的关系主要表现在精血同源、藏泄互用和阴液互养三方面。

1. 精血同源　肝藏血，肾藏精，精血互化。肝之阴血依赖肾精的充盛和滋养，肾之阴精又依赖于肝血化生阴精的补充，精血互生互化，肝肾之阴互根互用，所以有"精血同源"或"肝肾同源"的说法。在病理情况下，肾精亏损，可导致肝血不足；肝血不足，也会引起肾精亏损，症见头晕目眩、耳聋耳鸣、腰膝无力等肝肾精血两亏的病变。

2. 藏泄互用　肝主疏泄，肾主封藏，两者既相互制约，又相互为用。肝之疏泄可使肾气开阖有度，肾之封藏可防肝气疏泄太过。故肝之疏泄与肾之封藏相反相成，共同维持和调节女子月经的来潮和男子的排精。若肝肾藏泄失调，女子可见月经周期失常，经量或多或少；男子可见遗精早泄或阳强不泄等症。

3. 阴液互养　肾阴为一身阴液之本，肾阴充盛，则能滋养肝阴以防肝阳上亢；肝阴充足，亦能下养肾阴，以滋润营养全身脏腑形体官窍。在病理情况下，肝肾之阴相互影响，如肾阴不足，不能滋养肝阴而导致肝阳上亢，出现头晕头胀、面红目赤、急躁易怒等症，称为"水不涵木"。反之，肝阴不足，肝阳化火，也可下劫肾阴，症见烦热、盗汗、腰膝无力、男子遗精、女子梦交等肝肾阴亏的病变。

(十) 脾与肾

脾与肾的关系主要表现为先后天相互滋养和调节水液代谢两方面。

1. 先后天相互滋养　脾主运化，为后天之本；肾主藏精，为先天之本。脾之运化，依赖于肾阳的推动和温煦才能健运；肾之精气，也依赖于脾运化的水谷精微充养和培育才能不断充盛。两脏在生理上相互资助促进，病理上也会互相影响。如肾阳不足不能温煦脾阳，或脾阳不足进而累及肾阳，皆可见腹部冷痛、下利清谷或五更泄泻、腰膝酸冷等脾肾阳虚之候。

2. 调节水液代谢　脾主运化水液，肾主水液、司开阖。脾主运化水液有赖于肾阳蒸腾气化作用的支持；肾主水液开阖也有赖于脾运化水液功能的协助。脾肾两脏相互协作，共同主司津液代谢的协调平衡。病理方面，脾虚失运，水湿内生，经久不愈，可致肾虚水泛；肾虚则气化、开阖失司，水液内停，亦可影响脾的运化功能，最终均可导致尿少水肿、腹胀便溏、畏寒肢冷、腰膝酸软等脾肾两虚，水湿内停之证。

二、脏与腑之间的关系

脏与腑的关系主要是脏腑表里配合关系。因为脏与腑的经脉相互属络、生理相互配合、病理相互关联，形成了心与小肠、肺与大肠、脾与胃、肝与胆、肾与膀胱等六对脏腑阴阳表里相合关系。

(一) 心与小肠

手少阴心经属心络小肠，手太阳小肠经属小肠络心，两者经脉相互属络构成表里相合关系。生理上：心主血脉，心阳之温煦，心血之濡养，有助于小肠的化物功能；小肠主化物，泌别清浊，吸收水谷精微经脾气转输于心，化血以养其心脉。病理上：心经实火，可移热于小肠，引起小便短少、赤涩疼痛等小肠实热的症状。反之，小肠有热，亦可循经脉上熏于心，出现心烦、舌赤糜烂等症状。

(二) 肺与大肠

手太阴肺经属肺络大肠，手阳明大肠经属大肠络肺，两者经脉相互属络构成表里相合关系。生理上：肺气清肃下降，气机调畅，并布散津液，能促进大肠的传导；大肠传导正常，糟粕下行，亦有利于肺气的肃降。病理上：肺气壅塞，失于肃降，气不下行，津不下达，可致腑气不通，肠燥便秘；若大肠实热，传导不畅，腑气阻滞，也可影响到肺气宣降，出现胸满咳喘。

(三) 脾与胃

脾与胃同居中焦，以膜相连。足太阴脾经属脾络胃，足阳明胃经属胃络脾，两者经脉相互属络构成表里相合关系。生理上：胃主受纳，脾主运化；脾气主升，将水谷精微上输，而胃气主降，使水谷糟粕下行；脾为脏属阴，性喜燥恶湿，而胃为腑属阳，性喜湿恶燥。脾胃纳运相助、升降相因、燥湿相济，相互配合，共同完成对饮食物的消化吸收和水谷精微的输布，为气血津液的化生及全身的营养提供充足的物质来源。故脾胃共称"为气血化生之源"、"后天之本"。病理上：胃不受纳、不降，必影响脾的运化、升清；而脾不键运，也影响胃之和降，出现食少、腹胀、便溏、恶心呕吐等症。

(四) 肝与胆

肝居于右胁内，胆附于肝之下。足厥阴肝经属肝络胆，足少阳胆经属胆络肝，两者经脉相互属络构成表里相合关系。生理上：肝气化生胆汁贮藏于胆，胆汁排泄需要肝的疏泄调节。病理上：肝失疏泄，可导致胆汁的分泌排泄异常，而胆功能的异常，同样影响肝的疏泄，最终导致肝胆气滞，表现为胁肋胀满疼痛，厌油腻，口苦，黄疸等症。此外肝主谋虑，胆主决断，两者在精神思维活动方面也是密切联系和相互影响的，如肝气疏泄失常，可表现为决而无谋的武断；反之，胆气虚则表现为谋而不决的优柔寡断。

(五) 肾与膀胱

肾居腰部，膀胱位于小腹，两者通过输尿管相连。足少阴肾经属肾络膀胱，足太阳膀胱经属膀胱络肾，两者经脉相互属络构成表里相合关系。生理上：肾与膀胱相互协作，共同完成小便的生成、贮存与排泄。病理上：若肾气虚弱，蒸化无力，或固摄无权，可影响膀胱的贮尿排尿，而见尿少、尿闭或遗尿、失禁；膀胱湿热，或膀胱失约，也可影响到肾气的气化，以致出现腰部胀痛、尿液异常。

三、腑与腑之间的关系

胆、胃、大肠、小肠、三焦、膀胱都是传化水谷、输布津液的器官，在传化水谷的过程中，各司其职，紧密联系，相互配合，共同完成对饮食物的受纳、消化、吸收和对糟粕浊液的排泄。

饮食入胃，经胃的受纳腐熟，变成食糜，下传至小肠，同时胆腑排泄胆汁注入小肠以助小肠消化。小肠对食糜进一步消化，泌别清浊，其清者吸收由脾转输散精，浊者(食物糟粕)下注大肠，经大肠进一步吸收水分形成粪便，由肛门排出体外；浊液(通过肾的气化作用)下输膀胱，生成尿液经尿道排出体外。在这一过程中，三焦则联结有关脏腑的功能，总司气化，推动水谷的传化运行。六腑传化水谷不能停滞不动，需不断受纳、消化、传导、排泄，是一个虚实不断更替的过程，故六腑宜"通"、宜"降"，而不宜滞。

六腑病变，多表现为传化不通，故在治疗上常用通泄药物，故有"腑病以通为补"之说。这里所谓"补"，不是用补益药物补腑之虚，而是指用通泄药物使六腑通畅，有助于六腑的正常传化，这对腑病而言，即为"补"。当然，并非所有腑病均用通泄药物治疗，只有六腑传化功能发生阻滞而表现为实证时，方能"以通为补"。否则，如胃阴不足证，治疗又当用补阴液的药物补虚扶正。

第五节　藏象学说在中医美容学中的应用

藏象学说是以五脏为中心的整体观来研究阐述人体的生命现象及其规律，是中医基础理论的核心内容，同时对中医美容也具有重要的指导价值。

人的形体、容貌作为身体的重要组成部分，与人体内在脏腑的功能是紧密相连的。只有脏腑功能正常发挥，人的形体、容貌才能处于健康、协调、自然的美丽状态。反之，人体的形体、容貌也是内在脏腑功能的外在反映，故通过观察形体、毛发、皮肤等的外在表现，可以测知脏腑的功能状况，并通过调节内在脏腑的功能，来维护人体外在的健美，或修复人体损美性病变。藏象学说在中医美容学的应用包括：

1. 分析损美性疾病的病理变化 藏象学说认为，五脏虽居于体内，但五脏与躯体组织器官之间都有着特定的联系，内在脏腑功能正常与否，影响外在相应组织器官的状态。运用藏象学说的相关理论，通过形体、容貌等外在的表现，来推测内在脏腑的功能状况，分析找出损美性病变的内在病理机制。如心主血脉，推动血液在脉内运行至周身，发挥濡养全身脏腑组织器官的作用。心，"其华在面"，心气充沛，心血充盈，心脉通畅，则面部皮肤得到血的濡养，表现为面部皮肤富有弹性、红润光泽。若心气不足，心血亏少，面部的供血不足，皮肤得不到充分的滋养，则表现为面色枯槁，暗淡无华；若见面色青紫，并伴心悸，舌紫暗、有瘀斑，脉涩，则为心脉瘀阻所致的病理表现。

2. 指导损美性疾病的临床辨证 人是一个有机整体，脏腑病变可以在体表的组织器官反映出来。所以，根据四诊搜集到的临床资料，结合脏腑和躯体组织器官的生理功能及其相互关系，可以指导临床损美性疾病的辨证诊断。如面部皮肤的黧黑斑可以从斑色形态和兼有症状进行辨证。如斑色深褐或略带青蓝，弥漫分部，以面颊部为主，兼有情志抑郁，胸胁胀痛，急躁易怒，女子月经不调或痛经，经前斑色加深，两乳胀痛，舌质暗有瘀斑，脉弦等，此为肝气郁结，气滞血瘀所致，故辨为肝气郁结证；若斑色黄褐，状如尘污，面色萎黄，形胖，神疲乏力，兼有不欲饮食，便溏，女子白带增多，月经色暗淡，脉弦细等，此为脾失健运，气血不足，痰湿内聚所致，故辨为脾虚湿聚；若斑色褐黑，边界清楚，面色晦暗，形瘦体弱，兼见头晕耳鸣，腰膝酸软，心烦，口干便结，舌红少苔，脉沉细等，为肝肾不足，阴虚火旺，瘀热留滞所致，则辨为肝肾阴虚，瘀热留滞证。

3. 确定防治原则 中医防治疾病原则的确定，是以辨证为前提依据的，且离不开藏象理论的指导。如肥胖，中医认为多与痰、湿，特别是脾虚有关。如肥胖兼有疲倦乏力、胸闷气短、多汗、肢体肿胀，辨为脾虚湿盛证型，治疗则以健脾益气、利水消肿为主要法则。

中医美容保健方法中有一些饮食、药物疗法，也要根据不同体质、年龄、性别以及脏腑的功能状态来因人而施。如能使面容光泽红润的"悦颜色"中药美容法，就根据不同个体体质类型，而有相应的不同美容方法，如面色淡白或萎黄，常伴有头晕、心悸、健忘、腹胀、便溏等症状者，应以健脾养心、补益气血为主要的方法；若食欲较差，或强制节食以减肥，或有慢性胃肠疾病者，应以健脾益胃为主要的方法；面色较黑或晦暗、房劳过度或生育过多者，则以补益肝肾为主要美容方法。

总之，藏象学说在中医理论体系中占有极其重要的地位，它是中医临床各科的理论基础，也是中医美容的理论基础。

自 我 检 测

一、选择题

（一）单项选择题

1. 六脏的生理特点是(　　)。
    A. 传化物而不藏，实而不能满　　　　B. 藏精气而不泻，满而不能实
    C. 藏精气而不泻，实而不能满　　　　D. 传化物而不藏，满而不能实

2. 肝在志为(　　)。
    A. 怒　　　　　　B. 思　　　　　　C. 恐　　　　　　D. 喜

3. 肺主一身之气，主要取决于(　　)。
    A. 生成宗气　　　B. 调节气机　　　C. 宣发卫气　　　D. 肺的呼吸功能

4. 被称为"孤府"的是(　　)。
    A. 胆　　　　　　B. 小肠　　　　　C. 膀胱　　　　　D. 三焦

5. 宣发卫气的脏是(　　)。
    A. 脾　　　　　　B. 肝　　　　　　C. 肾　　　　　　D. 肺

6. 称为"先天之本"的脏是(　　)。
    A. 心　　　　　　B. 脾　　　　　　C. 肾　　　　　　D. 肝

7. 五脏中主升清的脏是(　　)。
    A. 肝　　　　　　B. 肺　　　　　　C. 脾　　　　　　D. 心

8. 具有"喜燥恶湿"特性的脏是(　　)。
    A. 肝　　　　　　B. 心　　　　　　C. 脾　　　　　　D. 肺

9. 主四肢肌肉的脏是(　　)。
    A. 肺　　　　　　B. 脾　　　　　　C. 肾　　　　　　D. 肝

10. 具有促进脾升胃降功能的脏器是(　　)。
    A. 肺　　　　　　B. 脾　　　　　　C. 肝　　　　　　D. 肾

11. "筋之余"是指(　　)。
    A. 发　　　　　　B. 齿　　　　　　C. 爪　　　　　　D. 脉

12. 两目干涩，视物不清，主要责之于(　　)。
    A. 肝火上炎　　　B. 肝血不足　　　C. 肝经风热　　　D. 肝风内动

13. 被称为"五脏阴阳之本"的脏是(　　)。
    A. 心　　　　　　B. 肾　　　　　　C. 肺　　　　　　D. 肝

14. 发的生机在于( )。

　　A. 心　　　　　　B. 肝　　　　　C. 脾　　　　　D. 肾

15. 胆具有的功能是( )。

　　A. 贮藏胆汁　　　B. 消化吸收　　　C. 主谋略　　　D. 化生胆汁

16. 下列不属于奇恒之腑的是( )。

　　A. 脑　　　　　　B. 髓　　　　　C. 筋　　　　　D. 胆

17. "生痰之源"是指( )。

　　A. 肾　　　　　　B. 胃　　　　　C. 脾　　　　　D. 肺

18. 成人牙齿松动，过早脱落的根本原因在于( )。

　　A. 肾阳虚衰　　　B. 肾阴亏乏　　　C. 命门虚寒　　　D. 肾精亏损

19. 下列属于肾阳虚的症状是( )。

　　A. 脉无力而迟缓　B. 午后潮热　　　C. 心烦不安　　　D. 舌干红

20. "其华在面"的脏是指( )。

　　A. 肾　　　　　　B. 脾　　　　　C. 肺　　　　　D. 心

(二) 多项选择题

1. 下列属于心的生理功能是( )。

　　A. 推动血行　　　B. 调节情志　　　C. 宣散卫气　　　D. 藏神　　　E. 朝百脉

2. 肺的主要生理功能是( )。

　　A. 主宣发与肃降　B. 主气　　　　　C. 主治节　　　　D. 主通调水道

　　E. 主皮毛

3. 肺气宣发主要表现在( )。

　　A. 呼出浊气　　　B. 宣散卫气　　　C. 布散津液

　　D. 将水液下输肾和膀胱　　　　　　E. 生成宗气

4. 肺的肃降功能主要表现在( )。

　　A. 吸入自然界清气　　　　　　B. 排出汗液

　　C. 肃清肺和呼吸道的异物　　　D. 将津液和水谷精微向下布散

　　E. 调节腠理开合

5. 和呼吸运动关系密切的脏是( )。

　　A. 心　　　　　　B. 肝　　　　　C. 脾　　　　　D. 肺　　　　　E. 肾

6. 脾的生理功能有( )。

　　A. 运化水谷　　　B. 运化水液　　　C. 升清　　　　D. 升举内脏　E. 统血

7. 肝的藏血功能表现在( )。

　　A. 贮藏血液　　　B. 调节血量　　　C. 推动血行　　　D. 固摄血液　E. 肝主血海

8. 肝主疏泄的功能可体现于(　　)方面。

A. 调畅气机　　　　B. 调畅情志　　　　C. 促进脾胃消化

D. 促进血液的运行　　　　E. 促进津液的运行和输布

9. 肾的主要生理功能是(　　)。

A. 藏精　　　　B. 主水　　　　C. 主纳气　　　D. 主骨　　　E. 生髓

10. 小肠的主要生理功能是(　　)。

A. 受盛　　　　B. 化物　　　　C. 泌别清浊　　　D. 传化糟粕　E. 通调水道

二、简答题

1. 人体的内脏可分为几类？各有哪些？

2. 如何理解"肺主通调水道"？

4. "其华在发"的意义是？

5. 何谓"心肾相交"？

6. 肝主疏泄体现在那些方面？

7. 肺的治节作用主要体现在哪些方面？

8. 如何理解脾主升？

9. 为什么称脾为"后天之本"、"气血生化之源"？

三、课下思考讨论

1. 李某，男，56 岁。患者近年有心悸怔忡，左胸部憋闷疼痛，时发时止，现症见左胸部阵发闷痛及刺痛，胸闷心悸，咯痰较多，动则气短，面白体胖，身重体倦，舌淡，苔白腻，脉沉弱或结代。

思考讨论问题：

(1) 你认为患者的主要病变在哪一个脏？

(2) 试用藏象学说解释患者每一症状的发生机制。

2. 陈某，女，23 岁。患者素体虚弱，稍进油腻则大便泄泻。近半月来，自觉精神疲惫，乏力，自汗，纳谷不香，脘腹胀满，大便溏泄，曾服数种西药(药名不详)，疗效不显，今要求中医治疗。见面色萎黄，形体消瘦，舌淡苔白，脉弱无力。

思考讨论问题：

(1) 你认为患者的主要病变在哪一个脏？

(2) 试用藏象学说解释患者每一症状的发生机制。

第四章 气血津液

🌟 **目标要求**

掌握：气的概念、生成、功能及分类；血的概念、生成及主要功能；津液的概念及主要功能。

熟悉：津液的代谢；气血津液之间的关系。

了解：血液循行的方式及其基本条件；气血津液学说在中医美容学中的应用。

气血津液学说是研究人体基本物质的生成、输布、生理功能及其相互关系的学说。气，是不断运动着的活力很强的精微物质；血，是红色的液态样物质；津液，是体内一切正常水液的总称。气、血与津液是构成人体和维持人体生命活动的基本物质。气血津液盛衰及其功能正常与否，可从头面、五官、体表等外在征象上反映出来，直接关系到人体的外貌美；气血津液是维持人体容貌及形体健美不可或缺的物质基础。

第一节 气

一、气的基本概念

气是人体内不断运动着的具有很强活力的精微物质，是构成人体和维持人体生命活动的最基本物质。

人的生命活动都是在气的作用下得以进行的，所以气对人的生命活动至关重要，被视为人体生命的根本。因此中医学常以气的运动变化来阐释人的生命活动。

二、气的生成来源

人体之气是源于禀受父母的先天之精气、后天水谷之精气及自然界之清气，一身之气的生成，是脾胃、肾、肺等脏腑的综合协调作用的结果。

人出生之前，父母肾中先天精气相互结合，形成胚胎。胚胎在母体内发育生长，在此过程中，依赖于母体的先之气和后天之气(主要是水谷精气)的滋养。出生之后，人体摄取经脾胃消化吸收而生成的水谷精微和由肺吸入的自然界清气，二者成为后天之气的来源。故人体之气的强弱，除与先天禀赋、后天饮食营养、自然环境等有关外，还与肾、脾胃、肺等脏腑的生理功能密切相关，其中脾胃的运化功能尤为重要。因为人体必须依赖脾胃化生的水谷精微以营养全身，同时先天之精气也必须依赖水谷精气的充养，才能发挥其生理效应。故有"肾为生气之根"，"脾胃为生气之源"，"肺为生气之主"的说法。

三、气的分类

根据气的来源、生成、分布部位和功能特点不同，主要分为元气、宗气、营气、卫气四种。此外气运行于脏腑经络之中，则化为脏腑之气和经络之气。

(一) 元气

元气源于先天而根于肾，是人体最根本、最重要的气，是人体生命活动的原动力，又称为先天之气、原气。

1. 生成　元气根源于肾，主要由肾精所化，是禀受于父母的先天之精气，经肾的化生作用和脾胃运化的水谷之精微滋养而成，所以说元气来源于先天，滋养于后天。

2. 分布　命门为元气之根，元气发于肾间(命门)，通过三焦而流行全身，内至脏腑，外达肌肤腠理，无处不到。

3. 主要功能　元气是构成人体和维持人体生命活动的本始物质，有推动人体的生长和发育，温煦和激发脏腑、经络等组织器官生理功能的作用。

(1) 推动人体的生长发育　机体生、长、壮、老、已的自然规律，与元气的盛衰密切相关。人从幼年开始，肾精以先天之精为基础，得到后天之精的补充而渐渐充盛，化生元气，则有齿更发长等生理现象。经过一段时期，从婴幼儿成长到青壮年，此时由于肾精充盛到一定程度，化生充足的元气，使机体发育，则真牙生，筋骨强健，形体壮实，同时具备了生殖能力。待到老年，由于生理和病理性消耗，肾精渐衰，化生元气渐渐减少，齿摇发脱，形体出现衰老之象，直至元气衰亡，生命终止。

(2) 激发和推动脏腑、经络等组织器官的生理活动。元气以三焦为通道，布散于全身，全面激发和推动脏腑、经络等组织器官的生理活动，是人体生命活动的原动力。

(二) 宗气

宗气是积于胸中之气，由脾胃化生的水谷精气和肺吸入的自然界清气结合而成。宗气在胸中积聚之处，称作"上气海"，又名膻中。

1. 生成　宗气是由水谷精微和自然界的清气所生成的。饮食物经过脾胃的腐熟、运化，生成水谷精微，然后通过脾的升清作用上输于肺，与肺吸入的自然界清气结合生成宗气。

2. 分布　宗气聚集于胸中，贯注心肺之脉，上出于肺，循行咽喉而走息道；下蓄丹田，经气街注足阳明经胃经而下行至足。

3. 主要功能　主要有两个方面的作用。

(1) 走息道以司呼吸：具有促进肺的呼吸运动的作用，所以凡言语、声音、呼吸的强弱，均与宗气的盛衰有关。

(2) 贯心脉以行气血：具有协助心气推动血液运行的作用，所以气血的运行，心搏的强弱和节律，肢体的活动和寒温等均与宗气的盛衰有关。

(三) 营气

营气是行于脉中且富有营养作用之气，又称"荣气"。由于营气行于脉中，而又能化生血液，故常"营血"并称。营气与卫气相对而言，属于阴，故又称为"营阴"。

1. 生成　营气来源于脾胃运化的水谷精微。由水谷精微中最富营养、柔顺精专的精粹部分所化生。

2. 分布　营气行于经脉之中，循脉运行全身，内入脏腑，外达肢节，周而复始，营周不休。

3. 主要功能　化生血液、营养全身。

(1) 化生血液：营气经肺注入脉中，成为血液的组成成分之一。营气与津液调和，共注脉中，化生成血液。

(2) 营养全身：营气循脉流注全身，为脏腑、经络等生理活动提供营养物质。运行于脉中，以滋养五脏六腑、四肢百骸，为生命活动提供物质基础。

(四) 卫气

卫气是行于脉外而具有保卫作用的气。卫气与营气相对而言，属于阳，故又称"卫阳"。

1. 生成　卫气来源于脾胃运化的水谷精微。是水谷精微中最富活力、慓悍滑利的部分所化生。

2. 分布　卫气与营气相偕而行，卫气特性"慓悍滑利"，活动力强，流动迅速，行于经脉之外，熏于膏膜，散于胸腹，周而复始，如环无端。

3. 主要功能　主要有三个方面的作用。

(1) 护卫肌表，防御外邪入侵：卫气的这一作用是气的防御功能的具体体现。卫气既可以抵御外邪的入侵，又可驱邪外出。

(2) 温养全身：卫气的这一作用是气的温煦作用的具体体现。卫气充足，脏腑，肌肉皮毛都得到卫气的温养，机体可维持人体体温的相对恒定。

(3) 调节肌肤腠理的开阖、汗液的排泄：卫气能够调节控制腠理的开阖，促使汗液有节制地排泄。卫气通过有规律地调节腠理的开阖来调节人体的水液代谢和体温，保证了机体内外环境之间的协调平衡，以适应生命活动的需要。当卫气虚弱时，则调控腠理功能失职，可以出现排汗异常等病理现象。

营气与卫气，都以水谷精气为主要的物质来源，但在性质、分布和功能上，又有一定的区别(详见表 4-1)。

表 4-1 营气和卫气比较表

	相同点	不 同 点			
		分布	性质	功能	属性
营气	生于水谷源于脾胃	行于脉内	精纯柔和	化生血液、营养全身	阴
卫气		行于脉外	慓疾滑利	防御外邪、温养全身、调控腠理	阳

四、气的功能

气对人体的生理功能及其与美容学的关系主要体现在以下几个方面。

(一) 推动作用

气的推动作用主要是指气能激发和促进人体的生长发育以及各脏腑、经络等组织器官的生理功能，具体体现为：一是激发和促进人体的生长发育及生殖机能。二是激发和促进各脏腑经络的生理机能及精神思维活动。三是激发和促进气血津液等精微物质的生成以及津液的输布和排泄等。

当气的推动作用减弱时，可出现人的生长发育缓慢，或出现早衰；可使脏腑、经络等组织器官的生理功能活动减退；亦可出现血液运行缓慢，津液输布、排泄障碍等病理变化。

气推动血液运行、津液输布，对营养颜面、滋养眼睛、润泽皮毛有重要作用。因气的推动作用，使肌肤得到血液、津液的濡养，颜面荣润，皮肤光滑而有弹性，眼睛明亮有神，头发光泽亮丽。

(二) 温煦作用

气的温煦作用主要是指气具有产热、温煦机体的作用。具体体现为：一是温煦机体，维持体温的相对恒定。二是温煦各脏腑经络及形体官窍，助其进行正常的生理活动。三是温煦体内液态物质，助其正常循行、输布及排泄。

当气的温煦功能减弱时，机体则会出现体温低下，血液和津液运行迟缓，脏腑功能下降等现象；同时也容易发生面部、耳部、手背部等暴露部位的皮肤冻疮及寒性荨麻疹等病变。当气因某些原因聚而不散，则郁而化热，可出现发热，恶热，皮肤或出现热毒疮痈等病症。故有"气有余便是火"、"气不足便是寒"之说。

(三) 防御作用

气既能护卫肌表，防御外邪入侵，同时也可以祛除已侵入人体内的病邪。如果气的防御作用下降，则邪气易侵袭皮肤发生过敏性而引起损美性疾病。气的防御作用主要体现为：一是护卫肌表，抵御外邪。肺合皮毛，肺气宣发，达于肌肤皮毛，而发挥防御外邪侵袭的作用。二是正邪交争，驱邪外出。邪气侵入机体之后，机体的正气奋起与之抗争，驱邪外出。

当气的防御功能减弱时，则人体容易患病，而皮肤更易为外邪所侵而发生感染性或过敏性疾病，直接引起损美性病变。

(四) 固摄作用

固摄作用，是指气对于体内血、津液、精等液态物质的固护、统摄和控制作用，以防止其无故流失，保证它们在体内发挥正常的生理功能。具体来说，气的固摄作用表现为：一是统摄血液，使其在脉中正常运行，防止其逸出脉外。二是固摄汗液、尿液、唾液、胃液、肠液，控制其分泌量、排泄量，防止其异常丢失。三是固摄精液，使之不因妄动而频繁遗泄。四是固摄脏腑经络之气，使之不过于耗失，以维持脏腑经络的正常功能活动。

如果气固摄津液的功能减弱，则会出现虚汗外泄、尿多、遗尿等津液外泄的病症，皮肤便会因水液流失过多而干燥、脱水，导致皮肤衰老；气固摄血液的功能减弱，则会引起慢性出血，而皮肤会因失血而表现面色苍白，或引起瘀血而出现面色青黑等。

(五) 气化作用

气化作用是指气具有通过运动而产生和促进各种物质和能量变化的功能。人体是一个不断发生气化作用的机体，处于不断的自我更新和自我复制的过程中。气化作用贯穿于人的整个生命过程中，人体的精、气、血、津液等物质的新陈代谢及其相互转化的各种变化，都是气化作用的结果。如气血津液的生成，先需将饮食物转化成水谷之精气，然后再化生成气血津液。津液经过代谢，转化成汗液和尿液等。如果气的气化作用减弱，则人体气血津液代谢失常，则易产生痰湿、水肿、瘀血病症或出现形体消瘦、面色无华、皮肤干枯等病症，影响容貌形体之美。

(六) 营养作用

气具有为脏腑组织提供营养的作用。具有营养作用的气，主要是指营气的作用。当营养作用不足时，则脏腑的功能活动下降，而见面白、精神萎靡不振等表现。

第二节　血

一、血的基本概念

血，即血液，是循行于脉中富有营养的红色的液态物质，是构成人体和维持人体生命活动的基本物质。

二、血的生成

中医学认为水谷精微和肾精是血液化生的基础。它们在脾胃、心、肺、肾等脏腑的共同作用下，经过一系列气化过程，而化生为血液。具体概括血的生成来源主要有以下两个方面：

1. 脾胃化生的水谷精微　食物经胃的腐熟和脾的运化，转化为水谷精微，水谷精微所化生的营气和津液是血液的主要组成成分。水谷精微经脾的运化上输，通过心肺的气化作用，注之于脉，化赤为血。

2. 肾精　精髓也是化生血液的基本物质。《诸病源候论·虚劳精血出候》说："肾藏精，精者，血之所成也。"肾藏精，精生髓，精髓化生血液，即精与血之间存在着相互滋生和相互转化的关系，故有"精血同源"之说，而临床则有通过补肾精以生血的治疗方法。

三、血的循行

(一) 血液循行的方式

血液循环于脉中，环周不休，运行不息，流布于全身。

(二) 血液循行的基本条件

1. 血液充盈　血液的量及其质量，包括脉内血量，清浊及黏稠状态，都可影响血液自身的运行。若血液亏虚，血液中痰浊较多，或血液黏稠，可致血行不畅而瘀滞。

2. 脉管系统的完整和通畅　脉是血液循行的管道，又称"血府"，脉管是一个相对密闭的管道系统，脉道的完好无损与通畅无阻也是保证血液正常运行的重要因素。若在某些因素的作用下，血液不能在脉内循行而逸出脉外时，称为出血，即"离经之血"。

3. 全身脏腑的生理功能正常　脏腑生理功能正常，尤以心、肺、肝、脾四脏的功能最为重要。心主行血，肺主气、朝百脉、助心行血，肝主疏泄以促进血行，构成了血液运行的动力；肝藏血，脾统血，形成了血行的固摄力。这两种力量的协调平衡，维持着血液的正常循行。

四、血的功能

血的功能主要体现在以下两个方面。

(一) 营养滋润全身

血液由水谷精微所化生，含有人体所需的丰富的营养物质。血在脉中循行，内至脏腑，外达皮肉筋骨，对全身各脏腑组织器官起着充分的营养和滋润作用，以维持各脏腑组织器官的功能活动，保证了人体生命活动的正常进行。故《难经·二十二难》称"血主濡之"。血液充盈则面色红润，皮肤与毛发润泽，爪甲坚韧，筋骨强劲，肌肉丰满；血液不足则面色无华，肌肤干燥、毛发干枯，爪甲不荣，肢体麻木，筋骨拘急，肌肉瘦削。

(二) 神志活动的物质基础

血富于营养，能充养脏腑，为五脏之神的正常活动提供营养物质。如《灵枢·平人绝谷》说："血脉和利，精神乃居。"说明人体维持神志活动的主要物质基础是血液。无论何种原因引起的血虚或血运失常，均可出现精神疲惫、健忘、失眠、多梦、烦躁、惊悸，甚至神志恍惚、谵妄、昏迷等不同程度的神志异常的症状。

第三节 津 液

一、津液的基本概念

津液是人体一切正常水液的总称，包括各脏腑组织器官内的液体及其正常的分泌物，是构成人体和维持人体生命活动的基本物质之一。

津液是津和液的总称，虽同属水液，但在性状、分布部位、功能等方面有一定的区别(见表 4-2)。

表 4-2 津与液的区别

	性 状	分布部位	功 能
津	质地较清稀，流动性较大	体表皮肤、肌肉、孔窍	滋润
液	质地较稠厚，流动性较小	骨节、脏腑、脑、髓	濡养

二、津液的代谢

津液的代谢过程，包括津液的生成，输布、排泄等一系列生理活动，涉及多个脏腑的综合调节，其中以肺、脾、肾三脏的作用最为重要，以肾的作用最为关键。

(一) 津液的生成

津液来源于饮食水谷，通过脾胃的运化及有关脏腑消化吸收饮食水谷中的水分和营养而生成。其具体过程是：胃为水谷之海，主受纳腐熟，"游溢精气"而吸收饮食水谷的部分精微；脾主升清，将胃肠吸收的谷气与津液上输于心肺，而后输布全身；小肠主液，泌别清浊，将水谷精微和水液大量吸收后，上输于脾，通过脾气的转输作用布散到全身；大肠主津，将食物残渣中的部分水液重新吸收，促使糟粕成形为粪便而排出体外。总之，津液的生成是在五脏系统整体调节下，以脾为主导，由胃、小肠、大肠共同完成的。若脾气的运化及胃肠的吸收功能虚亏或失调，都会影响津液的生成，导致津液不足的病变。

(二) 津液的输布

津液的输布与五脏皆有密切关系。如：

(1) 脾主运化水液，通过其转输作用。如《内经》所言"脾气散精"一方面将津液上输于肺，通过肺的宣发肃降，再得以将津液布散全身，灌溉脏腑、形体和诸窍。另一方面，又可直接将津液向四周布散至全身以营养脏腑组织，故《素问·玉机真藏论》称之脾有"以灌四傍"的生理功能。

(2) 肺主行水，通调水道。肺接受由脾转输而来的津液，一方面通过宣发作用将津液上布于人体上部和体表；另一方面，通过肃降作用，将脏腑代谢后产生的浊液下传于肾或膀胱，故称"肺为水之上源"。

(3) 肾对津液输布代谢起着主宰作用。如《素问·逆调论》说："肾者水脏，主津液。"其代谢作用主要表现在两个方面：一是肾中阳气的蒸腾气化作用是脾的散精、肺的通调水道，以及小肠的分别清浊等作用的动力，推动着津液的输布。二是由肺下输到肾的津液，在肾的气化作用下，轻者蒸腾，将其中的清者重新吸收而参与全身水液代谢，将其浊者化为尿液排泄。

(4) 肝主疏泄，调畅气机，三焦气治，气行则水行，促进了津液的输布环流。心属火，为阳中之阳，主一身之血脉，津液依赖心阳推动方能正常运行。三焦为"决渎之官"，是津液在体内流注输布的通道。三焦的通利保证了水道的畅通，促进了津液输布的通畅。

因此津液在体内的输布主要依赖于肾气的蒸化和调控、脾气的运化、肺气的宣降、肝气的疏泄、心阳的推动和三焦的通利。津液的正常输布是多个脏腑生理功能密切协调、相互配合的结果。

(三) 津液的排泄

津液主要的排泄途径为：

(1) 汗、呼气：肺气宣发，将津液外输于体表皮毛，津液在气的蒸腾激发作用下，形成汗液由汗孔排出体外；肺主呼吸，肺在呼气时会随之带走一些水液，也是津液排泄体外的一个途径。

(2) 尿：尿液为津液代谢的最终产物，其形成虽与肺、脾、肾等脏腑密切相关，但尤以与肾最为密切。肾为水脏，肾气的蒸化作用，将脏腑代谢产生的浊液分为清浊两部分：清者重新吸收布散至全身，浊者则成为尿液，所以尿液的产生依赖于肾气的蒸化功能。肾之气化作用与膀胱的气化作用相配合，形成尿液并将尿液排出体外。

(3) 粪：大肠排出水谷糟粕所形成的粪便，也随之带走一些残余的水分。

津液的排泄主要通过排出尿液和汗液来完成。除此之外，呼气和粪便也带走一些水分。由此看出，津液的排泄主要是肺、肾、膀胱、大肠等脏器参与完成。由于尿液是津液排泄的最主要途径，因此肾脏在维持人体津液代谢平衡中起着关键作用。

三、津液的功能

津液广泛分布于脏腑官窍及形体肢节，其功能及其与美容学的关系体现在以下三个方面。

(一) 滋润与濡养

津液是液态物质，具有滋润作用，并富含多种营养物质，具有濡养功能。脏腑筋骨，皮肤毫毛无不赖津液濡润，布散于体表的津液能滋润皮毛肌肉；输注于孔窍的津液能滋润鼻、目、口、耳等官窍；渗入体内的津液能濡养脏腑；渗注脊、脑、骨的津液能充养脊髓、脑髓、骨髓等等。如若津液不足，则会使脏腑、组织、肌肤、孔窍等失去濡润作用而使其生理活动受到影响，美容学中则常见皮肤、组织、器官易老化，弹性差，干枯起皱，脱屑瘙痒等病变。

(二) 化生与调节血液

津液为化生血液的基本成分之一，津液入脉，不仅生成血液，而且濡养和滑利血脉，保证血液环流不息。当机体因生理病理变化而导致血液浓度改变时，津液还有调节血液浓度的作用，当血液浓度增高时，津液就渗入脉中稀释血液，保持了正常的血量。当机体的津液亏少时，血中之津液可以从脉中渗出脉外以补充津液。由于津液和血液都是水谷精微所化生，二者之间又可以互相渗透转化，故有"津血同源"之说。

(三) 排泄代谢废物

津液在其自身的代谢过程中，能将机体各部的代谢产物借排泄汗、尿、粪等途径适时地排出体外，保证机体和脏腑的生理活动的正常进行。若这一作用受到损害或发生障碍，就会使代谢产物潴留于体内，而产生痰、饮、水、湿等多种病理变化。

第四节　气血津液之间的关系

气、血、津液均是构成人体和维持人体生命活动的基本物质，均赖于脾胃化生的水谷精微不断地补充，在脏腑组织的功能活动过程中，它们之间又相互渗透、相互促进、相互转化。因此气、血、津液之间无论是生理上还是病理上都存在着极为密切的联系。

一、气与血的关系

气与血是人体内的两大类基本物质，在人体生命活动中占有很重要的地位。气属阳，主动，主煦之；血属阴，主静，主濡之。两者都源于脾胃化生的水谷精微和肾中精气，在生成、输布(运行)等方面是密切联系的。气与血相辅相成，相互依存，相互滋生，共同维系并促进生命活动。

(一) 气为血之帅

气为血之帅包含三方面的含义：

(1) 气能生血：气能生血是指气参与并促进血液的生成。原因有二：一是营气直接参与血液的生成，是血液的主要组成部分；二是血液的生成是通过气的运动变化完成的，从饮食物转化为水谷精微，又从水谷精微转化为营气和津液，再从营气和津液转化为赤色的血液，每一个环节都离不开相应脏腑之气的推动和激发作用。所以说气旺则血旺，气虚则血少。临床治疗血虚病证时，常常配合补气药物，以达补气生血的目的。

(2) 气能行血：气能行血是指气的推动作用是血液运行的动力。主要体现在两个方面：一是气直接推动血行。如宗气能贯注心脉以助心行血。二是气能促进脏腑功能活动，通过脏腑之气推动血液的运行。如心气的推动、肺气的宣发布散及肝气的疏泄等。所以说气足则血行，气虚则血瘀；气行则血行，气滞则血瘀。故临床治疗血行失常的病证时常配伍补气、行气、降气之药，即是气能行血理论的实际应用。

(3) 气能摄血：气能摄血是指气具有统摄血液，使之正常循行于脉管之中而不溢出脉外的作用。统领固摄血液主要为脾气的功能，脾气充足，发挥其统摄作用则使血行脉中而不致逸出脉外，从而保证了血液的正常运行及其濡养功能的发挥。若气虚固摄作用减弱，即"气不摄血"，则导致各种慢性出血的病证，临床上常采用健脾补气的方法治疗。

(二) 血为气之母

血为气之母包含两方面的含义：

(1) 血能养气：血能养气是指气的充盛及其功能活动离不开血液的濡养。一方面，在机体需要时，血中蕴涵的清气和水谷精气(主要是营气)便从血中释放出来以供养机体；另一方面，血能营养参与气生成的相关脏腑，脏腑得养则气的生成与运行得以正常地进行。故血盛则气旺，血虚则气弱。

(2) 血能载气：血是气的载体，气依附于血中，赖血液之运载而布达全身。如《张氏医通·诸血门》所说："气不得血，则散而无统。"若大出血时，气失去依附而脱失，可出现脉微、乏力、肢冷、晕厥、大汗不止等气随血脱之危候。

二、气与津液的关系

气与津液相对而言，气属阳，津液属阴，其属性不同，但两者均源于脾胃所运化的水谷精微，在生成和输布过程中密切相关。津液的代谢，有赖于气的推动、固摄作用和气的升降出入运动，而气在体内的存在及运动变化须依附于津液的运载和滋润。

(一) 气对津液的作用

气对津液的作用包含三方面的含义：

(1) 气能生津：气能生津，是指气为津液生成的动力。津液的生成，来源于水谷精气，而水谷精气又赖于脾胃的纳运而生成。气能通过其运动以激发和推动脾胃的功能活动，使脾胃之气旺盛，则津液化生充足。故气旺则津充，气弱则津亏。临床上采用西洋参含服，治气虚日久导致的津液不足证，是气能生津的具体运用。

(2) 气能行津：气能行津，是指气的运动是津液输布和排泄的动力。津液由脾胃化生之后，经过脾、肺、肾、肝、三焦等脏腑之气的升降出入运动，推动津液在体内的输布和排泄。若气的推动力减弱，气化不利，或气机不利，气化受阻，均可导致"气不行水"，则津液的输布排泄障碍，产生水、湿、痰、饮停聚的病理变化。因此气行则津行，气虚、气滞则津停。临床上治疗水肿所采取的行气与利水并用的方法，即是气能行津理论的具体应用。

(3) 气能摄津：气能摄津，是指气的固摄作用控制着津液的排泄。气通过对津液排泄的有节控制，维持着体内津液量的相对恒定。若气的固摄作用减弱，可出现多汗、漏汗、多尿、遗尿等病理现象，故临床上常用补气固津之法，以奏止汗、止遗之效。

(二) 津液对气的作用

津液对气的作用包含两方面含义：

(1) 津能化气：《血证论》说："气生于水"。水谷化生的津液，要在肾阳的蒸动下，化而为气，升腾敷布于脏腑，发挥其滋养作用，以保证脏腑、组织、形体、官窍的正常生理活动。临床上由于多汗、多尿或吐泻太过等致津液亏耗的病症，都能导致气虚病证。

(2) 津能载气：津液亦是气运行的载体，行于脉外之气必须依附于津液而流布全身。当大汗、大吐、大泻时，导致津液大量丢失，则气亦随之大量外脱，称之为"气随津脱"。故有"吐下之余，定无完气。"之说。

三、血与津液的关系

血与津液均是属阴的液态物质，均由中焦脾胃运化的水谷精微生成，都有滋润和濡养作用，两者之间可以相互滋生，相互转化，故有"津血同源"之说。

(一) 血对津液的作用

血能化津：运行于脉中的血液，渗出脉外便化为有濡润作用的津液。当血虚或失血时，可导致津液的枯少，则不仅有脉细、面白无华、心悸等血虚表现，同时还有口渴、皮肤干燥、起屑、搔痒等津亏失着养症。

(二) 津液对血的作用

津能生血：输布于肌肉、腠理等处的津液不断地渗入孙络，便成为血液的重要组成部分。如果津液大量损耗，不仅渗入脉内之津液不足，甚至脉内津液还要渗出脉外，形成血脉空虚、津枯血燥的病变。所以，当机体大量出汗，或剧烈吐泻而致津液大量耗损时，则亦同时会出现头晕、脉细弱、心慌等血亏的症状表现。

第五节　气血津液在中医美容学中的应用

一、气血津液盛衰及其功能正常与否，直接关系到人体的外貌美

气、血与津液是构成人体和维持人体生命活动的基本物质，因此也是维持人体容貌及形

体健美不可或缺的物质基础。气血津液盛衰及其功能正常与否，可从头面、五官、体表等外在征象上反映出来。如气血津液充足，则体表器官组织得到滋养，表现出身体强壮，肌肉丰满，皮肤细腻且富有弹性，毛发柔韧、光亮，双目有神。气血津液异常时，如气血两虚，则会出现面色淡白或萎黄，肌肤干燥、枯槁，肢体无力、麻木等；血瘀则会导致面色黧黑、肌肤甲错等病症；血热则可导致酒齇鼻，粉刺，衄血，或皮屑脱落等病症。

二、指导损美性疾病的临床辨证

"有诸内，必形诸外"。根据体表组织器官反映出的症状，结合气血津液的功能，可以指导损美性疾病的正确辨证。如临床出现的面色苍白，若伴四肢不温，畏寒怕冷，根据气具有温煦作用，则为气虚，肌肤失于温煦所致；如皮肤干涩，毛发枯槁，爪甲不容，唇干目涩，甚或皮肤多皱，依据津血的滋润濡养作用，可考虑为津血亏虚，失于濡养所致。

三、指导损美性疾病的防治

气血津液都是构成和维持人体生命活动的物质基础，皆有各自的生理作用和病理特点，因此临床治疗，应采用气病治气、血病治血，津液病治津液。但气血津液生理上是密切联系的，病理上则是相互影响的，所以又不能孤立地治气、治血。如气能生血，气虚则生血不足，因而治疗血虚证，就不能单纯补血，还应配合补气之法，气旺则血生，亏虚的血会很快得到恢复。

气血津液的生成和输布是通过脏腑的功能活动实现的，而脏腑的功能活动又是以气血津液为物质基础的。因此气血津液与脏腑的功能状态密切相关。在确定治则治法时，还应结合脏腑的功能状态。如头昏目眩，面白或萎黄，少气懒言，自汗乏力，心悸，唇甲不荣，舌淡脉细弱，证属气血两虚，在补气补血的同时，还应兼顾健运脾胃。因为脾胃的纳运功能，为气血提供了化生之源。

自 我 检 测

一、选择题

(一) 单项选择题

1. 气在中医学中比较完整的基本概念是(　　)。
　　A. 泛指机体的生理功能　　　　　　B. 构成世界的基本物质
　　C. 维持人体生命活动的营养物质　　D. 构成和维持人体生命活动的最基本物质

2. 与气的生成密切相关的脏腑是( )。

  A. 心、肝、脾胃　　B. 脾胃、肝、肾　C. 肺、脾胃、肾　D. 心、脾胃、肾

3. 人体最根本、最重要的气是( )。

  A. 元气　　　　　　B. 宗气　　　　　　C. 营气　　　　　　D. 卫气

4. 机体神志活动的物质基础是( )。

  A. 气　　　　　　　B. 血　　　　　　　C. 津　　　　　　　D. 液

5. 血的生成与哪个脏腑的关系最密切( )。

  A. 肝　　　　　　　B. 脾　　　　　　　C. 心　　　　　　　D. 肺

6. 症见自汗、多尿、出血、遗精等，是气的哪种功能失常( )。

  A. 推动作用　　　　B. 温煦作用　　　　C. 气化作用　　　　D. 固摄作用

7. 津液输布的主要通道为( )。

  A. 血管　　　　　　B. 经络　　　　　　C. 腠理　　　　　　D. 三焦

8. 在治疗大出血时，用益气固脱之法，其机制在于( )。

  A. 气能生血　　　　B. 气能摄血　　　　C. 气能行血　　　　D. 血能载气

9. 激发整个脏腑经络生理活动是气的( )。

  A. 温煦作用　　　　B. 推动作用　　　　C. 防御作用　　　　D. 固摄作用

10. 具有温煦脏腑、润泽皮毛、控制汗孔开合等功能的气是( )。

  A. 元气　　　　　　B. 宗气　　　　　　C. 营气　　　　　　D. 卫气

11. 体内液态物质的运行、输布和排泄，主要依赖气的哪些功能的配合( )。

  A. 推动与温煦　　　B. 防御与固摄　　C. 推动与固摄　　D. 气化与推动

12. 元气运行的主要通道是( )。

  A. 十二经脉　　　　B. 奇经八脉　　　　C. 血脉　　　　　　D. 三焦

13. 气的运行受阻，运动不利时，称为( )。

  A. 气机不畅　　　　B. 气陷　　　　　　C. 气闭　　　　　　D. 气逆

14. 具有化生血液、营养全身功能的气是( )。

  A. 元气　　　　　　B. 宗气　　　　　　C. 营气　　　　　　D. 卫气

15. 津液的输布主要依靠哪些脏腑的综合作用而完成( )。

  A. 心、肝、脾、三焦　　　　　　　B. 心、肝、肺、三焦

  C. 肺、脾、肾、三焦　　　　　　　D. 肝、肺、肾、三焦

(二) 多项选择题

1. 固摄血液的重要因素是( )。

  A. 肝的疏泄　　B. 肝的藏血　　　C. 肺的朝百脉　　D. 脾的统血 E. 心的主血脉

2. "气为血之帅"，具体表现为( )。

A. 气能生血　　B. 气能行血　　　C. 气能摄血　　　D. 血能载气　E. 血能生气

3. 失血过多可出现(　　)。

A. 口渴　　　　　B. 尿少　　　　　C. 皮肤干燥　　　D. 气脱　　　E. 昏迷

4. 与血行关系密切的脏腑是(　　)。

A. 心　　　　　　B. 肺　　　　　　C. 肾　　　　　　D. 脾　　　E. 肝

5. 气机失调可导致(　　)。

A. 血行迟缓　　B. 血上逆　　　　C. 血外溢　　　　D. 水肿　　　E. 尿少

6. 血液的组成成分是(　　)。

A. 髓　　　　　　B. 营气　　　　　C. 天癸　　　　　D. 津液　　　E. 精

7. 与气的生成密切相关的脏腑是(　　)。

A. 肾　　　　　　B. 脾胃　　　　　C. 肺　　　　　　D. 心　　　E. 肝

8. 与津液的生成密切相关的脏腑是(　　)。

A. 脾　　　　　　B. 胃　　　　　　C. 大肠　　　　　D. 小肠　　　E. 三焦

9. 气的固摄作用体现在(　　)。

A. 固摄血液　　B. 固摄汗液　　　C. 固摄唾液　　　D. 固摄二便　E. 固摄精液

10. 卫气的功能有(　　)。

A. 温分肉　　　B. 肥腠理　　　　C. 司开合　　　　D. 充皮肤　　E. 生津液

二、简答题

1. 试述气生成的物质基础及相关脏腑？

2. 血液是如何生成的？血液的生成和运行与哪些脏腑关系最为密切？

3. 何为津液？津液的生理功能有哪些？

4. 气的生理功能是什么？

5. 简述津液在体内的生成、输布和排泄过程？

第五章　病　因　病　机

⭐ **目标要求**

掌握：六淫、疬气、七情、痰饮、瘀血、病机的概念；六淫的性质及各自的致病特点；正气、邪气的概念及发病的基本原理。

熟悉：六淫致病的共同特点及其与损美性疾病发生的关系；七情致病的特点；瘀血的形成及致病特点；正邪相争、阴阳失调及气血津液失常的基本病机。

了解：内伤病因的饮食失宜及劳逸失度；病理产物性病因的痰饮。

病因病机是疾病发生的原因及疾病发生、发展和变化的机制。

第一节　与中医美容相关的病因

病因是导致疾病发生的原因，又称为致病因素。根据致病因素的性质、致病特点将病因分为三类：外感病因、内伤病因和病理产物性病因。同样，这些病因在中医美容学中也是导致损美性疾病发生的病因。

一、外感病因

外感病因是指来自外界，多从肌表口鼻等体表部位侵入人体而发病的病因。外感病因，亦称之为"外邪"，主要包括六淫和疫疬。

（一）六淫

六淫，即风、寒、暑、湿、燥、火六种外感病邪的统称。风、寒、暑、湿、燥、火(热)本来是指自然界的六种正常气候，简称"六气"。 正常的六气不使人致病，只有气候异常变化或人体抵抗力降低时，六气即可成为致病因素，侵犯人体使人发病。此时的"六气"称为"六淫"，因此六气与六淫的区别在于是否致病。

六淫皆为外感病邪，致病特点有以下共同之处：

(1) 外感性：六淫之邪多从肌表、口鼻侵犯人体而发病。所引起的疾病称之为"外感病"，如风寒伤于皮腠，温邪自口鼻而入等。

(2) 季节性：六淫致病常有明显的季节性。如春季多风病；夏季多暑病；长夏多湿病；秋季多燥病；冬季多寒病等。

(3) 地域性：六淫致病常与居住和工作环境有关。如东南沿海多湿病、温病；西北高原多寒病、燥病。生活、工作环境过于潮湿，使人多患湿病；夏季烈日下工作易中暑；高温环境工作易得火病或燥病。

(4) 相兼性：六淫邪气既可单独侵袭人体，又可两、三种同时侵犯人体而致病。如风寒感冒，湿热泄泻，寒湿困脾等。

(5) 转化性：六淫致病在一定条件下其证候的病理性质可发生转化。如寒邪湿邪皆可化热。

损美性疾病的发生与六淫有着很大关系。因为皮肤是人体的最外层组织，尤其是头面部皮肤、毛发终年暴露于外，极易受六淫侵袭。六淫侵袭可促使皮肤、毛发老化，尤其是严寒、酷暑、干燥、潮湿、阳光曝晒等易导致或加重多种损美性皮肤疾患，严重影响皮肤、容貌的健美。

六淫各自的性质及致病特点是：

1. 风邪　风为春季主气，但四季皆有风。风具有轻扬开泄，善动不居的特性，风邪外侵多从皮毛腠理而入，从而产生外风病证。中医学认为风邪为外感发病的一种极为重要的致病因素。风邪的性质和致病特点如下：

(1) 风性轻扬开泄，易袭阳位：风邪其性开泄，是指易使腠理疏泄开张，表现为怕风、汗出；风邪致病常易侵袭人体的上部、肌表、腰背等阳位，即"伤于风者，上先受之"，风邪上扰头面易导致颜面部皮肤瘙痒、干燥、脱屑、粗糙、过敏等皮肤疾患而影响颜面美。

(2) 风性善行而数变："善行"是指风邪具有善动不居而行无定处的性质，故其致病有病位游移，行无定处的特点，如风邪侵袭引起的游走性关节疼痛；"数变"是指风邪致病具有发病急骤和变幻无常的特点。如风疹、荨麻疹之时隐时现，小儿风水病短时间会发生头面一身悉肿，均反映了风邪致病"善行"、"数变"的特点。

(3) 风性主动："风性主动"是指风邪致病具有动摇不定的特点。如风邪外侵常表现为眩晕、震颤、四肢抽搐、角弓反张、目睛上吊等症状。

(4) 风为百病之长：风为百病之长，一是指风邪常兼他邪合而伤人，风邪是外感病因的先导，凡寒、湿、暑、燥、热诸邪，常依附于风邪而侵犯人体，从而形成外感风寒、风湿、风热、风燥等证。如风热外搏，郁于皮肤可导致扁平疣；风寒侵于手、耳、面颊可致气血凝滞，发生冻疮；风湿郁于肌肤，可引起浮肿、湿疹、各种癣疾等等。二是指风邪袭人致病最多。风邪四季皆有，故风邪为患较多，风邪侵入，无孔不入，表里内外均可遍及，侵害不同的脏腑组织，临床上可发生多种病证。故常称"风为百病之长"，"风为百病之始"。

2. 寒邪　寒为冬季的主气。引申为自然界中具有寒冷、凝结特性的外邪称为寒邪。日常生活中感受寒邪的途径包括不注意防寒保暖，淋雨涉水，汗出当风及贪凉露宿，或过饮寒凉之物等。寒邪的性质和致病特点如下：

(1) 寒为阴邪，易伤阳气：寒邪属于阴邪，寒邪最易损伤人体的阳气。如外寒侵袭肌表，卫阳被遏，出现恶寒。寒邪作用于头面部还可引起面部皮肤干燥脱屑，甚至发生皲裂；寒邪损伤脾阳，则见脘腹冷痛、呕吐、腹泻等症；寒邪直中，心肾之阳受损，病人可见恶寒�卧、手足厥冷、下利清谷、脉微细等症。

(2) 寒性凝滞，主痛："凝滞"，即凝结阻滞。寒邪具有凝结、阻滞的特性，故寒邪侵犯人体，往往会使经脉气血凝结阻滞，不通则痛，从而出现各种疼痛的症状。如寒客肌表经络，气血凝滞不通，则头身肢体关节疼痛，面色青紫，唇色暗淡。

(3) 寒性收引："收引"，即收缩牵引之意。寒性收引是指寒邪侵袭人体可使气机收敛，表现为腠理闭塞，经络筋脉收缩而挛急的致病特点。如寒邪侵袭肌表，使腠理毛窍闭塞，卫阳被遏，不得宣泄，则症见恶寒、发热、无汗；寒邪侵袭经络关节，则经脉收缩拘急，肢体屈伸不利。

3. 暑邪　暑邪有明显的季节性，独见于夏季。暑为夏季主气，乃火热所化。暑邪致病具有炎热、升散特性。因此暑邪伤人多出现一派典型的阳热病状，如高热、面赤、目红、心烦、脉洪大等。暑邪的性质和致病特点如下：

(1) 暑为阳邪，其性炎热：暑为夏令之气，乃盛夏的火热之气所化，具有酷热之性，故暑为阳邪，其性炎热。因此暑邪伤人多出现高热、面赤、目红、心烦、脉洪大等症。

(2) 暑性升散，伤津耗气：暑为阳邪，主升主散，"升"，指上升发散之意。"散"，指暑邪侵犯人体，可致腠理开泄。暑邪伤人，易使腠理开泄而多汗，出汗过多则耗伤津液，津液亏损，即可出现口渴喜饮、尿赤短少等；津伤则气亦随之消散，出现气短、乏力；同时皮肤失去津液滋养，表现为干涩，失去弹性、光泽，皱纹也就过早地出现了。

(3) 暑多夹湿：暑季多雨而潮湿，热蒸湿动，故暑邪常夹湿邪侵犯人体，在发热烦渴的同时，除可见四肢困倦、胸闷、呕吐、大便溏而不爽等湿阻症状；若暑湿郁于肌表可致脓疱疮、疖、痱等症。

4. 湿邪　湿为长夏的主气。凡致病具有重浊、黏滞、趋下特性的外邪，称为湿邪。外湿是外在湿邪侵袭人体所致；内湿多由于脾失健运而内生。湿邪的性质和致病特点如下：

(1) 湿为阴邪，易阻气机，损伤阳气：湿性重浊，其性类水，故为阴邪。阴邪侵入，机体阳气与之抗争，故湿邪侵入，易伤阳气，且最易伤脾阳，导致脾阳不振，运化无权从而使水湿内生、停聚，发为泄泻、水肿、尿少等症。湿为有形之邪，湿邪侵及人体，留滞于脏腑经络，最易阻遏气机，使其升降失常，经络阻滞不畅，出现胸膈满闷，脘痞腹胀，小腹胀满，小便淋涩不畅等症。

(2) 湿性重浊：重，即沉重或重着之意。湿邪致病，出现以沉重感为特征的临床症状，如头身困重、四肢酸楚沉重等。浊，即秽浊，指分泌物或排泄物秽浊不清。如湿浊上犯则面垢、眵多；湿滞大肠则大便溏泄，下痢脓血黏液。

(3) 湿性黏滞："黏"，即粘腻；"滞"，即停滞。湿邪致病，其粘腻停滞的特性主要表现在两个方面：一是症状的黏滞性，在分泌物及排泄物方面多粘腻不爽。二是病程的缠绵性。因湿性黏滞，易阻气机，气不行则湿不化，胶着难解，故湿邪为病多病程较长，反复发作缠绵难愈，如湿痹、湿疹、湿温病等。故吴瑭《温病条辨·上焦篇》说："其性氤氲黏腻，非若寒邪之一汗即解，温热之一凉即退，故难速已。"

(4) 湿性趋下，易袭阴位：湿邪为重浊有质之邪，湿类于水，水性就下，故湿邪有趋下之势，湿邪致病也具有易于伤及人体下部的特点。如水肿、湿疹等病以下肢较为多见，所谓"伤于湿者，下先受之"(《素问·太阴阳明论》)，说明湿性趋下，易袭阴位，为其特点之一。

5. 燥邪 凡致病具有干燥、收敛等特性的外邪，称为燥邪。燥为秋季的主气，故又称秋燥。此时气候干燥，水分匮乏，故多燥病。燥邪多从口鼻而入，侵犯肺卫。燥邪致病，有温燥、凉燥之分：初秋尚热，挟有夏火之余气，多为温燥；深秋已凉，近于冬寒之凉气，多为凉燥。燥邪的性质和致病特点如下：

(1) 燥性干涩，易伤津液：燥邪其性干燥，侵犯人体，最易伤人津液，出现津液不足之症，如皮肤干燥，咽喉干燥，口唇皲裂，干咳无痰，小便短少，大便干结，舌红少津等。故《素问·阴阳应象大论》说："燥胜则干。"

(2) 燥易伤肺：肺为娇脏，喜清润而恶燥，肺主气，司呼吸，开窍于鼻，外合皮毛，直接与外界相通。秋燥伤人，多由口鼻而入，肺为娇脏，喜润恶燥，故极易伤肺，除出现鼻燥咽干，干咳少痰，秋燥对人体皮肤的健美有很大危害，使人觉得面部皮肤"发紧"，皮肤的急剧收缩、舒张，是造成肌纤维断裂、产生皱纹的主要原因。

6. 火(热)邪 凡致病具有火的炎热特性的外邪，称为火热之邪。火热旺于夏季，但不受季节气候的限制，一年四季均可发生。火为阳盛之气，包含温、热之邪。温、热、火三者性质相同而程度不同，温为热之渐，火为热之极，故火与热常并称。火(热)邪的性质和致病特点如下：

(1) 火(热)为阳邪，易伤津耗气：火热之邪侵入，热淫于内，迫津外泄，使气随津泄而致津亏气耗。火热消灼煎熬津液，最易出现烦渴喜饮，唇燥、皮肤干燥，小便短赤，大便干结等津液亏虚症状。阳热太盛，伤津耗气，可兼见体倦乏力、少气懒言等气虚症状。

(2) 火(热)性炎上：火性趋上，火热之邪易侵害人体上部，尤以头面部为多见。且火邪为病表现为实热征象，如出现高热、烦渴、目赤肿痛、咽喉肿痛、口舌生疮糜烂、牙龈肿痛、脉洪数等症状。

(3) 火(热)邪易生风、动血："生风"，是指火热之邪侵犯人体，燔灼肝经，耗劫津液，筋脉失养失润，易引起肝风内动的病证。"动血"，指火热入于血脉，灼伤脉络，易迫血妄行，而见吐血、咳血、衄血、便血、尿血和皮肤斑疹等各种出血之症。

(4) 火(热)邪易扰心神：心在五行中属火，火热与心相通应，故火热之邪入于营血，尤易影响心神，轻者心神不宁而心烦、失眠；重者可扰乱心神，出现狂躁不安，或神昏、谵语等症。故《素问·至真要大论》说："诸躁狂越，皆属于火。"

(5) 火(热)邪易致阳性疮痈：火热邪气入于血中，可结聚于局部，使气血壅聚不散，血败肉腐，形成痈肿疮疡。临床表现为疮疡局部红、肿、热、痛。故《医宗金鉴·痈疽总论歌》曰："痈疽原是火毒生。"故火热之邪是引发皮肤疔疮肿毒的重要因素。由于火热毒邪内聚于人体某个局部，日久不散，使血脉壅塞，血败肉腐，而发为疮痈疖肿，由此而损害皮肤的健康，并进而影响皮肤的健美。

(二) 疠气

疠气，是一类通过空气、食物、接触等途径传染，多从口鼻侵入人体而具有强烈传染性的外感病邪，又称为疫气、戾气、时气、疫毒、异气等。《温疫论》说："夫温疫之为病，非风、非寒、非暑、非湿，乃天地间别有一种异气所感。"可见疠气是有别于六淫，而具有强烈传染性的外邪。

二、内伤病因

内伤病因，是与外感病因相对而言，内伤病因泛指人的情志活动、生活作息、起居饮食不循常度，导致气血津液、脏腑功能失调的致病因素。内伤病因包括七情内伤、饮食失宜、劳逸失度等。

(一) 七情内伤

七情，是指喜、怒、忧、思、悲、恐、惊七种正常的情志活动，是人体的生理和心理活动对内外界环境变化产生的情志反应。在正常的活动范围内，一般不会致病，只有突然强烈或长期持久的情志刺激，超过了人体的生理活动范围，使人体气机紊乱，阴阳失调，才会导致疾病的发生。七情致病直接伤及内脏，是造成内伤病的主要致病因素之一，故又称内伤七情。

七情致病的特点是：

1. 直接伤及内脏　由于五脏与情志活动有相对应的关系，不同的情志变化，对人体内脏有不同的影响。如肝在志为怒，过怒则伤肝；心在志为喜，过喜则伤心；脾在志为思，过思则伤脾；肺在志为忧，过忧则伤肺；肾在志为恐，过恐则伤肾。五脏之中，尤以心、肝、脾三脏与情志活动关系密切。

2. 影响脏腑气机　七情致病主要是影响脏腑气机，导致气机失常，气血运行紊乱而发病。即所谓"怒则气上，喜则气缓，悲则气消，恐则气下……惊则气乱……思则气结"(《素问·举痛论》)。

(1) 怒则气上：气上，即气机上逆。过度愤怒伤肝，可影响肝的疏泄功能，而使肝气横逆上冲，血随气逆。临床上常见头胀头痛，面红目赤，胸胁气满，呕血，其则昏厥猝倒。

(2) 喜则气缓：气缓，有缓和、涣散之意。正常情况下，喜悦是一种良性刺激，能缓和精神紧张，使营卫通利，心情平静、舒畅。但暴喜过度，可使心气涣散不收，神不守舍，出现精神不集中，其则失神狂乱的症状。

(3) 悲则气消：气消，指肺气消耗。悲、忧皆为肺志，忧愁不解，悲哀过度则伤肺，导致肺气亏虚、肺气郁滞，可见气短乏力、声低息微、胸闷不畅等症状。

(4) 恐则气下：气下，即气机下陷。恐为肾之志，过度恐惧则伤肾，使肾气不固，气泄于下。临床出现二便失禁，遗精滑泄，其至昏厥等症状。

(5) 惊则气乱：气乱，指气机紊乱。是指突然受惊吓，损伤心气，导致心气紊乱，心无所倚，神无所归，虑无所定，惊慌失措。临床出现心悸、惊慌失措等症状。

(6) 思则气结：气结，即气机郁结。是指思虑过度，劳神伤脾导致脾气郁结，中焦被阻，脾失健运，可见纳呆、倦怠乏力、脘腹痞满、大便溏泻等症状。

总之，喜、怒、忧、思、悲、恐、惊七种情志，与内脏有着密切的关系：情志活动必须以五脏精气作为物质基础，而人的各种精神刺激只有通过有关脏腑的机能，才能反映为情志的变化。情志致病，内伤五脏，主要使五脏气机失常、气血不和、阴阳失调。既有一种情志伤及多脏，亦有多种情志共伤一脏，因此不可机械对待，应根据具体情况具体分析，采取多种措施，调理情志，促使疾病好转或恢复。

(二) 饮食失宜

《素问·六节脏象论》曰："天食人以五气，地食人以五味。"饮食是人体摄取营养，维持生命活动的必要物质。饮食失宜，常常导致多种疾病，主要损伤脾胃，影响脾胃的运化、腐熟功能。饮食失宜包括饮食不节、饮食不洁和饮食偏嗜三个方面。

1. 饮食不节　"节"为节制，含有定量定时之意。饮食过饱、过饥、无规律皆为饮食不节。充足而合理的饮食是滋补先天，培育后天，化生气血，濡养脏腑的保证。皮肤、毛发、形体作为人体重要的组成部分，要保证其健美的状态同样离不开饮食。

(1) 饮食过饱：过饱，指饮食超量，或暴饮暴食，或中气虚弱而强食。《素问·痹论》说："饮食自倍，肠胃乃伤。"故过饱致脾胃难于运化转输而致病，可见脘腹胀满疼痛，嗳腐吞酸，呕吐、泄泻、厌食、纳呆等症，其者可发展为消渴、肥胖、痔疮、心脉痹阻等病证。

(2) 饮食过饥：过饥，指摄食不足，如饥而不得食，或有意识限制饮食，或因脾胃功能虚弱而纳少，或因七情强烈波动而不思饮食，或不能按时饮食等。《灵枢·五味》说："谷不入，半日则气衰，一日则气少矣。"长期过饥则伤胃，出现食欲下降，其至厌食。日久则气血化生乏源，产生气虚、血虚、津液不足等病症，表现为消瘦、气短、乏力、面色萎黄、皮肤干皱晦暗、毛发枯槁等机体失养的病症，同时抗病能力下降，而易生他病。长期摄食过少，可致小儿营养不良，影响生长发育。

(3) 饮食无规律：若饮食无度，时饥时饱，易导致脾胃损伤，纳运失职。

2. 饮食不洁　饮食不洁是指进食了被污染或陈腐变质有毒的食物。饮食不洁而致的病变以胃肠病为主，多表现为脘腹疼痛、恶心呕吐、肠鸣腹泻等症状，甚至剧烈吐泻，昏迷等中毒表现。常见疾病包括腹痛、呕吐、泄泻、痢疾，甚则霍乱等。若引起寄生虫病，如蛔虫、蛲虫、绦虫病等，临床表现为时常腹痛、嗜食异物、面黄肌瘦等症。

3. 饮食偏嗜　饮食物也有寒热温凉不同的性和酸苦甘辛咸不同的味。饮食结构合理，五味调和，寒温适中，无所偏嗜，脾胃功能才能正常运化，才能满足人体对各种营养成分的需要。若过分偏爱某些食物或嗜寒嗜热，便会造成机体营养失调、阴阳失调而发病。饮食偏嗜，分为寒热偏嗜与五味偏嗜两个方面。

(1) 饮食的寒热偏嗜：饮食寒热偏嗜，可引起脏腑阴阳盛衰变化而导致疾病的发生。若偏食生冷寒凉，则可损伤脾胃阳气，致使寒湿内生，发生腹痛、泄泻等病症。偏食辛温燥热，可使胃肠积热，出现口渴、口臭、腹满胀痛、便秘等症状，或酿成痔疮。

(2) 饮食的五味偏嗜：五味可营养人之五脏，五味与五脏各有其所喜，即五味对五脏具有一定的选择性作用。《素问。至真要大论》说："夫五味入胃，各归所喜，故酸先入肝，苦先入心，甘先入脾，辛先入肺，咸先入肾。"若长期偏嗜某味，可使五脏功能偏胜偏衰，也可使某些营养物质缺乏而发生疾病，影响人体皮肤的健美。

(三) 劳逸失度

正常的劳动和体育锻炼，有助于气血流通、体质强壮；而适当的休息，可以消除疲劳，及时恢复体力和脑力。适度劳逸有利于维持人体正常生理活动，起保健防病，维护人体健美的作用。但是长期的过劳或过逸，既影响健康，又影响形神之美。

1. 过劳　过劳是指过度劳累。包括劳力过度、劳神过度和房劳过度三个方面。

(1) 劳力过度：是指长时期的过度体力劳动或运动，机体得不到及时休息以恢复体力，而致积劳成疾。《素问·举痛论》说："劳则气耗"，"劳则喘息汗出，外内皆越，故气耗矣"。劳力过度可损伤机体正气，出现少气懒言，四肢困倦，神疲消瘦等症。此外，劳力过度还可损伤某些与其活动直接有关的组织，如《素问·宣明五气篇》所说："久立伤骨，久行伤筋。"

(2) 劳神过度：是指思虑太过。脾在志为思，心主血藏神，思虑劳神过度，易损伤脾气，耗伤心血，出现纳呆，腹胀，便溏及心悸，失眠健忘，多梦等症。若不能及时缓解便可引起形体、容貌的损美性改变。

(3) 房劳过度：是指性生活不节，房事太过。肾藏精，主封藏，肾精不宜过度耗泄。若房事过频无制，则易致肾精耗伤，而出现腰膝酸软，眩晕耳鸣，男子遗精、早泄、阳痿；女子月经不调、宫冷不孕等症。房劳过度还可因损伤肾精而致形体、皮肤出现早衰征象，不利于维护人体的健美状态。

2. 过逸　过逸是指过度安逸，懒于运动。《素问·宣明五气篇》指出"久卧伤气"，即过度安逸导致气血运行不畅，脾胃受纳运化功能减弱，出现食少无力、精神不振、肢体软弱、动则心悸、气喘、汗出等症；若脾失健运，湿痰内生，则形体发胖臃肿。长期懒于动脑，就会出现记忆力减退、反应迟钝等症。

三、病理产物性病因

在疾病过程中形成的病理产物如果没有被及时消散、吸收或排出体外而停留在机体内，也能成为其他疾病的致病因素，此称为病理产物性病因，也称继发性病因。常见的病理产物性病因主要是瘀血和痰饮，而临床多数损美性疾病的发生也与痰饮、瘀血有关。

（一）痰饮

痰饮是由于多种致病因素下导致机体水液代谢障碍所形成的病理产物。这种病理产物一经形成，便作为一种新的致病因素作用于机体，导致脏腑功能失调继而引起各种复杂的病理变化，出现各种新的病证。一般认为津停为湿，湿聚为水，水积成饮，饮凝成痰。因而就形质而言，稠浊者为痰，清稀者为饮，清澈澄明者为水。因而许多情况下水、湿、痰、饮四者难以截然分开，故常并称痰饮、痰湿、水湿、水饮等。

1. 痰饮的形成　　痰饮多由外感六淫、七情内伤或饮食、劳逸等多种因素导致肺、脾、肾及三焦的功能失调，影响体内水液代谢，以致水液停滞而成。

2. 痰饮的致病特点　　主要有以下几点：

(1) 阻滞气机，阻碍气血：痰饮为有形之病理产物，一旦形成，既可阻滞气机，影响脏腑之气的升降，又可以流注经络，阻碍气血的运行。如痰饮停留于肺，使肺失宣发肃降，可见胸闷、咳嗽、喘促；水湿困阻中焦脾胃，则可见脘腹胀满、恶心呕吐、大便溏泄等；痰饮流注经络，易使经络阻滞，气血运行不畅，出现肢体麻木，屈伸不利，甚至半身不遂等症状；痰若结聚于局部，则形成痰核瘰疬，或阴疽流注等。

(2) 致病广泛，变化多端：痰饮乃水湿停聚所成，可随着气的升降，内而脏腑，外至筋骨皮肉，无所不至，致病广泛且变化多端。饮逆于上可见眩晕；水湿下注，可见足肿；湿在肌表，可见身重；湿停中焦，可影响脾胃运化。

(3) 病势缠绵，病程较长：痰饮皆由体内水湿积聚而成，具有重浊黏滞的特性，且由于其致病有变幻多端的特点，故临床上所见痰饮为病，多反复发作，病程较长，缠绵难愈，治疗困难。例如关节湿痹、皮肤湿疹等。

(4) 易扰乱神明：痰饮内停，尤易蒙蔽清窍，扰乱心神，出现一系列神志失常的病证。如痰蒙心窍可见胸闷心悸、或痴呆、或癫证等；痰火扰心则见失眠、易怒、喜笑不休，甚则发狂等症。

(5) 多见滑腻舌苔：痰饮内停，变化多端，可见各种各样的症状，但舌苔表现上，一般多见到腻苔和滑苔，这也是痰饮症状的特点之一。

痰饮为病临床表现十分复杂。中医有"百病多由痰作祟"，"怪病多痰"之说。痰饮引起的损美性病变主要有结节性、囊肿性痤疮和形体肥胖等病症。

(二) 瘀血

凡血液运行不畅；或血行受阻，滞留于经脉、组织之中；或体内存留离经之血未能消散者，都称为瘀血。

1. 瘀血的形成　造成血液运行不畅的原因有气虚、气滞、血热、血寒、外伤等。气虚运血无力，气滞则血运受阻，均可致血行迟滞而成瘀血；气虚不能统摄血液，血溢脉外也可成瘀；寒则血凝，热则血涸，故偏寒偏热，也易致瘀血；跌仆损伤，离经之血留于体内不能消散，也可致瘀血。

2. 瘀血的致病特点　瘀血致病的一般特点：一是疼痛。疼痛的性质呈刺痛或绞痛，部位固定不移，痛处拒按，久痛不愈。二是肿块。外伤瘀血多形成肿胀。三是出血。由瘀血引起的出血，血色紫暗或暗黑，或夹有血块。常见妇女月经不调、产后恶露不尽以及胃肠道出血等。四是舌色紫暗或有瘀点瘀斑，脉象细涩等。

对美容学来说，人体内存在瘀血，主要表现为面色晦暗，爪甲发青，唇色紫绀，皮肤干燥瘙痒，毛发干枯或脱落，面色黧黑甚或肌肤甲错、皮肤粗糙、脱屑，脉细涩或结代等，并产生相应的损美性改变。

第二节　与中医美容相关的病机

病机，是指疾病发生、发展、变化与转归的机制。当致病邪气作用于人体，机体的正气必然奋起抗邪，导致机体阴阳失衡，脏腑、经络的功能失调，气血津液代谢紊乱，从而产生一系列复杂的病理变化。因此，尽管疾病的种类繁多，临床表现错综复杂，病机各异，但总体来说，离不开正邪盛衰、阴阳失调、气血津液失常等基本病机，而阴阳失调是最基本病机。

一、邪正盛衰

邪正盛衰是指疾病过程中，机体的抗病力与致病邪气之间相互斗争而发生的盛衰变化。其不但关系着疾病的发生、发展和转归，而且影响着病证的虚实变化。在此要先明确两个概念：一是邪气，泛指各种致病因素，简称为邪；二是正气，是人体的功能活动及其抗病能力、康复能力，简称为正。

(一) 邪正盛衰与发病

正气强弱是人体发病与否的关键；邪气亢盛是发病的重要条件。同一邪气作用不同的人，可以产生不同的结果：有人发病、有人却不发病。这是因为不同的人，抗御病邪的能力是不同的，正如《素问》所言"正气存内，邪不可干"、"邪之所凑，其气必虚"。也就是说体内正气强盛则邪气难以侵犯，则不发生疾病；而当正气不足时，邪气就会乘虚而入引发疾病。但某些条件下邪气过于强盛，即使正气再强也难以抵御，亦会发病，如高温烧伤、毒蛇咬伤、食物中毒等情况。又如，在某些疫疠流行期间，"无论老少强弱，触之者即发"(明·吴有性《温疫论》)。所以，中医防病既强调正气存内，又重视避其邪气。

（二）邪正盛衰与疾病的转归

邪气与正气是相互制约的一对矛盾，一胜则一负。在多数情况下疾病的早期和中期，邪气较盛而正气未衰，双方力量势均力敌，称为邪正相持。经过激烈的斗争，邪正双方的力量会发生变化，或此消彼长或此长彼消，则病势出现不同的发展和转归。正胜邪退：病情则向着痊愈的方向发展，最后病人恢复健康；邪去正虚：邪气被驱除，但正气大伤，多见于重病的恢复期；正虚邪恋：正邪两败俱伤，正气大虚，余邪未尽，致使疾病缠绵难愈。多见于疾病后期，急性病则转为慢性病，或使慢性病经久不愈，或遗留某些后遗症；邪胜正衰：病情向恶化、危重方向发展，最终可致死亡。

（三）邪正盛衰与疾病的虚实变化

疾病发展的过程，就是正气和邪气相互斗争的过程。但斗争中双方的力量不是固定不变的，而是出现此消彼长的盛衰变化。随着正邪消长盛衰的变化，形成了疾病的虚实病机。虚和实是相对而言的病机概念，《素问·通评虚实论》所说的"邪气盛则实，精气夺则虚"，就是对虚实病机变化的高度概括。

1. 实性病机　即实证，主要指以邪气亢盛为主要矛盾的一种病理反应。在疾病过程中，邪气亢盛而正气未衰，邪正斗争剧烈，临床上表现出一系列亢盛、有余的实性病理变化，即所谓实证。一般情况下，实证多见于外感六淫病的初期或中期阶段，或由痰、食、血、水等有形实邪留滞于体内而引起的痰涎壅盛、食积不化、水湿泛滥、瘀血内阻等病变，亦都属于实证。实证患者多见体质壮实、精神亢奋，或壮热狂躁，或疼痛剧烈而拒按，或声高气粗、二便不通、脉实有力等症。

2. 虚性病机　即虚证，主要指以正气虚损为主要矛盾的一种病理变化。机体的气、血、津液亏少，脏腑经络的生理功能减退，抗病能力低下，而邪气也不亢盛，正邪不能激烈相争，难以表现为较剧烈的病理反应，临床多出现一系列虚弱、衰退和不足的虚性病理变化，即所谓虚证。一般情况下，虚证多见于外感疾病的后期、各种慢性消耗性疾病，或大吐、大下、大汗、大失血之后，以及素体虚弱或年老虚损之人。在临床上常见身体瘦弱、神疲体倦、面容憔悴、心悸气短、自汗、盗汗或五心烦热，或畏寒肢冷、脉虚无力等症。

正邪的盛衰不仅可以产生单纯的虚或实的病理变化，在很多损美性疾病的发病过程中又常常会表现为虚实错杂的病理反应，如脾虚湿困之肥胖，皮肤湿疹、湿疮等，故临床应仔细全面地辨证。

二、阴阳失调

阴阳失调，是机体阴阳消长失去平衡的简称，是指机体在疾病的发生、发展过程中，由于各种致病因素的影响，导致机体阴阳两个方面失去相对的平衡与协调，对损美性疾病的影响主要责之于阴阳偏盛、偏衰的病理状态。

(一) 阴阳偏盛

阴阳偏盛，是指阴阳双方中的某一方过于亢盛的病理变化。

1. 阳盛则热　阳偏胜是指阳气亢盛，脏腑、经络功能亢进，邪热过盛的病理变化。多因感受阳邪，或感受阴邪而从阳化热，或七情内伤，五志过极而化火，或因气滞、血瘀、痰浊、食积郁而化热等所致。"阳胜则热"，由于阳以热、动、燥为其特点，所以多见壮热、汗出、面赤、舌红、脉数等实热证。由于阳的一方偏盛会耗伤人体阴液，导致阴的一方发生不同程度的偏衰，可见口渴、尿短黄、大便干燥等症，即所谓"阳胜则阴病"。

2. 阴盛则寒　阴偏胜是指阴气偏胜，出现机能障碍或低下，以及阴寒性物质积聚的病理状态。多因感受寒湿阴邪，或过食生冷，寒湿中阻所致。"阴胜则寒"，由于阴以寒、静、湿为其特点，所以多见形寒、肢冷、口淡不渴、下利、脉迟等实寒证。在阴寒偏胜的同时，就存在着亢盛之阴在不同程度上损伤人体阳气，导致阳气不足的病变，如见畏寒、喜暖等症，即所谓"阴胜则阳病"。

(二) 阴阳偏衰

阴阳偏衰是指阴阳双方中的一方过于衰减的病理变化。

1. 阳虚则寒　阳偏衰是机体阳气虚损，失于温煦，机能减退或衰弱的病理变化。多因先天不足，或后天失养，或劳倦内伤，或久病耗伤所致。"阳虚则寒"，即虚寒证，临床常见畏寒肢冷、舌淡、脉迟等症。

2. 阴虚则热　阴偏衰是机体阴液不足，阴失濡润滋养，以及阴不制阳，导致阳相对亢盛，机能虚性亢奋的病理变化。多因阳邪伤阴，五志化火伤阴，或久病伤阴所致。"阴虚则热"，即虚热证，临床常见五心烦热、潮热盗汗、消瘦、咽干口燥、舌红少苔、脉细数无力等症。

另外，由于阴阳之间还存在着互根互用的关系，如果阴或阳任何一方虚损到一定程度，病变发展影响及相对的一方，则形成阴阳两虚的病证。这就是所谓的"阴损及阳"、"阳损及阴"。这种阴阳互损的趋势再继续发展下去，还会出现"亡阴"、"亡阳"等危重证候。

三、气血津液失常

气、血、津液是构成人体和维持人体生命活动的基本物质。气、血、津液失常，是指气、血、津液的亏损不足、各自的代谢或运行失常，以及气、血、津液间相互关系失调等病理变化而言。在病理上，气、血、津液的失常，必然会影响机体的各种生理功能，从而导致疾病的发生。

（一）气的失常

气的失常主要包括两个方面：

1. 气虚 气虚，指气的不足，导致脏腑组织功能低下或衰退，抗病能力下降的病理状态。引起气虚的原因主要有两个方面：一是气之生化不足，如先天不足，后天失养，肺脾肾功能失调等。二是气的消耗太过，如劳倦内伤，久病暗耗等。由于不同的气功能各不相同，因而气虚证的临床表现十分复杂多样。卫气虚则卫外无力，肌表不固，故病人比较怕冷，经常自汗，易于感冒；脾气虚则四肢肌肉失养，可见周身倦怠乏力；若气生血功能低下，脉道充盈不足，则脉虚弱无力或微细；心气虚若推动血液运行无力，血行迟缓，则产生瘀血；肺气虚则呼吸功能减退，故动则气短；元气虚则可致生长发育迟缓，生殖功能低下，机体所有生理活动减弱。

由于气和血、津液的关系极为密切，气虚则直接影响着血与津液的生成、运行。因而气虚会导致血虚、血行迟缓或出血；气虚亦会引起津液不足，以及津液输布、排泄无力，或津液外泄等病理变化。

2. 气机失调 气机失调，指气的升降出入失常而引起的气滞、气逆、气陷、气脱等病理变化。升降出入，是人体气的基本运动形式，而气的运动具体体现为脏腑的功能活动，所以气机的异常以脏腑的功能异常为主要表现。气机失调与美容相关的病机主要有：

（1）气滞：气滞，是指机体局部气的流通不畅，郁滞不通的病理状态。主要由于情志内郁、痰饮、水湿、食积、瘀血、结石等阻滞，影响到气的流通，形成局部或全身的气机郁滞不畅。气滞于某一经络或局部，可出现相应部位的胀满、疼痛。气滞则血行不利，津液输布不畅，故气滞甚者可引起血瘀、津停，形成瘀血、痰饮水湿等病理产物。气滞又可使某些脏腑功能失调或障碍，形成脏腑气滞，其中尤以肺气壅滞、肝气郁滞和脾胃气滞为多见。如肺气壅滞，可见胸闷，咳喘；肝气郁滞，可见胁肋或少腹胀痛；脾胃气滞，可见脘腹胀痛、时作时止、得矢气、嗳气则舒。

（2）气逆：气逆，指气机升降失常，当降不降或不降反升或升之太过，以脏腑之气逆上为特征的一种病理状态。气逆，多由情志内伤，或因饮食寒温不适，或因外邪侵犯，或因痰浊壅阻所致，亦有因虚而气机上逆者。气逆最常见于肺、胃和肝等脏腑。肺失肃降，肺气上逆，可见咳嗽、气喘等症；胃失和降，胃气上逆，可见恶心、呕吐、嗳气、呃逆等症；肝升泄太过，肝气上逆，可见头痛头胀，面红目赤，易怒等症。其则可导致血随气逆，而见咯血、吐血，乃至壅遏清窍而致中风、昏厥。

（3）气陷：气陷，指在气虚病变基础上发生气的上升不足或下降太过，以气虚升举无力而下陷为特征的一种病理状态。气陷常因素体虚弱，或病久耗伤，或思虑劳倦损伤所致。气陷主要发生于脾脏，故又常称"中气下陷"。脾气虚损，升清无力可导致清气不能上养头目清窍，而见头晕、眼花、耳鸣等症；脾气虚损，升举无力，气机趋下，内脏位置维系无力，而发生某些内脏的位置下移，形成胃下垂、肾下垂、子宫脱垂、脱肛等病变。

(4) 气脱：气脱是指气不内守，大量向外脱失，以致全身机能突然衰竭的一种病理变化。多由于正不敌邪，正气骤伤；或慢性疾病过程中正气消耗而衰竭，以致气不内守而外脱；或因大出血、大汗等气随血脱、气随津泄而致脱失。临床表现为面色苍白、汗出不止、目闭口开、全身瘫软、手撒、二便失禁、脉微欲绝或虚大无根等危重征象。

(二) 血的失常

血的失常，主要表现在两方面：一是因血液的生成不足或耗损太过，致血的濡养功能减弱而引起血虚；二是血的循环运行失常而出现的血瘀、出血等病理变化。

1. 血虚　血虚是指血液不足，血的濡养功能减退的病理状态。血虚常因失血过多，得不到及时补充；或因脾胃虚弱，而致化源不足；或因久病不愈，慢性消耗等因素而致营血暗耗等。全身各脏腑、经络等组织器官，都依赖于血的濡养而维持其正常的生理功能，所以血虚就会出现全身或局部的失荣失养，功能活动逐渐衰退等虚弱证候。

2. 血运失常　血的循环运行失常出现的病理变化，主要有血瘀和出血。

(1) 血瘀：血瘀，是指血液的循行迟缓，运行不畅，甚则血液停滞不行的病理状态。血瘀多由于气滞而使血行受阻；或因气虚而使血行迟缓；或因痰浊阻于脉络，阻碍血行；或因寒邪入血，血为寒凝；或因邪热煎熬，血液黏稠等原因，影响血液的正常循环运行所致。血液运行郁滞不畅，或形成瘀积，无论病在何处，均易见疼痛，且痛有定处，甚则局部形成肿块，位置比较固定，触之较硬。另外，可见面色黧黑，肌肤甲错，唇舌紫暗以及舌有瘀点、瘀斑等症。

(2) 出血：出血，是指血液逸出血脉的病理状态。逸出血脉的血液，称为"离经之血"。出血多由于血热、气虚、外伤及瘀血内阻等原因，导致血液妄行所致。由于导致出血的原因不同，出血的表现亦各异。火热迫血妄行，或外伤破损脉络者，其出血较急，且颜色鲜红，血量较多；血热炽盛，灼伤脉络，迫血妄行，常可引起各种出血，如吐血、衄血、尿血、皮肤斑疹、月经提前量多等；气虚固摄无力的出血，其病情较缓，且出血量少色淡；瘀血阻络，脉络破损的出血，多是血色紫暗或有血块等。

(三) 津液的失常

津液对机体具有滋润和濡养的作用。如导致津液的生成、输布与排泄障碍，从而形成津液不足，或蓄积于体内，产生水湿、痰饮等病变。

1. 津液不足　津液不足是指津液的亏少导致脏腑、组织、官窍失去濡养滋润作用，而产生一系列干燥枯涩的病理变化。津液不足多由于外感阳邪热病，或五志化火消灼津液；或多汗、吐泻、失血、过食辛燥之物及久病耗伤津液所致。耗伤津液根据其损耗程度不同，临床表现各异：轻度伤津，可见唇、舌、口、鼻干燥、毛发干枯等；重度耗液，可见形瘦骨立，大肉尽脱、肌肤毛发枯槁等。

2. **水湿停聚**　水湿停聚是指津液在体内输布、排泄障碍，导致水湿内生，酿痰成饮的病理变化。引起津液输布、排泄障碍的原因很多，主要与脾、肺、肾、三焦等脏腑的功能失常有关，并受肝失疏泄、三焦水道不利病变的影响。水湿停聚从而形成综合性的病理改变。如水饮阻肺，肺气壅滞，宣降失职，可见胸满咳嗽、喘促不能平卧；水饮停滞中焦，阻遏脾胃气机，可致清阳不升，浊阴不降，而见头晕困倦、胸闷脘痞、腹胀便溏、苔腻脉弦滑等症；水饮停于四肢，阻滞气血，经脉不通，可见水肿、四肢沉着重坠等症。

气血津液之间还可因生理上的相互联系而导致病理上的相互影响，血虚可致津亏，津亏既可致血燥，又可致血瘀等，因此临床须熟练把握并灵活运用气血津液之间的关系指导实践，才能对损美性疾病的病机分析透彻。

总之，尽管损美性疾病的种类繁多，病机虽错综复杂，但可以从正邪相争、阴阳失调、气血津液失常等方面来加以概括。

自 我 检 测

一、选择题

(一) 单项选择题

1. 六淫的概念是(　　)。
　　A. 六气　　　　　　　　　　B. 六气的太过和不及
　　C. 六种毒气　　　　　　　　D. 六种外感病邪的总称
2. 最易侵犯人体上部和肌腠的外邪是(　　)。
　　A. 风邪　　　　B. 寒邪　　　　C. 火邪　　　　D. 暑邪
3. 寒邪的性质是(　　)。
　　A. 其性开泄　　B. 其性重浊　　C. 其性凝滞　　D. 其性黏腻
4. 症见恶寒发热、头身骨节疼痛者，多因外感(　　)。
　　A. 风邪　　　　B. 寒邪　　　　C. 火邪　　　　D. 暑邪
5. 最易耗气伤津的是(　　)。
　　A. 风邪　　　　B. 燥邪　　　　C. 湿邪　　　　D. 暑邪
6. 六淫中能使病程延长，难以速愈的是(　　)。
　　A. 风邪　　　　B. 寒邪　　　　C. 火邪　　　　D. 湿邪
7. 易阻遏气机、损伤阳气的是(　　)。

A. 风邪　　　　B. 热邪　　　　　C. 湿邪　　　　D. 燥邪

8. 易使人出现各种血证的邪气是( )。

　　A. 风邪　　　　B. 寒邪　　　　　C. 火邪　　　　D. 暑邪

9. 七情致病首先影响( )。

　　A. 六腑　　　　B. 气机　　　　　C. 血液　　　　D. 气血

10. 属于病理产物的邪气是( )。

　　A. 风邪　　　　B. 寒邪　　　　　C. 寄生虫　　　D. 瘀血

11. 易袭阴位，具有向下特性的邪气是( )。

　　A. 暑邪　　　　B. 燥邪　　　　　C. 湿邪　　　　D. 火邪

12. 六淫中最易导致疼痛的邪气是( )。

　　A. 寒邪　　　　B. 火邪　　　　　C. 风邪　　　　D. 燥邪

13. 六淫中具有明显季节性的邪气是( )。

　　A. 暑邪　　　　B. 火邪　　　　　C. 风邪　　　　D. 湿邪

14. 饮食失宜主要损伤的脏腑是( )。

　　A. 心肝　　　　B. 肺肾　　　　　C. 脾胃　　　　D. 心包

15. 瘀血形成之后可致疼痛，其特点为( )。

　　A. 胀痛　　　　B. 掣痛　　　　　C. 隐痛　　　　D. 刺痛

16. 疠气致病途径( )。

　　A. 经络　　　　　　　　　　B. 空气传染，从口鼻而入

　　C. 腑　　　　　　　　　　　D. 脏

17. 六淫之中，多夹湿邪伤人的是( )。

　　A. 风邪　　　　B. 寒邪　　　　　C. 暑邪　　　　D. 燥邪

18. 具有强烈传染性的外感病邪是( )。

　　A. 风邪　　　　B. 寒邪　　　　　C. 暑邪　　　　D. 疠气

19. 决定机体发病与否的关键是( )。

　　A. 正气　　　　B. 邪气　　　　　C. 饮食　　　　D. 环境

20. 易致肿疡的外感病邪是( )。

　　A. 风邪　　　　B. 寒邪　　　　　C. 火邪　　　　D. 湿邪

(二) 多项选择题

1. 易伤津的邪气是( )。

　　A. 风邪　　　　B. 燥邪　　　　　C. 火邪　　　　D. 暑邪　　　　E. 寒邪

2. 易入侵经络、筋骨而引起痹证的邪气有( )。

　　A. 风邪　　　　B. 燥邪　　　　　C. 暑邪　　　　D. 湿邪　　　　E. 寒邪

3. 能引起热证的是( )。

    A. 阴偏盛　　　B. 阳偏盛　　　　　C. 阴偏衰　　　　　D. 阳偏衰　　　　E. 亡阳

4. 气的运行失常主要包括有( )。

    A. 气闭　　　　B. 气逆　　　　　C. 气滞　　　　　D. 气陷　　　　E. 气脱

5. 人体发病的基本病机是( )。

    A. 正邪盛衰　　B. 气血津液失调　C. 阴阳失调　　　D. 脏腑失调

    E. 经络病病机

6. 六淫致病的共同特点是( )。

    A. 外感性　　　B. 季节性　　　　C. 地域性　　　　D. 相兼性　　　　E. 转化性

7. 七情的致病特点是( )。

    A. 直接伤及内脏　　　B. 影响脏腑气机　　C. 症状相似

    D. 传染性强　　　　　E. 易于流行

8. 与痰饮形成有关的是( )。

    A. 外感六淫　　B. 饮食不节　　　C. 七情内伤　　　D. 三焦水道不利

    E. 肺脾肾功能失常

9. 热邪的性质和致病特点是( )。

    A. 热性干涩　　B. 热为阳邪　　　C. 易扰心神　　　D. 易生风动血　　E. 善行数变

10. 过劳包括( )。

    A. 劳力过度　　B. 劳神过度　　　C. 房劳过度　　　D. 安逸过度　　　E. 饮酒过度

二、简答题

1. 风邪的性质及其致病特点有哪些？

2. 七情内伤的致病特点有哪些？

3. 瘀血是怎样形成的？其致病特点有哪些？

4. 诸多损美性疾病，其基本病机有哪些方面？

中　篇

中医美容学的中医基本方法

- ⭐ 临床诊法
- ⭐ 临床辨证
- ⭐ 治则与治法

第六章 临床诊法

⭐ **目标要求**

掌握：全身望诊的望神、望色的意义；神的表现类型；五色主病；望皮肤及其意义。

熟悉：望形态、望头面、五官等及其意义；闻诊、问诊、按诊的主要内容。

了解：舌诊、脉诊。

诊法是中医诊察疾病、收集病情资料的基本方法，包括望、闻、问、切四个方面的内容，简称"四诊"。望诊，是医生通过观察患者整体神、色、形、态的变化和局部表现以及排出物的形、色、质、量改变等情况，以了解病情，察知疾病的方法；闻诊是医生通过听患者发出声音的变化，及嗅闻患者身体散发出的异常气味等，以辨别病情的方法；问诊是医生通过询问患者及其陪诊者，获取此次就诊疾病的症状、发病经过及相关情况等资料，以辨别病情的方法；切诊是通过切按患者体表动脉搏动状况和触按患者身体有关部位，以了解病情的方法。望、闻、问、切四种诊法，各有其特定的作用，不能相互取代，欲对疾病作出全面正确的判断，必须将四诊有机地结合起来，即所谓"四诊合参"。

人体是一个有机的整体，脏腑形体官窍通过经络相互联系，协调配合，维持机体整体生理活动的协调平衡。色彩、形象、声音、动作和气味等既是机体整体功能活动的外在表现，也是构成人体美的基本要素，中医的四诊涵盖了对这些美的要素的观察与分析，中医美容临床诊法就是通过对四诊收集的资料的分析，判断外在损美性病变的内在机制，并以此为依据来选择相应的美容方法。因此四诊既是一段诊病过程，也是一种医学人体审美活动。

第一节 望诊在中医美容学中的应用

望诊，是医生运用自己的视觉，对患者体表等进行有目的的观察，以测知病情的方法。中医理论认为，人体是一个有机的整体，人体的外部，特别是面部、舌等与脏腑的关系最为密切，局部的病变可以影响到全身，而体内气血、脏腑、经络等病理变化，必然会在其体表相应的部位反映出来。因此通过对体表的观察，作为分析体内病变的客观依据。判断美之与否首先来源于人的视觉感受,损美性病变多以体表的异常改变为主,故望诊在中医美容学中具有特殊意义。中医美容的望诊主要观察病人的神色形态、头面官窍、皮肤爪甲等。

望诊内容包括全身望诊(望神、望色、望形态)和局部望诊(望头面五官、望皮肤、望爪甲)。

一、全身望诊

全身望诊主要是望神、色、形态。形,指形体脏腑等有形之物;神,指"精神"(或"神气")、"神志"(或神识),七情活动、精神状态;色,指皮肤的颜色。人既要有健康的形体姿态、亮丽的皮肤色彩,又要有健康适度的神志表现。中医美容强调辨证地对待外在的形体美与精神美,形神俱美是中医美容追求的最高境界。这也是中医学强调的形神统一的具体体现。

(一) 望神及其意义辨证

望神是通过观察人体生命活动的整体表现以判断病情的方法。神的概念有广义和狭义之分,广义之神是指人体生命活动的总称,是对人体生命现象的高度概括,通常称作"精神"或"神气";狭义之神是指人的思维、意识和情志活动,通常称作"神识"或"神志"。神具体反映在人的目光、面色、表情、神识、言语、体态等方面,这是望神的主要内容。由于心主血藏神,其华在面,五脏六腑之精气皆上注于目,故人的面部色泽、精神意识及眼神为望神之重点,尤其是诊察眼神的变化。

1. 得神　得神即"有神",是精足神旺的表现。其临床表现为目光明亮,面色荣润,语言清晰,神志清楚,表情自然,形体壮实匀称,肌肉丰满,反应灵敏,动作灵活。提示正气充足,精气充盛,体健神旺,机体功能正常,为健康的表现,或虽病而精气未伤,病轻易治,预后良好。

2. 少神　少神即神气不足,是轻度失神的表现。其临床表现为精神不振,目光暗淡无神,思维迟钝,面色淡白无华,少气懒言,肌肉松软,是精气不足的表现。其表示正气已伤,脏腑功能不足。多见于虚证或疾病恢复期的患者,亦可见于体质虚弱者。

3. 失神　失神又称"无神",是精亏失神或邪盛失神的重病表现。

(1) 精亏失神:临床表现为两目昏蒙呆滞,面色晦暗暴露,精神萎靡,意识模糊,表情淡漠,手撒尿遗,形体羸瘦。提示:精气大伤,机能严重衰减,多见于慢性久病、重病患者,预后不良。

(2) 邪盛失神:临床表现为壮热烦躁,四肢抽搐,或神昏谵语,循衣摸床,撮空理线,或猝倒神昏,不省人事,两手握固,牙关紧闭,两目上视,口吐涎沫。提示:邪气亢盛,机体功能严重障碍,多见于急性病人,亦属病重。

4. 假神　假神是久病或重病之人出现精神暂时"好转"的虚假表现,为临终前的预兆。是精气极度衰竭的表现。临床多表现为:原本精神极度衰颓,意识不清,声低气弱,懒言少食,突然精神转佳,语言不休,颧红如妆,食欲增加。提示正气将脱,精气衰竭,阴不敛阳,虚阳外越，阴阳即将离决，常是重病病人临终前的征兆。古人将此比作"回光返照"或"残灯复明"。

5. 神乱　神乱即神志失常错乱。临床常表现为焦虑恐惧、狂躁不安，或淡漠痴呆，或猝然昏倒等，常见于癫、狂、痴、痫等病证。

望神对精神美的评定具有重要意义，神是美的灵魂，有神则美；少神则缺乏活力之美；失神、假神为缺乏生机则无从谈美。

(二) 望色及其意义

望色，又称"色诊"，是通过观察人体皮肤的色泽变化来诊察病情的方法。包括观察病人面部及全身皮肤的颜色和光泽。皮肤的颜色主要反映气血盈亏和运行的变化，而皮肤的光泽则主要反映脏腑精气的盛衰情况。故望色可推测脏腑气血的盛衰，辨别疾病的性质，判断疾病的预后。

中国人属亚洲黄种人，人的正常面色为红黄隐隐，明润含蓄。所谓明润，就是明亮润泽；含蓄，就是面色隐现于皮肤之内，而不特别暴露。但由于体质不同，以及季节、气候、环境的变化，面色可有偏红、偏黑或偏白的差异，但只要明润光泽，都属于正常面色。

病色指人体在疾病状态时的面部色泽。病色的特点是晦暗、暴露。晦暗，即面部皮肤枯槁晦暗而无光泽，是脏腑精气已衰，胃气不能上荣的表现；暴露，即某种面色异常明显地显露于外，是病色外现或真脏色外露的表现。

人体在疾病状态下可表现出各种面部色泽，其主要表现有青、赤、黄、白、黑五色。根据五行属性归类，五色与五脏的对应关系是"青为肝，赤为心，白为肺，黄为脾，黑为肾"，病理性五色分别见于不同的脏腑和不同性质的疾病，故又称"五色诊"。需要注意的是：病理状态下的五色，实际上是以某一种颜色为主的混合色，任何单一之纯青、纯赤、纯黄、纯白、纯黑是不可能见到的，所以临证时需首先判定出患者是以何色为主的病色。

1. 青色　主寒证、痛证、瘀血、惊风、肝病。青色为气血不通，经脉瘀阻所致。

常见于面部、口唇、爪甲、皮肤等部位。面色见青白、青紫或青黑晦暗，多主寒、痛、瘀。多因外感寒邪，寒性凝滞，气血不畅，或阳气亏虚，气血瘀滞，经脉不利，临床多伴有疼痛。小儿眉间、鼻柱、唇周发青，多属惊风，因热闭心神，外引筋肉，面部脉络血行瘀阻所致。面色青黄(又称苍黄)，多属肝郁脾虚，因肝气不舒，横逆乘脾，脾虚不运所致，可见于腹痛、泄泻病人。

2. 赤色　主热证。赤色为脉络热盛，热迫血涌，血液充盈所致。

常见于颜面、唇、舌、皮肤等部位。热证有实热、虚热之分。前者多因外感风热，或过度日晒，或五志化火，或脾胃积热，或痰热壅盛等所致，常伴有烦躁，口干渴，便秘尿黄，舌红苔黄，脉数，多见于伤寒阳明经证和温病气分证。后者多因阴液亏损，阴虚火旺，虚火上炎等所致，常伴有午后两颧潮红，五心烦热，舌红苔少，脉细数，属阴虚证。

3. 黄色　主脾虚、湿证。多与脾胃气虚，气血不足，脾虚湿蕴有关。

面色萎黄无华者，多属脾胃虚衰，水谷精微不足，气血生化无源，肌肤失养所致；面黄虚浮者，多属脾虚湿蕴，水湿内停，泛溢肌肤所致。面目一身俱黄者，为黄疸：其中面黄鲜明如橘皮色者，属阳黄，乃湿热熏蒸肝胆所致；面黄晦暗如烟熏色者，属阴黄，乃寒湿为患。

4. 白色　主虚证(包括血虚、气虚、阳虚)、寒证、失血。病人面白乃阳气虚衰，血行无力，脉络空虚，气血不荣所致。

多表现为颜面、口唇、舌及皮肤、爪甲、目眦等部位。面色淡白无华，唇、舌色淡者，多属血虚证或失血证。因血液不足，面部失养所致；面色苍白或苍白虚浮者，多属阳虚、或阳虚水泛证。因阳气虚衰，水寒不化，泛溢肌肤所致；面色苍白，多属亡阳、气血暴脱或阴寒内盛证。因阳气暴脱、脱血气夺，气血不荣于面所致；外感寒邪，面部脉络收缩而凝滞，亦可见面色苍白；面部斑片状白色，应警惕白癜风病。

5. 黑色　主肾虚、寒证、水饮、血瘀。黑色为阳虚寒盛、气血凝滞、水饮停留，或经脉肌肤失养所致。

面黑暗淡或黧黑者，多属肾阳虚。因阳虚火衰，水寒不化，浊阴上泛所致；面黑干焦，多属肾阴虚。因肾精久耗，阴虚火旺，虚火灼阴，面部失荣所致；眼眶四周发黑，多见于肾虚水饮内停或寒湿下注之带下；面色黧黑，肌肤甲错，属血瘀证。多由瘀血日久渐致。

五色主病，虽有上述规律，但临床不可过分拘泥，应综合诊察。面部色泽改变，除见于脏腑气血的病变外，还可由其他一些原因导致，如食物或药物中毒，或生活、工作环境缺氧均可出现面色青紫；长期接触煤焦油、铝铅制品、化妆油彩等物品，可使面部皮肤变黑；面部皮肤过敏、阳光照射过多及饮食辛辣可使面色变红等等。

(三) 望形态及其意义

望形态是指通过观察病人形体与姿态的异常变化来诊察病情的一种方法，是望诊的主要内容之一，备受历代医家所重视。

人之五脏与五体(皮、肉、脉、筋、骨)在组织结构、生理功能、病理变化方面联系密切。人体是以五脏为中心内外相应的有机整体，形体强弱、动静变化，均与脏腑精气盛衰及气血运行密切相关。内盛则外强，内衰则外弱。故观察病人形态异常的不同表现，可以了解脏腑的虚实、气血的盛衰、正邪的消长、病势的顺逆和邪气之所在。

1. 望形体　指望形体的强弱、胖瘦。

(1) 形体强弱：强壮的标准应当是体魄俱健，因此，观察形体强弱时，应将形体的外在表现与神的衰旺等综合起来加以判断，才能得出正确的结论。

① 体强：指身体强壮。一般表现为骨骼粗大，胸廓宽厚，肌肉壮实，皮肤润泽，筋强力壮等。说明内脏坚实，气血旺盛，抗病力强，不易生病，有病易治，预后较好。

② 体弱：指身体虚弱。一般表现为骨骼细小，胸廓狭窄，肌肉瘦削，皮肤枯槁，筋弱无

力等。提示内脏脆弱，气血不足，抗病力差，容易患病，有病难治，预后较差。

(2) 形体胖瘦：胖和瘦非皆病态，因此，观察形体胖瘦时，应将其胖瘦与气的盛衰(主要表现为精气的盛衰和脏腑功能的强弱)等综合起来进行判断。

① 肥胖：指体重超过正常标准的 20% 以上。其体形特征是头圆颈短，肩宽胸厚，大腹便便，肌肤丰满。若胖而能食，精力充沛，为形气有余，是健壮的标志；若食少反胖，神疲乏力，则属形盛气弱，并非健康。多因嗜食肥甘，痰湿脂膏积聚所致。故有"肥人多痰"、"肥人湿多"之说。

② 消瘦：指体重低于正常标准的 10% 以上。其体形特征为头长颈细，肩窄胸平，腹部肉瘦。若形体较瘦，能食有力，无异常表现者，并非病态；若形瘦食少，是中气虚弱，气血亏虚；若食多反瘦，多为中焦有火。由于消瘦者多表现有阴虚火热之象，故有"瘦人多火"之说。若久病卧床不起，骨瘦如柴，多为脏腑精气衰竭，气液枯涸，当属病危。

2. 望姿态　主要观察病人坐、卧、立、行等姿势动态变化和异常动作等情况，通过外在反应推测体内脏腑的病理变化。

总的来看："阳主动，阴主静"，喜动者属阳证，喜静者属阴证。健康人运动自如，动作协调，体态自然。而患病者则常因机体的阴阳盛衰和病性的寒热虚实不同而被迫采取不同的体位、姿势和动态以缓解其不适感。

姿势动态的异常：坐而仰首，呈端坐呼吸状，常见于哮病、肺胀、气胸等；坐而喜俯，少气懒言，多见于喘证中之虚喘者。仰卧伸足，掀衣去被，多属实热证；蜷卧缩足，喜加衣被，多属虚寒证。站立不稳，其态如醉，多属肝风内动或脑神病变；两手护腹，俯身前倾，常见于腹痛患者。以手护腰，弯腰曲背，行动艰难，多为腰腿病；行走时身体左右摇摆似鸭行，见于佝偻病。

肢体动作异常：唇、睑、指、趾等不停颤动，见于外感热病者，多为动风先兆，或见内伤虚证者，为气血不足，筋脉失养，虚风内动之征；肢体筋脉弛缓，软弱无力，不能随意运动，或伴有肌肉萎缩者，见于痿证；关节拘挛，屈伸不利者，多属痹病。

因此，观察病人的动静姿态和异常体位动作有助于某些疾病的诊断，尤其是具有特征性的姿势动态和异常动作。

二、局部望诊

局部望诊是在全身望诊的基础上根据病情和诊断的需要，对病人的某些局部进行深入细致的观察，以有助于了解整体的病情。头面、五官(耳、目、口、鼻、舌)及皮肤是人体最重要的外貌特征之一，是医生最先和最容易观察到的部位。由于外在的五官与内在的五脏关系密切，所以，望头面五官可以特异性地察知体内脏腑的病变情况。

（一）望头面与发及其意义

肾藏精，精生髓，髓聚于脑；五脏六腑之精气皆可上荣于头面，血脉荣于面；发为肾之华、血之荣，所以望头面与头发，主要可以了解心、脑、肾及气血盛衰之状况。

1. 望头面　主要是望头形及颜页。

(1) 头形过大或小均为异常，伴有智力发育不全，多属肾精亏损；囟门陷下或迟闭，多为先天不足或津伤髓虚。

(2) 面肿者，或为水湿泛滥，或为风邪热毒，多见于水肿病。

(3) 腮肿者，一侧或两侧腮部以耳垂为中心肿起，边缘不清，按之有柔韧感及压痛者，为痄腮，多由风温毒邪，郁阻少阳所致，常见于儿童。

(4) 口眼歪斜者，其病多在阳明，口眼歪向健侧，肌肤麻木不仁，目不能合，口不能闭，饮食言语不利，多为风邪中络所致；兼半身不遂者，多为中风，为肝阳化风，风痰阻络所致。

(5) 面肌时有抽动，可见于精神郁闷，多愁善感，肝气郁结的女性，发病前多有明显的精神刺激史。

(6) 面部皱纹与年龄不符则提示早衰，与先天禀赋或全身性慢性疾病以及风吹日晒等因素有关。

2. 望发　头发的生长与肾气和精血的盛衰关系密切，故望发主要可以诊察肾气的强弱和精血的盛衰。正常人发黑稠密润泽，是肾气充盛、精血充足的外在表现。

望头发应注意其颜色、疏密、有无脱发及脱发的特点等，其异常表现主要有：

(1) 发黄干枯，稀疏易落者：多属精血不足，可见于大病后或虚损病人；小儿头发稀疏发黄，生长迟缓，多因先天不足，肾精亏损所致；小儿发结如穗，枯黄无泽，多属于疳积；此外，频繁的洗、烫、染发也是造成毛发焦枯、发黄的常见原因。

(2) 青少年发白无其他症状者：一般不作病论，但伴有失眠、健忘、耳鸣、腰酸等症时，则属神劳血伤，多见于肾虚或劳累过度，精神紧张之人。

(3) 发脱：头发突然呈片状脱落，显露圆形或椭圆形光亮头皮者，称斑秃，多为血虚受风所致；青壮年头发稀疏易落，兼眩晕、健忘、腰膝酸软者，为肾虚；头皮发痒、多屑、多脂，则为血热化燥所引起。

若因年龄、遗传或种族原因引起的白发、黄发、脱发等属生理现象。

（二）望五官及其意义

望五官是通过观察头面器官：目、舌、口、鼻、耳等的异常变化，以察知疾病的方法。五官为五脏之苗窍，又称"五官七窍"。五官诸窍的功能活动受五脏的支配和影响，故脏腑病变可反映于相应官窍。

1. 望目　望目应重点注意观察两眼的目神、目色、目形和目态的异常改变。其中望目神部分于"望神"中已述，故此处不再论述。

(1) 目之色泽：指上下眼睑皮肤及白睛的色泽。其异常表现主要有：

① 色赤：目赤肿痛，多属实热证。全目赤肿为肝火或肝经风热上攻；两眦赤痛，为心火上炎；白睛发红，为肺火或外感风热；睑缘赤烂，为脾有湿热。

② 色黄：白睛发黄，为黄疸病的特征性症状，多由湿热或脾虚寒湿内蕴，肝胆疏泄失常，胆汁外溢所致。

③ 色白：目眦淡白，属血虚、失血，因血液亏少不能上荣于目所致。

④ 色黑：目胞色黑，多属肾虚；眼眶周围色黑，常见于肾虚水泛，或寒湿下注等。

(2) 目形：常见有以下几种异常：

① 眼睑浮肿者，见于脾虚水肿、肾虚水泛或风水相搏等证。

② 眼窝凹陷者，多见于剧烈吐泻所致之津伤液脱或气血虚衰较重的病人。

③ 双侧眼球突出，兼喘咳气短者，属肺胀，因痰浊阻肺，肺气不宣，呼吸不利所致，若兼颈前肿块，急躁易怒，则为瘿气，因肝郁化火，痰气壅结所致。

(3) 目态：常见有以下几种异常：

① 羞明流泪者，多为暴风寒热天行赤眼。

② 眼睑下垂：双睑下垂者，多为先天不足，脾肾亏虚；单睑下垂者，多因脾气虚衰，升举无力或外伤所致。

③ 若频跳，伴目干涩时痒，视物昏花者：多由久视或失血过多，致肝血不足，目失濡养。

④ 目睛固定前视者，称瞪目直视；目睛固定上视者，称戴眼反折；目睛固定侧视者，称横目斜视。多属肝风内动之征，常兼有神昏、抽搐等表现，属病重。

2. 望耳　耳与胆、肾的关系最为密切，有"肾开窍于耳"、"手足少阳经脉布于耳"等论述，耳可以反映人的体质禀赋，对容貌的整体美有一定的影响。耳轮宽大厚实，滋润红活，耳垂圆厚下垂者，多素体健康长寿。

① 耳廓瘦小而薄、淡白，是先天亏损，肾气不足。

② 耳轮干枯萎缩，多为肾精耗竭，属病危。耳轮皮肤干枯粗糙、青黑，状若鱼鳞的症状，多见于血瘀日久的病人。

③ 耳廓肿大、红赤，为邪气充盛之象。

3. 望口　主要望唇、齿、龈等。

(1) 唇：脾开窍于口，其华在唇。口唇红润，富于美感，是胃气充足，气血调和之象。

① 唇色淡白，多属血虚或失血，是血少不能上充于唇络所致，见于贫血病人。

② 唇薄色鲜红者，多阴虚火旺；唇色深红，多属热盛，因热盛而唇部络脉扩张，血液充盈所致，见于发热病人；嘴唇红肿而干者，多属热极；口唇呈樱桃红色者，多见于煤气中毒。

③ 口唇青紫，多属血瘀证，主心阳不振，瘀血内阻。

④ 口唇干燥焦裂或开裂出血，为"唇裂"，属津液已伤，多因燥热伤津或阴液亏虚所致，

多见于秋冬干燥季节。

⑤ 口唇糜烂多为脾胃积热，邪热灼伤唇部所致。

⑥ 口唇颤动不能自禁者，多由血虚风燥或脾虚血燥，唇失濡养。

(2) 齿：牙齿洁白润泽者，为肾气充盛，津液充盈之象。红唇白齿，给人以洁净、清晰、健康的美感，是容貌美的条件之一。

① 牙齿色黄而干燥，是热盛伤津所致；牙齿呈黄褐色，为长期饮食不洁或服用某些药物(如四环素)所引起；牙齿枯黄脱落，见于久病者多为骨绝，属病重。

② 齿松、稀疏、齿根外露，多是肾虚或虚火上炎；牙间隙变宽，多见于肢端肥大症。

③ 齿垢黄、口臭者，为脾胃湿热积滞；齿垢不洁，为胃中浊气所结。

(3) 龈：牙龈固护牙齿，色红而津润。

① 牙龈色泽异常改变常见：牙龈淡白，多属血虚或失血，因血少不能充于龈络所致；牙龈红肿疼痛，见于胃火亢盛证，由火灼齿龈所致；牙龈现灰黑点线者，为"铅线"，见于慢性铅中毒。

② 牙龈形态异常改变常见：牙缝出血，此称齿衄，可因外力损伤，或胃腑积热，肝经火盛及阴虚火旺，脉络受损，或脾气虚弱，摄血无力所致；龈肉萎缩，兼龈色淡白者，多是肾虚或胃阴不足；牙龈溃烂，流腐臭血水，甚则唇腐齿落者，称为牙疳，多因外感疫疠之邪，积毒上攻所致。

4. 望鼻　鼻为肺窍，鼻位于面部五官中央，对容貌影响很大。如鼻梁端直，印堂平阔，山根连印，鼻准丰隆，鼻色明润，鼻黏膜淡红润泽，乃健康、体壮之象。如鼻头生疮而红肿者，多是胃热或血热；鼻端及两翼皮肤发红，并有红色粉刺者，称为酒齇鼻，多因肺胃蕴热，使血瘀成齇所致；鼻部色斑多为雀斑或为黄褐斑，鼻周皮疹多为粉刺。

5. 望舌　望舌是通过观察舌象变化，以测知体内病变的方法，简称舌诊。舌诊是中医特色诊法之一，在诊断学中占有十分重要的地位，也是中医美容辨证论治的重要依据之一。

舌通过经络与脏腑的联系紧密，脏腑的精气可上荣于舌，脏腑的病变也必然影响精气的变化而反映于舌象，所以，观察舌象的变化，可以测知脏腑的功能状态及病理改变。其中心、脾胃、肾与舌的关系最为密切。

古人经过长期的临床实践总结，还将舌体划分为舌尖、舌中、舌根、舌边四个部分，分别分属于心肺、脾胃、肾、肝胆，但临床不拘泥于此，并应结合闻诊、问诊和刮揩等方法进行全面诊察。望舌需要注意的是：一是要光线充足，以自然光线为佳，患者取坐位或仰卧位。二是病人伸舌时要自然，将舌伸出口外，舌尖略向下，充分暴露，便于观察。如伸舌过分用力，舌体紧张卷曲，或伸舌时间过久，都会影响舌体血液循环而引起舌色改变，或干湿度变化。三是望舌的顺序是先观察舌质后观察舌苔，由舌尖渐至舌根。四是要注意某些食物和药物会使舌色改变、舌苔染色，需与舌的真实颜色区分开来。五是望舌时要考虑到不同的年龄与体质的差异，舌象也可呈现不同的情况。六是舌象常随季节、时间的改变而稍有变化。

望舌主要观察舌质和舌苔两个方面。舌质(舌体)是指舌的肌肉脉络组织，为脏腑气血盛衰的外在表现；舌苔是指舌面上附着的一层苔状物，为胃气、胃阴上蒸而成。

正常舌象具体特征是：舌体柔软灵活，大小厚薄适中，舌色淡红鲜明；舌苔薄白均匀，干湿适中，简称"淡红舌，薄白苔"。

(1) 望舌质(体)：主要观察舌质的颜色、形状、动态等方面的变化，以测知脏腑的虚实、气血的盈亏。

① 望舌色：即观察舌质的颜色。一般分为淡红、淡白、红、绛、瘀斑、青紫6种。

淡红舌：舌质淡红明润。为气血调和的征象，常见于正常人。病中见之者，多属病轻。

淡白舌：舌色较正常浅淡，甚至全无血色。主阳虚、气血两虚。淡白而润，兼舌体胖嫩，多属阳虚证；舌色淡白而舌体瘦薄者，属气血两虚证。

红舌：舌色较正常红，甚至呈鲜红色。红舌可见于整个舌体，亦可只见于舌尖、舌边，主实热、阴虚。舌尖红是心火上炎；舌边红为肝胆有热。若舌红而干或起芒刺，或兼黄厚苔的，多属实热证。若鲜红而少苔，或光红无苔，则属阴虚证。

绛舌：多由红舌进一步发展而来，舌色较红舌颜色更深，或略带暗红色。主里热亢盛、阴虚火旺。

瘀斑舌：舌上有青紫色之瘀点或斑点。多为瘀血内阻，因瘀血阻滞于某局部，或局部血络损伤所致。

青紫舌：全舌舌质呈现青紫色。亦为瘀血内阻，其病多是全身性血行瘀滞。

② 望舌形：即观察舌质的形状，主要包括舌质的老嫩、胖瘦、芒刺、裂纹等。

老、嫩舌：舌质纹理粗糙或皱缩，坚敛而不柔软，舌质暗红者，为苍老舌；舌质纹理细腻，浮胖娇嫩者，为娇嫩舌。老舌多属实证；嫩舌多见于虚证。

胖、瘦舌：舌体比正常舌大而厚，伸舌满口，称为胖大舌；舌体比正常舌瘦小而薄，称为瘦薄舌。胖大舌多主水湿内停，或痰湿热毒上泛；瘦薄舌多主气血两虚、阴虚火旺。

芒刺舌：舌乳头增生、肥大，突起如刺。多属热邪亢盛。芒刺越大、越多，热邪越重。

裂纹舌：舌面上出现各种形状的裂纹、裂沟，深浅不一，数目不等。舌质红绛而有裂纹者多属热盛；舌质淡而有裂纹者多属气阴不足。亦可见于少数正常人。

齿痕舌：舌体边缘见牙齿的痕迹，多伴舌体胖大。主脾虚、水湿内盛证。

③ 望舌态：即观察舌体的动态。舌体伸缩自如，运动灵活，为正常舌态。望舌态主要观察舌体有无震颤、痿软、强硬等。

震颤舌：舌体震颤抖动，不能自主。为肝风内动的征象。可因热盛、阳亢、阴亏血虚所致。

歪斜舌：伸舌时舌体偏歪于一侧，多为中风病或中风先兆。

痿软舌：舌体软弱无力，不能随意伸缩回旋。多见于伤阴或气血俱虚。

强硬舌：舌失柔和，屈伸不利，或不能转动，板硬强直。多见于热人心包，或为高热伤津，或为风痰阻络所致。

吐弄舌：舌伸出口外者为"吐舌"，舌在口中摇动不停为"弄舌"。主心、脾两经热证。吐弄舌亦可见于小儿智力发育障碍。

短缩舌：舌体卷缩不能伸长，多为病情危重的征象。

(2) 望舌苔：主要通过对舌苔颜色、质地等进行观察，以了解胃气的强弱、病邪的寒热、病位的深浅等。

① 望苔色：即观察舌苔的颜色。主要分为白苔、黄苔、灰黑苔 3 类。

白苔：舌面上附着的苔垢呈现白色。白苔有厚薄之分，苔白而薄，是薄白苔，为正常舌苔，病中多主表证、寒证、湿证，亦可见于热证；苔白而厚，是厚白苔，白而厚腻主寒湿证。

黄苔：舌苔呈现黄色。主热证、里证。根据苔黄的程度，有淡黄、深黄、焦黄之分。一般来说，苔色愈黄，说明热邪愈甚。淡黄为微热，也常见于外感风热表证或风寒化热；深黄热较重；焦黄热更重；黄而干为热伤津；黄而腻则为湿热。外感病，苔由白转黄，为表邪入里化热的征象。

灰黑苔：苔色浅黑为灰苔，苔色深黑为黑苔。二者只颜色深浅不同，常并称为灰黑苔；主邪热炽盛，或阴寒内盛。灰黑苔多由黄苔或白苔发展而成，多在病情危重时出现。

② 望苔质：

薄、厚苔：舌苔的厚薄，以"见底"和"不见底"作为衡量标准。透过舌苔能隐隐见到舌体者，称为薄苔；不能透过舌苔见到舌体者，称为厚苔。主要反映邪正的盛衰和邪气之深浅。凡舌苔由少变多、由薄变厚，一般都说明邪气渐盛，主病进；反之，舌苔由多变少、由厚变薄，则说明正气渐复，主病退。

润、燥、滑苔：舌苔润泽有津，干湿适中，不滑不燥，称为润苔。舌面水分过多，称为滑苔。舌苔干燥，扪之无津，甚则舌苔干裂，称为燥苔。主要反映体内津液的盈亏和输布情况。润苔表明津液未伤；无苔干燥为体内津液已耗；而滑苔则表示体内有湿邪停留。

腐、腻苔：苔质致密，颗粒细小，融合成片，如涂有油腻之状，揩之不去，刮之不脱，称为腻苔。苔质疏松，颗粒粗大，形如豆腐渣堆积舌面，揩之易去，称为腐苔。腻苔主湿浊、痰饮，为痰饮、湿浊内阻，停积舌面所致。腐苔主食积、痰浊，为阳热蒸腾胃中腐浊之气上泛所致。

剥落苔：舌苔全部退去，以致舌面光洁如镜，称为光剥舌。若舌苔多处剥落斑驳，称为花剥苔。一般主胃气不足，胃阴枯竭，胃气大伤，病属危候。光剥舌是胃气大虚之征，花剥苔是胃之气阴两伤所致。

(三) 望皮肤及其意义

皮肤为一身之表，内合于肺，卫气循行其间，为机体的屏障。望皮肤，主要注意各类皮肤的性质差异，观察其肤色及皮损状况。

1. 肤质分类　美容临床常根据皮脂及水分含量的不同，把皮肤分为中性、干性、油性、混合性皮肤四种类型。

(1) 中性皮肤：皮肤红润有光泽，皮纹细腻光滑，毛孔和汗孔小而不明显；不油腻，不干燥，富有弹性。中性皮肤多见于尚未发育成熟的少年男女和身体健康的成年人，是阴阳平衡，五脏协调，气血条达，七情平稳，饮食合理，二便通畅的表现。

(2) 干性皮肤：肤色或淡或暗，无光泽，皮纹细腻，缺乏弹性；皮肤薄而干燥，易起皮屑及皱纹，易生色斑及过敏，不耐风吹日晒。干性皮肤多是皮肤失养的表现。

(3) 油性皮肤：肤色常偏深，有光泽，纹理不细，毛孔粗大，弹性良好，皮肤油腻不清爽，易生面游风和粉刺。多见于素体脾胃健运，身体健康者，或喜食肥甘，酿湿生热者。

(4) 混合性皮肤：较多见，为干性与油性皮肤的混合。在面部，油性皮肤常呈"T"形分布，即前额、鼻部皮肤呈油性，而眼部、面颊及下颌处皮肤为干性。

2. 皮肤损害　主要有斑、疹、脱屑、皲裂、肌肤甲错、瘢痕、疣、疮疡等。

(1) 斑：局限性皮肤颜色改变，抚之不碍手，不隆起，不凹陷，大者呈斑片状，小者呈斑点状。根据斑的颜色，可分以下几种：

① 红斑：凡皮肤上出现红色改变，平摊于皮下，扪之不碍手者，临床多见以下证型，一血热风燥：发病较急，多见于肘膝关节伸侧、头皮、躯干。初起见红色或鲜红斑点，可逐渐扩大成片，其上叠起银色鳞屑，层层剥离，剥之出血，多有瘙痒，伴心烦易怒，口舌干燥，大便干结，多因心绪烦乱，饮食失节，食腥发动风之品。二风邪外束：多发于春秋季，见于胸背上肢及腹部，先有一个母斑，逐渐增多，中有细小白屑，数日后，颈及膝部可见多个玫瑰红色斑点，大小不等，对称分布，瘙痒。三脾不统血：常见下肢出现针尖至榆钱大小淡红色斑点，病程长，反复发作。四阴虚火旺：斑色鲜红如妆，多呈钱币形或蝴蝶形，对称分布于两颊、颧部、鼻部、耳、口唇、头发、手背等处。兼见五心烦热，口咽干燥，目眩发落等。

② 紫斑：指皮肤上出斑点状的紫色改变，平摊于皮肤之下，抚之不碍手，临床上多见以下证型，一湿热下注：常见于青年女性，多发于两下腿或股部，呈紫色或紫红色，伴有梅核大小硬结，触之疼痛。周围可有轻度肿胀，硬结消退后多不留痕迹。二血热妄行：以青年为多见，骤然发病，紫斑发无定处，以双下肢伸侧多见，时有轻度瘙痒，压之不褪色，分批出现，有时微突皮面。多因素有风邪，风热相搏，迫血妄行，或食腥发动风之品所致。三瘀血阻滞：呈紫色或紫褐色，自幼或青春期发病，无明显诱因，有家族史，进展缓慢，无全身症状。四寒凝血滞：好发于面部、鼻部、耳廓、手足部，冬重夏轻，多见于青年女性。五脾不统血：皮损紫暗平塌，病程长，反复发作，伴脾虚或慢性出血。六脾肾阳虚：以下肢为多见。紫斑如榆钱或粟米粒大小，色淡而互不融合，伴形寒肢冷，大便溏薄，小便清长，面色苍白等，每因寒冷或劳累则发作或加重。

③ 白斑：指皮肤出现点片状白色改变，抚之不碍手。临床常见以下证型，一气血失和：多呈圆形，逐渐扩展，中心可有点状肤色加深，边缘不整，界限清晰，进展缓慢，好发于面颈、脐周、前阴等，可伴有心情抑郁或烦躁，失眠多梦，胁肋胀满，月经不调等。二暑湿郁肤：多在夏令，发于颈、腋、胸、背、四肢伸侧，呈白色或灰白斑点或斑片，近圆形，西瓜子大小，表面微亮，微痒，搔抓后有细糠样白屑。三虫积白斑：好发于儿童面部。初起大小不等，呈圆形或椭圆形，白色或灰白色，边缘不清，表面略干燥，上覆细糠样白屑。多因虫积内生，气血暗耗所致。

④ 褐斑：指皮肤出现点片状褐色斑，不高于表皮，常见于"黄褐斑"、"雀斑"、"鼜黑斑"等色素沉着性病证。临床常见以下证型，一肝郁气滞：点状或片状，边界清晰，边缘不整，以颜面、目周、鼻周多见。多因七情失调，伴有烦躁易怒，胸胁胀满，月经不调等。二湿热内蕴：多发于前额、颜面、口唇、鼻部、边界不清。常伴皮肤油腻，脘闷，身重，苔腻等，多因过食油腻肥甘、辛辣之品所致。三阴虚火旺：多见于鼻、额、面颊部，色淡褐或深褐色，呈点状或片状，大小不定，边界清楚，边缘不整。伴五心烦热，头晕耳鸣，腰膝酸软等。

⑤ 黑斑：指皮肤上出现点状、网状、片状的黑斑，平齐于皮肤，抚之不碍手，其色较褐斑色重而浓，又称"面尘"。临床常见以下证型，一肝郁气滞(严重)：斑形表现类似于褐斑，其色晦黄或淡黑。二脾虚不运：黑斑多见于前额、面颊、前臂、腋窝，成片出现。伴有纳呆神疲，腹胀便溏，舌有齿痕等。三肾阴不足：多见于面颊、前额、颈、手背、前臂、脐等处，如针尖、粟粒大小。伴有腰膝酸软，五心烦热，口燥咽干，舌红少苔，脉细数等。

(2) 疹：是较小的局限性、隆起性、实质性皮肤损害，芯实饱满，大如豆瓣，小如粟粒，高出皮肤，摸之碍手，压之褪色。

① 风疹：疹形细小稀疏，稍稍隆起，其色淡红，瘙痒不已，时发时止，身有微热或无热。本病是临床上常见的一种皮肤疾患，多由风热时邪所致。

② 隐疹：皮肤出现大小不等的风团，剧痒，搔之则起连片大丘疹，或如云片，时隐时现，高起于皮肤，色淡红带白。多因湿热内蕴，复感风寒，郁于皮腠而发，或由于对某些物质过敏所致。

(3) 脱屑：即皮肤表面脱落的皮屑，皮屑是皮肤新陈代谢的产物，少量的脱屑是生理现象。病理性的脱屑分干性和油性两种。

① 干性脱屑：可见皮屑细小干燥而色白，层层脱落，属血虚风燥，多因先天禀赋不足，后天脾胃失养，肌肤失其阴血濡润所致；若皮疹为淡红色斑块，表面皮屑不多，附着较紧，呈多层性，搔之表面易剥离，底层附着紧密，剥之有点状出血，基底潮红明显，属血热风燥，多因素体阳盛，或五志化火，心肝蕴热，火热蒸灼血分所致。

② 油性脱屑：皮屑油腻或结成灰色厚痂皮，痂下有轻度渗出，或表面湿润，有时起脓疱，融合成片状，常伴有臭味，多因嗜食肥甘厚味，湿热内蕴，浸淫肌肤所致；脱屑病程长，常

因瘀血和内燥所致。

(4) 皮肤皲裂：是皮肤表面出现大小不一，深浅不等的线状裂口，深者痛甚并可出血，浅者痛轻不出血，患部皮肤干枯粗糙，增厚发硬，抚之碍手。多因肌肤骤被寒冷风燥所逼，致血脉阻滞，肤失濡养而成；或年老体衰，气血不荣所致。也与经常摩擦、压力、浸渍等有关。

(5) 肌肤甲错：指皮肤粗糙、干燥、角化，外观皮肤呈褐色，如鳞甲状，是瘀血内阻的一种外在表现。临床上兼有局部疼痛，身体羸瘦，腹满不能饮食，两目黯黑等症状。

(6) 瘢痕：指皮肤损伤愈合后，组织增生，皮肉高低不平，坚韧而有弹性，呈蟹足状。此病多见于禀赋异常。若瘢痕日久，或气血亏虚则可见瘢痕萎缩，局部皮肤凹陷，柔软松弛而发亮。

(7) 皮肤疣：指皮肤表面的小赘生物，小如粟米，大如黄豆，表面光滑或粗糙，状如帽针头或花蕊，呈正常肤色、淡褐色或黄白色，数目多少不一，少则一个，多则数十个，好发于手足背、掌跖部或头面部，挤压时可有疼痛，碰撞或摩擦时易出血。

(8) 痈、疽、疔、疖：均为发于皮肤体表部位有形可诊的外科疮疡疾患。四者的区别是：凡发病局部范围较大，红肿热痛，根盘紧束者为痈。若漫肿无头，根脚平塌，肤色不变，不热少痛者为疽。若范围较小，初起如粟，根脚坚硬较深，麻木或发痒，继则顶白而痛者为疔。起于浅表，形小而圆，红肿热痛不甚，容易化脓，脓溃即愈为疖。

(四) 望爪甲及其意义

正常甲的形态呈弧形微屈的椭圆球面，红润含蓄，厚薄适中，坚韧不脆，光滑润泽，月痕清晰，甲皱整齐，甲体无嵴棱沟裂，无瘀点瘀斑，轻压指甲，松后红润如故。正常爪甲反映脏腑调和，气血流畅，健康无病。

如爪甲淡白无华，乃气血亏虚之象；色苍白者为虚寒；色黄，多见于黄疸病或有吸烟史者；色青，多属寒证，痛证；色紫青、青黑或见瘀点瘀斑，多属血瘀证。如甲板扁平失去生理上凸弧度而反凹者，称为"反甲"或"匙形甲"，多见于气血亏虚，肝血不足；指端粗大如蒜头，指甲增宽增大，向指尖弯曲，呈球面状，称"蒜头甲"、"鼓槌指"，多因气血瘀滞，血行不畅而致；爪甲粗厚，指趾爪甲远端或边缘日渐增厚，甲体表面失去光泽，呈灰白色，表面高低不平，粗厚枯槁，甲板下生污黄色斑，多伴有足癣，也称"灰指甲"。嵴棱是由甲根向远端起纵行嵴棱，甲面凹凸不平，多因肾阴不足、肝阳上亢，或气血亏虚，或甲床损伤所致。

第二节　闻诊在中医美容学中的应用

闻诊是医者通过听觉和嗅觉辨别由病体发出的各种异常声音和气味，以诊察病情的方法。包括听声音和嗅气味两个方面。听声音包括诊察了解病人的语声、语言、呼吸的异常以及咳嗽、呕吐、呃逆、嗳气等各种声响。嗅气味包括嗅病体与排出物的气味。常以此判断出脏腑的生理和病理变化，为辨别疾病的虚实寒热提供依据。

一、听声音

正常声音的特点为发声自然、声调和谐、柔和圆润、语言流畅、应答自如、言与意符。男性多声低而浊，女性多声高而清；儿童声尖而清脆；老人多浑厚而低沉。

(一) 语声异常

一般语声低调、少气懒言，多为虚证、寒证；语言洪亮，多言而躁动，多为实证、热证。

1. 语声嘶哑　语声嘶哑称为音哑；语而无声者，称为失音。新病音哑或失音者，属实证，多因外感风寒或风热袭肺，或痰湿壅肺所致，即所谓"金实不鸣"；久病音哑或失音者，属虚证，多由阴虚火旺，肺肾精气内伤所致，即所谓"金破不鸣"。

2. 鼾声　鼾声是指熟睡或昏迷时喉、鼻发出的一种声响。是气道不利所发出的异常呼吸声。熟睡鼾声若无其他明显症状，多因慢性鼻病，或睡姿不当所致。体胖、年老之人较常见。若昏睡不醒或神志昏迷的病人鼾声不绝者，多属高热神昏，或中风入脏之危候。

3. 呻吟　呻吟是指病痛难忍所发出的痛苦哼哼声，多为身有痛楚或胀满。呻吟声高亢有力，多为实证、剧痛；久病而呻吟低微无力，多为虚证。

(二) 语言异常

语言异常主要指病人语言表达与应答能力、吐字的清晰流利程度等异常，主要反映心神的病变。常见的语言异常有：

1. 谵语　神志不清，语无伦次，声高气粗，多由热扰心神所致。见于温病热入心包，或阳明腑实证、痰热扰乱心神等病证。

2. 郑声　神志不清，语言重复，语声低弱，时断时续，多属心气大伤，精神散乱之重危虚证。见于多种疾病的晚期、危重阶段。

3. 独语　喃喃自语，见人语止，为精神障碍的表现，多因心气不足，神失所养；或气郁痰阻，蒙蔽心神所致。常见于癫病、郁病。

4. 错语　语言前后颠倒，错乱无序，语后自知，不能自主，多由心气不足，神失所养；或痰浊、瘀血、气郁等阻碍心神所致。常见于久病体虚之人。

5. 狂言　语无伦次，狂躁妄语，为精神错乱的表现，多因痰火扰神所致。多属阳证、实证，常见于狂证、伤寒蓄血证。

6. 语言謇涩　因舌体强硬，运动不灵而致发音困难，言语不清。常与舌强并见，多因风痰阻络所致，为中风先兆或中风后遗症。

(三) 呼吸

呼吸有力，声高气粗，多是热邪内盛，气道不利，属于实热证；呼吸无力，声低气弱，多是肺肾之气不足，属于内伤虚损。

1. 喘　是以呼吸困难，短促急迫，甚者鼻翼煽动，或张口抬肩不能平卧为特征，可见于多种急慢性肺脏疾病。喘在临床辨证时，要首先区分虚实。实喘的特点是发病急骤，呼吸困难，声高息涌气粗，唯以呼出为快，甚则仰首目突，脉数有力，多因外邪袭肺或痰浊阻肺所致；虚喘的特点是发病缓慢，呼吸短促，似不相接续，但以吸入为快者，活动后喘促更甚，气怯声低，形体虚弱，倦怠乏力，脉微弱，多因肺之气阴两虚，或肾不纳气所致。

2. 哮　是以呼吸急促，喉中痰鸣如哨为特征。多反复发作，不易痊愈，往往在季节转换、气候变动突然时复发。哮证要注意区别寒热，寒哮，又称"冷哮"，多在冬春季节，遇冷而作，因阳虚痰饮内停，或寒饮阻肺所致；热哮，则常在夏秋季节，气候燥热时发作，因阴虚火旺或热痰阻肺所致。

3. 少气　呼吸微弱，气少不足以息的，称为"少气"，多因气虚所致。胸中郁闷不舒，引一声长吁或短叹声音的，称为"叹息"(古称太息)，多为肝气郁结之象。

(四) 咳嗽

咳嗽多见于肺脏疾病，由肺失宣肃，肺气上逆所致。咳声紧闷，多属寒湿；咳声重浊，兼痰稀色白，鼻塞不通，多是外感风寒；咳声低，痰多易咯，是寒咳、湿咳或痰咳；咳声清脆，多属燥热；干咳无痰，或咳出少许黏液，是燥咳或热咳。

(五) 呕吐

呕吐是指食物、痰涎从胃中上涌，由口中吐出的症状，是胃失和降，胃气上逆的表现。前人将呕吐分为呕、干呕、吐三种不同情况。以有声有物为呕，有物无声为吐，有声无物为干呕。但临床上三者难以分开，一般统称为呕吐。根据呕吐声音的强弱和吐势的缓急，可判断证候的寒热虚实等。吐势徐缓，声音微弱，吐出物清稀者，多属寒证、虚证。吐势较猛，声音壮厉，吐出黏稠黄水，或酸或苦者，多属热证、实证。

(六) 呃逆、嗳气

呃逆指从咽喉部发出的一种不由自主的冲击声，声短而频，呃呃作响的症状，唐代以前称为哕，后世称呃逆，俗称打呃。嗳气指胃中之气上出咽喉所发出的声长而缓的症状，古代称为噫气。呃逆、嗳气均为胃失和降、胃气上逆所致。

二、嗅气味

嗅气味可以了解疾病的寒热虚实，一般气味酸腐臭秽者，多属实、热；气味偏淡或微有腥臭者，多属虚、寒。疾病情况下，由于邪气侵扰，气血运行失常，脏腑功能失调，秽浊排除不利，腐浊之气由此而生，故可出现口气、汗气、排出物的气味异常。

(一) 口气

口气指从口中发出的异常气味。口中散发臭气者，称为口臭，多与口腔不洁、龋齿、便秘或消化不良有关；口气酸臭，并伴食欲缺乏、脘腹胀满者，多属食积胃肠；口气臭秽，口渴喜饮，牙龈肿痛或口舌生疮，便秘尿赤，多属胃火上炎。

(二) 汗气

汗气是指人体出汗后，汗液散发的气味。正常人出汗量不多不会产生汗气。若汗出量多，衣被不洁则会散发出汗气。足臭为两足有恶臭的汗气，常伴有足癣、水疱、脱皮、瘙痒，甚则溃烂，此为湿盛，或湿热下注所致。

(三) 二便、经、带之气

二便、经、带之气，除要注意了解特殊气味外，还要结合望诊综合判断。大便酸臭难闻者，多属肠有湿热；大便溏泻而腥者，多属脾胃虚寒；大便泄泻臭如败卵，或夹有未消化食物，矢气酸臭者，为伤食，是食积化腐的表现。小便黄赤混浊，有臊臭味者，多属膀胱湿热；尿甜并散发烂苹果样气味，为消渴病；经、带之气臭秽者，多属热证；月经味腥者，多属寒证；带下黄稠而臭秽者，多属湿热；带下白稀而腥者，多属寒湿。崩漏或带下奇臭，并杂见异常颜色，常见于癌症，病情多危重；产后恶露臭秽者，多属湿热下注。

总之，一般认为，凡气味酸腐臭秽者，多属实热证；无臭或略有腥气者，多属虚寒证。

第三节　问诊在中医美容学中的应用

问诊，是医者通过询问患者或陪诊者，了解疾病的发生、发展、治疗经过、现在症状和其他与疾病有关的情况，以诊察疾病的方法。是为辨病与辨证提供诊依据的一种诊法，是医者接触病人、认识疾病的开始，也是诊断疾病的首要方法。

一、问诊的基本方法与主要内容

(一) 问诊的基本方法

问诊时要围绕主诉进行询问。抓住了主诉，就是抓住了主要矛盾，然后围绕主要矛盾进行分析归纳，初步得出所有可能出现的疾病诊断，再进一步围绕可能的疾病诊断询问，以便最终得出确定的临床诊断或印象诊断。问辨结合：边问边辨。门诊时，不是全部问完之后再综合分析的，而是一边问，一边对患者或陪诊者的回答加以分析辨证，采取类比的方法，与相似证中的各个方面加以对比，缺少哪些情况的证据就再进一步询问该方面，可以使问诊的目的明确，做到详而不繁，简而不漏，搜集的资料全面准确。问诊结束时，医生的头脑中就可形成一个清晰的印象诊断或结论。

(二) 问诊的主要内容

1. 问一般情况　内容包括姓名、年龄、性别、婚姻、民族、职业、籍贯、现住址等。一般情况的询问有两方面的意义，一是对患者的诊治负责，便于随访；二是可以了解到某些与疾病有关的资料，作为诊断疾病的参考。

2. 问主诉　主诉是病人感受最痛苦的主要症状或体征及其持续时间。主诉通常是患者就诊的主要原因，也是疾病的主要矛盾。应用一两句话对主诉加以概括，并同时注明主诉自发生到就诊的时间。主诉在疾病的诊断与治疗上都具有重要作用。

3. 问现病史　询问从发病到就诊时病情演变与诊察治疗的全部经过，包括发病的时间与环境、病之新久缓急、病人自己认为发病的原因或诱因、最初的表现、病情演变规律、诊疗过程、曾经何种处理等。如果病程较长，则可按时间顺序、分阶段询问每一阶段的主症、症状的性质及程度、其变化有无规律性、是否存在影响症状的原因或诱因、询问整个疾病过程中进行过哪些治疗、哪些检查、结果如何、治疗过程中有否出现过不良反应等。

4. 问既往史、生活史、家族史　既往史包括既往健康状况，曾患过何种主要疾病。素体健壮者多为实证；素体不足者多为虚证；生活史包括患者的出生地与居留地，生活习惯与饮食嗜好，劳逸起居，工作情况等。生活艰难或安逸，工作操劳或轻松，饮食偏嗜，均对人体的容貌形体有较大的影响；家族史主要是询问病人直系亲属的健康状况，对于诊断某些遗传病和传染病有一定帮助。

二、问现在症状

现在症状是指病人就诊时的全部自觉症状，以及对辨病、辨证有意义的全身情况。通过问诊掌握患者的现在症状，可以了解疾病目前的主要矛盾，并围绕主要矛盾进行辨证，从而揭示疾病的本质，对疾病作出确切的判断。因此，问现在症状是问诊中重要的一环。

(一) 问寒热

寒，即怕冷；热，即发热。寒热的产生主要取决于病邪的性质及机体的阴阳盛衰。一般来讲，感受寒邪多恶寒，感受热邪多发热；机体阳盛则发热，阴盛则寒冷；阳虚生外寒，阴虚生内热；手足背热甚于手足心，恶寒而添衣近火而不减，多为外感，手足心热甚于手足背，畏寒而添衣可减，多为内伤。临床上常见的寒热有以下几种情况：

1. 恶寒发热　疾病初起恶寒与发热同时并见，多属外感表证。

2. 但热不寒　患者自觉发热而不恶寒，据发热的征象分为壮热、潮热、低热。

(1) 壮热：高热不退(体温 39℃以上)，不恶寒，反恶热，常兼多汗、烦渴等症状，多因里热炽盛。

(2) 潮热：发热如潮，按时而发热或按时热甚者。日晡(下午 3～5 点)潮热者，多为阳明腑实证；午后潮热，入夜尤甚，多兼盗汗、颧红者，多属阴虚潮热；午后热甚，身热不扬，伴头身困重，多属湿温潮热。

(3) 低热：又称微热，较正常体温稍高，或仅患者自觉发热而体温并不高。可见于气虚、气郁、阴虚发热等证。

3. 但寒不热　病人只觉畏寒而不发热,常兼形寒肢冷。可见于外感病初起尚未发热之时,或者寒邪直中脏腑经络,以及内伤阳虚证等。

（二）问汗

汗是由津液所化生,在体内的津液,经阳气蒸发从腠理外泄于肌表则为汗液。问汗应询问汗之有无、汗出的时间、部位、汗量多少,以及兼症等。

1. 表证辨汗　表证是病位在肌表,表证有汗、无汗,可反映感受外邪的性质和正气的盛衰。表证无汗,多见外感寒邪;表证有汗,多属外感风邪、热邪。

2. 里证辨汗　主要有以下几种病症。

(1) 自汗:经常汗出不止,活动后更甚,多属气虚、阳虚,卫阳不固所致,常伴神疲、乏力、气短等症。

(2) 盗汗:入睡汗出,醒则汗止,多属阴虚。阴虚不敛阳,津随阳泄而为汗,常伴五心烦热、失眠、颧红等症。

(3) 头汗:汗出仅限于头部,多由上焦邪热或中焦湿热郁蒸所致。前者常见烦渴,苔黄;后者常见身重倦怠,小便不利等。

(4) 手足心汗:手足心汗出较多者,多属脾胃之热。心胸部汗出较多,伴食少、神疲、多梦,多属劳伤心脾。

(5) 半身汗:指半侧身体有汗,或半侧身体经常无汗,或上或下,或左或右。可见于中风先兆、中风、痿证等。多因患侧经络闭阻,气血运行不畅所致。

（三）问疼痛

疼痛是临床常见的一种自觉症状,各科均可见到。问诊时,应问清疼痛产生的原因、性质、部位、时间、喜恶等。引起疼痛的原因很多,有外感、有内伤,其病机有虚有实,不通则痛者属实证,不荣则痛者属虚证。询问疼痛的不同性质特点,有助于分辨疼痛的原因与病机。

1. 灼痛　痛处有烧灼感。其特点是感觉痛处发热,如病在浅表,有时痛处亦可触之觉热,多喜冷凉。多由火热之邪窜入经络,或阴虚阳亢,虚热灼于经络所致。

2. 冷痛　痛有冷感而喜热者。常见于头、腰、脘腹部,多因寒邪阻络或阳气不足,脏腑、经络不得温养而成。

3. 胀痛　痛且有胀感。在身体各部位都可以出现,但以胸胁、胃脘、腹部较为多见。多因气机郁滞所致。

4. 刺痛　疼痛如针刺。是瘀血疼痛的特点之一。

5. 重痛　疼痛并有沉重的感觉。多见于头部、四肢及腰部,多因湿邪困遏所致。

6. 掣痛　抽掣或牵引作痛。多由筋脉失养或阻滞不通所致。

7. 绞痛　痛如绞割。多因有形实邪闭阻气机而成。如心血瘀阻引起的真心痛。

8. 隐痛　疼痛不剧，绵绵不休。一般多是阳气不足或精血空虚，机体失于温煦、滋养所致。

9. 空痛　痛而有空虚之感。其特点是疼痛有空旷轻虚之感，喜温喜按。多为气血精髓亏虚、组织器官失其荣养所致。

一般而言，新病疼痛，持续不解，或痛而拒按，多属实证；久病疼痛，时有缓止，或痛而喜按，多见于虚证。

(四) 问饮食与口味

饮食口味是脾胃功能的重要反映。询问患者的食欲、食量、口渴饮水及口味等情况，有助于辨别脾胃功能及病情的虚实寒热。

1. 食欲与食量　食少纳呆者，或为脾胃气虚，或为湿邪困脾，或为内伤食滞；厌食脘胀，嗳腐吞酸，多为食停胃脘；厌食油腻，胁胀呕恶，可见于肝胆湿热，横逆犯胃；减肥心切，过度节食也可发展为厌食。喜热食或食后常感饱胀，多是脾胃虚寒；消谷善饥者，多为胃火炽盛，若伴多饮多尿者，可见于消渴病；饥而不欲食，常为胃阴不足所致。

2. 口渴与饮水　口渴多提示津液损伤，或因津液内停不能化气上承所致。口渴喜冷饮，为热盛伤津；渴喜热饮，为寒湿内停，气化受阻；口渴不多饮，多为痰饮内停；口干，但欲漱水而不欲咽，兼见舌紫暗或有瘀斑者，为瘀血内停。

3. 口味　即口中的异常味觉与气味。口淡无味，多见于脾胃虚寒或水湿内停；口甜而腻，多见于脾胃湿热；口酸，多见于肝胃不和；口苦，多见于胃热胃火或肝胆实热；口咸，多见于肾虚水泛；口气酸腐，多为胃肠积滞；口腥，多见于肺胃血络损伤。

(五) 问睡眠

睡眠是人体适应自然界昼夜节律性变化，维持机体阴阳平衡协调的生理活动。睡眠与美容关系密切，尤其神气、皮肤必赖充足的睡眠方可呈现生机。问睡眠时间长短、入睡难易、有梦无梦等，可判断机体阴阳气血的盛衰，心肾等脏腑功能的强弱。

1. 失眠　又称"不寐"、"不得眠"，指经常不易入睡，或睡而易醒，不易再睡，或睡而不酣，易于惊醒，甚至彻夜不眠的表现。失眠可见于心脾两虚、心肾不交、肝阳上亢、痰火扰心、食滞胃腑等证。其病机是阳不入阴，神不守舍；气血不足，神失所养；阴虚阳亢，虚热内生；肾水不足，心火亢盛等，皆可扰动心神，导致失眠，属虚。痰火、食积、瘀血等邪火上扰，心神不宁，亦可出现失眠，属实证。

2. 嗜睡　指睡意很浓，经常不自主地入睡。多见于阳虚阴盛或痰湿困阻证。若困倦易睡，头目昏沉，肢体困重，为痰湿困脾，清阳不升，脑失所养而致；若患者极度疲惫，肢冷脉微，朦胧欲寐，似睡非睡，肢冷脉微，为心肾阳虚，心神失养引起。

(六) 问二便

问二便是询问病人大小便的有关情况。小便的排泄，虽由膀胱所司，但与肾的气化、脾的转输、肺的肃降和三焦的通调有密切关系。大便的排泄，虽由肠道所主，但与脾胃的腐熟运化、肝的疏泄和命门的温煦关系密切。问二便，不但可了解消化功能和水液代谢是否正常，而且还可判断疾病的寒热虚实。询问时应着重了解大小便的次数、量、质、色、气味、感觉及伴随症状。

1. 问小便　健康成人在一般情况下日间排尿3～5次，夜间0～1次，每昼夜尿量在1000～2000ml之间。尿量、尿次均受饮水、出汗、气温和年龄的影响。

(1) 尿量异常：主要有尿量增多、尿量减少两种情况。

① 尿量增多：24小时尿量经常超过2500ml。若小便清长量多，或夜尿增多，畏寒喜暖，腰膝酸软，多因肾阳亏虚，肾气不固，膀胱失约所致；若多尿、口渴、多饮、消瘦，属消渴病，是肾阴亏虚，虚热内扰，肾的气化失司，开大于阖所致。

② 尿量减少：24小时尿量少于400ml，或每小时尿量持续少于17ml。若小便短赤量少，多属实热证，尿短少而伴神疲乏力，多由汗吐下太过，伤津所致；若尿少浮肿，为水肿病，是肺脾肾三脏功能失常，气化不利，水湿内停所致。

(2) 尿质异常：主要有尿浊、尿中带血两种异常情况。

① 尿浊：尿液混浊，甚则白如泔浆凝脂，排尿无疼痛，若伴腰膝酸软，潮热盗汗，多因肾阴虚；若伴形寒肢冷，腰膝酸软，多因肾阳虚；若伴小腹坠胀，神疲纳呆，多因脾气虚。尿浊而黄赤，排尿时尿道有热涩感，则多因下焦湿热。

② 血尿：尿中带血，尿色变红，或夹有血块。伴有尿急、尿频、尿痛者，多因湿热蕴结膀胱；伴有尿道灼痛，心烦，口舌生疮者，为心火下移小肠；小便呈洗肉水样，伴面色苍白，神疲倦怠，纳呆腰酸者，属脾肾阳虚；伴潮热盗汗者，属肾阴虚。

(3) 排尿异常：常见以下几种异常情况。

① 小便频数：若小便短赤，频数急迫者，为淋证，是湿热蕴结下焦所致；若小便频数，量多色清，夜间尤甚，为肾阳不足，下焦虚寒。

② 小便涩痛：即排尿不畅，且伴有急迫灼热疼痛感，多为湿热下注膀胱，灼伤经脉，气机不畅而致。可见于淋证。

③ 癃闭：小便不畅，点滴而出为癃；小便不通，点滴不出为闭，一般多统称为癃闭。病机有虚有实。实者多为湿热蕴结、肝气郁结或瘀血、结石阻塞尿道而致。虚者多为年老气虚，肾阳虚衰，膀胱气化不利而致。

④ 余沥不尽：即排尿后尿液点滴不尽，见于肾气虚。

⑤ 小便不禁：患者神志清楚时，小便不能随意控制而自行流出者，多属肾气不固。

2. 问大便　健康人每日或隔日大便一次，排便通畅，成形、色黄、质软，无脓血、黏液及未消化食物。

(1) 便次异常：主要指便秘和泄泻两种异常情况。

① 便秘：即大便燥结，排出困难，排便间隔时间延长，甚至数日不便。若高热便秘，腹满胀痛，为热秘；便秘伴形寒肢冷，腰膝酸冷，小便清长，为冷秘；大便干结，咽干口燥，为阴虚便秘；若大便虽不干，但排出困难且神疲气怯，为气虚便秘；若便干口燥，面色无华，为血虚便秘。

② 泄泻：即大便稀软不成形，或呈水样，便次增多。伴纳呆腹胀，倦怠乏力，为脾气虚；伴畏寒肢冷，脘腹冷胀，为脾阳虚；每于黎明前腹痛作泄，泄后则安，腰膝酸软，为"五更泄"，属肾阳虚；若情志抑郁，腹痛作泄，泄后痛解，为"痛泄证"，属肝郁乘脾；泻下未消化食物，酸腐臭秽，属伤食泻；泻下不爽，肛门灼热，为湿热泻。

(2) 便质异常：除便秘便燥、泄泻便溏外，常见的便质异常有完谷不化、溏结不调、下利脓血等。大便含有大量未消化的食物，称"完谷不化"，多见于脾虚泄泻和肾虚泄泻。大便时干时稀，为"溏结不调"，多见于肝郁乘脾，肝脾不和。大便中夹有脓血黏液，常见于痢疾。

(3) 排便感异常：主要有以下四种异常情况。

① 肛门灼热：即排便时肛门有灼热感，属大肠湿热。

② 排便不爽：即腹痛而排便涩滞不畅，因湿热内蕴，或饮食积滞。

③ 里急后重：即腹痛窘迫，时时欲便，肛门重坠，便出不爽。多见于痢疾。

④ 肛门下坠：即肛门有下坠感，甚则脱肛，属脾虚中气下陷。

(七) 问经带

妇女有月经、带下、妊娠、产育等生理特点。发生疾病时，常能引起上述方面的病理改变，进而对人体的容貌产生影响。

1. 问月经　月经是指有规律的、周期性的子宫出血，一般每月一次。健康女子到十四岁左右月经便开始来潮，称为初潮；到四十九岁左右，月经便停止，称为绝经。一般应询问月经的周期，行经的天数，月经的量、色、质，有无闭经或行经腹痛等。

(1) 月经不调：指月经周期及量、色、质发生异常改变。主要有以下三种情况。

① 月经先期：指月经连续两个月经周期提前一周以上者。先期而经色深红、质稠、量多者，属血热；先期而经色淡红、质稀、量多者，属气虚。

② 月经后期：指月经连续两个月经周期错后一周以上者。后期而经色淡红、质稀、量少者属血虚；后期而经色紫暗、有块、量少，兼见乳房胀痛者，属气郁；后期而经色淡红、质稀、量少不定者，属脾肾虚损，冲任失调。

③ 月经先后不定期：指月经时而提前，时而延后达一周以上，并持续两个月经周期者。月经先后不定期，经量或多或少，经前或月经刚来时，乳房胀痛，或痛及两胁者，属肝郁、肾虚；月经先后不定期，经量少而色淡，兼神疲乏力者，属心脾气虚。

(2) 经行腹痛：凡经前小腹胀痛，行经后痛减者，属实证，多为气滞血瘀；凡经行小腹隐痛兼腰部酸痛者，属虚证，多为气虚不足或肾虚；凡行经小腹疼痛，得热痛减者，属寒证。

(3) 闭经：女子发育成熟后，月经应来不来，或曾来而中断，闭止 3 个月以上，称为闭经。多由血瘀、肝气郁结、虚劳等引起。

(4) 崩漏：月经忽然大下不止谓之"经崩"，长期淋漓不断称为"经漏"。凡崩漏经色深红有块者，多属热证；崩漏经色淡红无块者，多为冲任损伤或中气下陷。

2. 问带下　带下是一定年龄阶段的健康女性阴道所溢出一种无色透明、粘而不稠、无臭、适量的阴液。具有润泽阴道、防御外邪入侵的作用。若带下量多，淋漓不断，或色质改变，或有臭味，即为带下病。若带下色黄、量多、质黏稠、臭秽者，称为黄带，属湿热证，是因湿郁化热，湿热下注所致。若带下色红黏稠或赤白相间，微有臭味者，称为赤带，多因情志不舒，肝郁化热，损伤胞络所致。

3. 问妊娠　妇女妊娠期可有容貌的改变，如面部黄褐斑、面容虚浮，如无其他不适，不需用药治疗，待产后便可恢复。

4. 问产后　妇女产后气血两虚，可引起损美性疾病或美容缺陷，故应予以调养。此外，产后合理科学的膳食，是避免损美性疾病发生的重要一环。

三、中医美容学临床问诊要点

结合损美性疾病的临床特点，在问诊时应特别着重以下几个方面：

(一) 发病时间

发病时间长短可提示病证的虚实。一般来说，发病时间较短，多属实证；发病时间较长，多属虚证。发病的季节可提示病邪的性质，如春季多风邪致病，夏季多因热邪、湿邪侵袭，秋季多燥邪侵袭，冬季多与寒邪有关。

(二) 原因诱因

询问损美性疾病的发生原因或诱因，可探究疾病的根本，从本论治，体现出中医"治病求本"的治则。导致损美性疾病的原因有多种。

1. 外感六淫　感受风热之邪，可生粉刺，疣疱；风湿热毒郁于肌肤，会致各种体癣；感受湿邪会导致湿疹、痱子等；感受燥邪，则皮肤干燥、脱屑、皲裂。

2. 人之七情　是人体对客观事物的正常反应。如长期过分压抑自己的情志，会使内在气机失调，进而脏腑功能紊乱，影响面容及形体，致容貌早衰，形体枯槁，或易患斑秃、黄褐斑等损美性疾病。

3. 饮食　饥饱失常、不洁或偏食，都会引起有碍美容的疾病。如过食肥甘厚腻、辛辣之物，易化生内热，引起痈疽疖等皮肤病证；饮食过量，易致肥胖；摄食不足或偏食，可致气血亏虚，形瘦，面色无华；误食腐败食物或致敏有毒食物，可导致皮肤过敏，甚则死亡。另外进食不洁食物，可致寄生虫病，出现皮肤虫斑，皮色苍黄无华等。

4. 劳逸失度　会影响机体的健康，致容貌早衰。劳累过度则体倦乏力，消瘦无华，面皱皮槁；安逸过度则体僵肢软，臃肿懈怠；房劳过度，肾精受耗，会加速人体衰老。

5. 脏腑虚衰　会出现诸多损美性疾病，肾虚可导致皮皱肉松，发脱齿掉，耳聋目花，肤现乌斑(老年斑)等容颜衰老现象；脾胃气虚则气血生化不足，致面淡无华，形体消瘦，或脾虚湿停，致体困体胖；心气不足则面白或青，身疲乏力；肺气不足则皮肤粗糙、脱屑；肝病日久，则面色晦滞。

6. 气血对人体健美具有十分重要的作用　气血亏虚则肌肤失养，致皮色苍黄；气血不畅，气滞血瘀，可致黧黑斑、雀斑、肌肤甲错等。当人体内在脏腑、气血失调时，易感外邪，可诱发多种损美性疾病的发生。

(三) 自觉症状

损美性疾病会出现一些自觉症状，如瘙痒、疼痛、灼痛、麻木等。应结合具体的表现及伴有的症状进行辨证。

(四) 治疗经过

对于一些病程较长的损美性疾病，一般都经过治疗处理，应详细询问其治疗经过，从而了解疾病的整个发病过程，对以往所用药物的效果作出相应判断，也为以后诊断治疗提供重要参考。

(五) 既往健康状况

既往健康状况可反映一个人的体质。损美性疾病的发生与体质有着很大的联系。如阴虚体质之人，易患褐斑，面部易皱；阳虚体质之人，易肥胖等。皮肤病多缠绵难愈，反复发作，通过询问可了解疾病的发展，为诊断治疗提供依据。

(六) 环境因素

人与自然界是一个有机整体，人体的发病受到环境因素的影响。

1. 生活环境　生活状况不良，过度劳累奔波，久之伤气耗血，或饮食摄入不足，致气血亏虚，过早衰老；反之，安逸过度，气血壅滞运行不畅，气郁则烦闷不舒，气郁生痰湿，则形体臃肿。

2. 工作环境　工作环境直接影响人的精神状态。如工作环境舒适、轻松，则神清气爽，面色红润，精力充沛；反之工作环境压抑、沉重，则心情抑郁不舒，面色淡暗，精力不充，工作效率下降。

3. 自然环境　生活在清新、明净、绿色的自然环境中，人的心情会十分舒畅，如生活在污浊的空气中，烟雾灰尘密布，或受紫外线、电磁波、化学合成物、噪声等的污染，人就会变得心烦意乱，久而久之影响其内在脏腑气血，变生多种疾病。

4. 社会环境　一个人的心理状况和人格，受社会环境的影响，并可通过情绪的变化而在皮肤上反映出来。若情绪平稳，平淡知足，充满爱心，皮肤会表现得光滑润泽；反之，矛盾的心理，过激的情志，会引起皮肤的缺陷或疾病，也会使人感觉憔悴衰老。

第四节　切诊在中医美容学中的应用

切诊，是医生触按病人的脉搏及身体有关部位，从而获得病证资料的一种诊察方法。切诊包括脉诊和按诊两部分。

一、脉诊

(一) 切脉的基本方法

脉诊又称切脉、候脉。是医生用手指切按病人脉搏，以了解病情、辨别病证的诊察方法。

1. 脉诊的部位　目前常用的是寸口诊法。寸口，又名气口、脉口，分寸、关、尺三部。通常以腕后高骨(桡骨茎突)为关，关前为寸，关后为尺。两手各有寸、关、尺三部，共六部脉，以分候各脏腑。一般认为：左寸候心，右寸候肺，左关候肝胆，右关候脾胃，两尺候肾。

2. 脉诊的方法　诊脉的时间最好是平旦，要求病人在内外环境比较安静的条件下即可诊脉。病人坐位或仰卧位均可，伸出手臂，平放，掌心向上，与心脏近乎同一水平。医者和患者侧向坐，用左手按诊患者的右手，用右手按诊患者的左手。医生先将中指按在病人腕后高骨处，以定关位，再以食指按在关前定寸位，以无名指按在关后定尺位。一般三指并拢，呈弓形斜按在同一水平，以指目按触脉体。三指布指疏密，应根据病人手臂长短而调整。诊脉时三指平布同时用力按脉，称为总按。目的是总体体会三部九候脉象。分别用一指单按其中一部脉象，重点体会某一部脉象特征，称为单按。临床上总按、单按常配合使用，这样对比的诊脉方法，颇为实用。诊脉时用轻指力切在皮肤上称为举，即浮取或轻取；用重指力切按筋骨间称为按，即沉取或重取；不轻不重，中等度用力按至肌肉为寻，即中取。诊脉时，医生呼吸要自然均匀，以医生正常的一呼一吸的时间去计算病人的脉搏至数。切诊的时间必须在候50动以上，所以每次候脉时间以3～5分钟为宜。

(二) 正常脉象

正常人脉象，又称"平脉"、"常脉"。正常脉象为一息4～5至，不浮不沉，不大不小，节律均匀，从容和缓，脉来流利，尺脉沉取不绝。可以概括为有胃、有神、有根，其中有胃，就是有胃气，脉来和缓、从容、流利；有神，是指脉搏应指有力，柔和，节律整齐；有根，主要表现为尺脉沉取不绝。总之，平脉反映了机体气血旺盛，脏腑功能健旺，阴阳平衡，是健康的标志。

此外脉象可因气候变化、地理环境、年龄、性别、体格、情志刺激等因素影响而有差异。例如一年四季，脉象有春弦、夏洪、秋浮、冬沉的变化。生理情况的不同，亦有不同的变化。如年龄越小，脉象越快，青壮年脉多有力，老人脉稍弦；妇女脉象较男性脉象濡弱而略快；胖人脉稍沉，瘦人脉稍浮；劳动之后、饮酒、饱食或情绪激动时，脉多快而有力，饥饿时脉多慢而较弱；脑力劳动者脉多弱等。另外，少数人桡动脉走向异常，脉可不显现于寸口，如有的显于寸口的背侧，名曰"反关脉"；有的从尺部斜向虎口，名曰"斜飞脉"。

(三) 常见病脉与主病

人体脉搏在病理因素的影响下所反映出的不同脉象，称为病脉。疾病的性质不同，表现出的脉象也不同，故可将脉象作为诊断疾病的重要依据之一。虽然脉象种类较多，但总离不开位、数、形、势四个方面的相兼和变化。现代研究认为，脉象是从脉位的深浅、脉率(至数)的快慢、脉力的强弱、脉律(节律)的整齐与否、脉形的粗细长短、脉势的大小以及气血的充盈度、脉动的流利度、血管的紧张度等方面来体现的。

1. 浮脉　举之有余，按之不足。脉位表浅，轻取即得，重按稍减而不空，举之泛泛而有余，如水上漂木。

主病：主表证、虚证。

分析：邪袭肌腠，卫阳奋起抵抗，则脉气鼓动于外，应指而浮，但因久病体虚，阳气不能潜藏而浮越于外，亦有见浮脉者，多浮大而无力，不可误作外感论治。生理性浮脉可见于形体消瘦，脉位表浅者。夏秋之时阳气升浮，也可见浮脉。

2. 沉脉　轻取不应，重按乃得。沉脉脉位深沉，位于皮下筋骨间，轻取不应，重按乃得。

主病：主里证，有力为里实，无力为里虚。

分析：病邪在里，正气相搏于内，气血内困，故脉沉而有力；若脏腑虚弱，阳虚气陷，气血不足，不能升举，脉气鼓动无力，故脉沉而无力。生理性沉脉可见于肥胖之体，脉管深沉者。

3. 迟脉　脉来迟慢，一息不足四至。尺脉脉率怠慢，相当于每分钟脉搏 60 次以下。

主病：主寒证。迟而有力为实寒，迟而无力为虚寒。

分析：寒凝气滞，脾失健运，故脉象见迟，迟而有力为冷积实证；迟而无力，多属虚寒。脉迟不可一概认为寒证，如邪热结聚，阻滞血脉流行，也可见迟脉，但迟而有力，按之必实，故临证当脉症合参。生理性迟脉可见于久经锻炼的运动员，或体魄健壮者，脉迟而有力，则不属病脉。

4. 数脉　脉来急促，一息五至以上。数脉脉率增快，相当于每分钟脉搏在 90 次以上。

主病：主热证。有力为实热，无力为虚热。

分析：邪热内盛，气血运行加速，故见数脉，必数而有力；久病阴虚，虚热内生，脉也见数，但数而无力；若阳虚外浮而见数脉，则数大而无力，按之豁然而空。生理性数脉可见于儿童(每分钟 110 次左右)和婴儿(每分钟 120 次左右)。正常人在运动和情绪激动时，脉率也加快。

5. 虚脉　三部脉举之无力，按之空虚。

主病：主虚证。

分析：气虚不足以运其血，故脉来无力；血虚不足以充盈脉道，故按之空虚。

6. 实脉　三部脉举按均有力。实脉脉势满实，三部九候皆有力。

主病：主实证。

分析：邪气亢盛而正气不虚，邪正相搏，气血壅盛，脉道紧满，故脉来应指坚实有力。平人亦可见实脉，这是正气充足，脏腑功能良好的表现。平人实脉应是静而和缓，与主病之实脉躁而坚硬不同。

7. 洪脉　脉来浮大，充实有力，状若波涛汹涌，来盛去衰。洪脉脉位浮浅，脉形宽大，应指有力，状若波涛来盛去衰。

主病：主气分热盛，亦主邪盛正衰。

分析：阳气有余、气壅火亢，内热充斥，致使脉道扩张，气盛血涌，故脉见洪象。若久病气虚或虚劳、失血、久泄等病证见洪脉，则多属邪盛正衰的危候。生理性洪脉可见于夏季，因夏季阳热亢盛，脉象稍显洪大。

8. 细脉　脉细如线，应指明显，按之不绝。

主病：气血两虚、诸虚劳损、湿气下注。

分析：细为气血两虚所致，营血亏虚不能充盈脉道，气不足则无力鼓动血液运行，故脉体细小而无力。湿邪阻遏脉道气血运行不利，也见细脉；若温热病晕谵见细数脉，是邪热深入营血或邪陷心包的证候。生理性细脉可见于冬季。因寒冷刺激，脉道收缩，故脉象偏于沉细。

9. 滑脉　往来流利，如珠走盘，应指圆滑。滑脉脉形圆滑，应指流畅，为流利度改变。

主病：痰饮、食滞、实热。

分析：实热壅盛于内，气实血壅，脉道充实，故脉来流利，应指圆滑。健康人若见滑脉，是营卫充实之象。妇人怀孕亦见滑脉，多为气血充盛之象。

10. 涩脉　脉细而缓，往来艰涩不畅，如轻刀刮竹。涩脉脉形细小，往来涩滞不畅，即脉形、脉势、脉律均不一致。

主病：精伤、血少、气滞血瘀。

分析：精亏血少，不能濡养经脉，血行不畅，则脉涩无力；气滞血瘀，血行受阻，则脉涩有力。

11. 弦脉　脉端直以长，挺然指下，如按琴弦。

主病：主肝胆病，诸痛，痰饮，疟疾。亦主虚劳，胃气衰败。

分析：肝气郁滞，气机不利，肝气失柔，而致脉来强劲有力。弦数为热，弦紧为寒。生理性弦脉可见于春季。春阳始生，冬寒尚存，故脉象弦而柔和。老年人阴血不足，血脉失于濡养而失柔和之性，亦可见弦脉。

12. 紧脉　脉来绷紧，往来有力，如牵绳转索。

主病：寒证、痛证。

分析：寒盛、疼痛，则脉道收缩挛急，故见紧脉。

13. 濡脉 浮而细软，重按不足。

主病：湿证，气虚。

分析：湿邪内侵，压抑脉道，则脉细而软；气血亏虚，则脉浮而细软。

14. 促脉 脉来急促，有不规则的间歇。

主病：阳盛实热，气、血、痰、食郁滞。

分析：阳邪亢盛，热迫血行，故脉急数；热灼阴津，阴血衰少，气血不相接续，故有不规则间歇。气、血、痰、食郁滞，则脉促有力；脉促无力，多是虚脱之象。

15. 结脉 脉来缓慢，时而一止，止无规律。

主病：阴寒气结，寒凝，血瘀。

分析：阴盛而阳不达，故脉来缓而时有歇止；寒痰、瘀血、脉气受阻，故脉也见缓而时有一止。

16. 代脉 脉有歇止，止有定数，良久方来。

主病：主脏气衰微，亦主风证、痛证。

分析：七情惊恐，跌打损伤。脏气衰微，气血亏损，元气不足，以致脉气衔接而止有定数。至于风证，痛证，七情惊恐，跌打损伤诸病而见代脉，是因病而致脉气不能衔接，脉亦见歇止。体质异常或妇女妊娠，也可见到代脉，不可概作病脉论。

（四）相兼脉与主病

在疾病过程中，由于病变机体的正气有盛衰，致病因素可以相互兼夹，病变的部位和性质也不断变化，所以临床上见到的病脉往往不是单一的脉象，而是两种或两种以上的脉同时出现，称为"相兼脉"或"复合脉"。相兼脉有二合脉、三合脉、四合脉等。相兼脉的主病，相当于相兼脉的各单一脉象主病的总和。浮为表，数为热，浮数主表热，以此类推。如脉弦数，弦主肝胆病，数脉主热，合之弦数脉主肝火或肝胆热盛。又如脉沉细数，沉脉主里，细脉主阴血虚少，数脉主热，合之沉细数脉主阴虚火旺。

常见相兼脉及其主病：沉迟脉主里寒证；沉细数脉主里虚热证；滑数脉主痰热、痰火，或内热食积；沉涩脉主血瘀；弦数脉主肝郁化火，或肝胆湿热；沉缓脉主脾肾阳虚，水湿内停等。

二、按诊

按诊就是医者用手直接触摸、按压患者体表某些部位，以了解局部的异常变化，从而推断疾病的部位、性质和病情的轻重等情况的一种诊病方法。

（一）按肌肤

按肌肤主要是辨别肌表的寒热、润燥、滑涩、肿胀、疼痛、疮疡等。

1. 皮肤的寒热 阳热盛者，多身热。初按热甚，久按热轻者，为热在表；初按热甚，久按热更甚者，为热在里。身灼热而肌肤厥冷为阳盛格阴。手足心热为阴虚内热。

2. 皮肤的润燥 反映患者的汗出情况和津液的盈亏。如发热而皮肤湿润者为外感风热；汗出而皮肤灼热者为邪热入里；皮肤湿润而肤凉者，或见于阳虚自汗，或见于汗出热退之后；外感热病恶寒发热而皮肤干燥者为表实证；五心烦热，皮肤粗糙干燥多见于阴虚劳损。

3. 皮肤的滑润和枯涩 反映机体气血的盛衰。肌肤滑润为气血充盈；肌肤枯涩为气血不足。新病者皮肤多滑润而有光泽，则虽病而气血未伤，久病肌肤常枯涩，为气血两伤；血虚或血瘀者可致肌肤甲错。

4. 肌肤肿胀 按之凹陷，不能即起者为水肿；按之下陷，随手即起，为气肿。

5. 疼痛感 肌肤软，按之痛减为虚证；肿痛拒按为实证。轻按即痛者，病在浅表；重按则痛者，病在深部。

6. 触按疮疡局部的软硬及有无灼手之感辨别病证属阴属阳和是否成脓 凡疮疡按之肿硬而不热，根盘平塌漫肿者，多属虚证；红肿灼手，根盘紧束者，多属实证；肿硬不热者，属寒证；肿处烙手而压痛者，属热证。按之硬而热不甚者，为无脓；按之边硬顶软有波动感而热甚者，为有脓；轻按即痛者为脓在浅表，重按方痛者是脓在深部。至于肌肉深部的脓肿，则以"应手"或"不应手"来决定有脓无脓。方法是两手分放在肿物的两侧，一手时轻时重地加以压力，一手静候深处有无波动感，若有波动感应手，即为有脓，根据波动范围的大小，即可测知脓液的多少；反之则为无脓。

(二) 按乳房

正常乳房内有数个小结，无触痛。妇女乳房肿块，形如丸卵，边界清楚，表面光滑，其肿块随情绪变化而增大或缩小者，每与月经周期有关。

如伴有疼痛，为思虑伤脾，恼怒伤肝，冲任不调所致；若乳房肿块呈多发性、扁平形、或串珠状结节，大小不一，质韧而不硬，与周围组织界限不清，病程较长，发展缓慢者，为乳癖；如肿块迅速增大，质地变硬，有血性分泌物从乳头溢出，则可能为乳岩。已婚妇女，如见一侧乳房出现一个或数个结节状肿块，触之不痛，与周围正常组织分解不清，与皮肤发生粘连，数月后肿块软化，形成脓疡，伴潮热颧红，夜寐盗汗，为阴虚火旺，临床称乳痨。

(三) 按手足

按手足，主要是察寒热。诊手足温凉，可判断阳气的盛衰。

手足俱冷，多为阳虚或寒盛；手足俱热，多为阳热亢盛。手背较热，多为外感发热；手足心热，多为内伤或伤食。小儿指尖冷，主惊厥。

(四) 按脘腹

按脘腹主要应了解其凉热、软硬、胀满、肿块及压痛等，以推断脏腑病位和证候性质。

一般来说，腹部肌肤按之凉而喜温者，属寒证；腹部肌肤按之灼热而喜凉者，属热证。

脘腹喜按者,多属虚证;脘腹痛拒按者多属实证。若腹部胀满,按之有充实感觉,有压痛,叩之声音重浊的,为实满;腹部膨满,但按之不实,无压痛,叩之空声,为气胀,多属虚满。腹内肿块推之可移,或痛无定处,聚散不定者,为瘕聚,病属气分;肿块痛有定处,推之不移者,为癥积,病属血分。左小腹作痛,按之累累有硬块者,为肠中有积粪;右小腹作痛,按之疼痛,有包块应手者,为肠痈;腹中结块,按之起伏聚散,或按之形如条索状,转移不定,或按之蠕动,多为虫积证。

自 我 检 测

一、选择题

(一) 单项选择题

1. 病人瞳神呆滞、表情淡漠、反应迟钝、面色晦暗,望神应属于( )。
    A. 少神   B. 假神   C. 神乱   D. 失神

2. 五色主病中,主虚证、湿证的是( )。
    A. 白色   B.. 黄色   C. 黑色   D. 青色

3. 下列既可见于热证,又可见于寒证的舌象是( )。
    A. 红舌   B. 绛舌   C. 淡白舌   D. 紫舌

4. 舌体软弱、无力屈伸者,称为( )。
    A. 短缩舌   B. 痿软舌   C. 吐弄舌   D. 强硬舌

5. 两颧潮红见于( )。
    A. 虚阳上越   B. 阳虚发热   C. 阴虚内热   D. 阳明实热

6. 望面色中,以下( )不是"青色"的主证。
    A. 瘀血证   B. 脾虚证   C. 寒证   D. 惊风证

7. 患者寒热往来、发无定时,见于( )。
    A. 表证   B. 半表半里证   C. 疟疾病   D. 厥阴病证

8. 身热不扬、午后热甚者,属于( )。
    A. 湿温潮热   B. 阴虚潮热   C. 阳明潮热   D. 骨蒸潮热

9. 外感寒邪的病人常常出现( )。
    A. 发热重,恶寒轻   B. 恶寒重,发热轻
    C. 发热轻,而恶风   D. 恶寒发热俱重

10. 三部脉,举按皆无力,为一切无力脉的总称( )。

A. 虚脉　　　　B. 迟脉　　　　　C. 数脉　　　　　D. 实脉　　　　　E. 浮脉

11. 肾虚泄泻的病人,其便质异常多呈(　　)。

　　A. 大便稀溏　　B. 溏结不调　　　C. 完谷不化　　　D. 便黑如油

12. 大便时干时稀,多见于(　　)。

　　A. 胃气亏虚　　B. 脾气亏虚　　　C. 中气下陷　　　D. 肝脾不调

13. "假神"提示(　　)。

　　A.阴阳俱虚　　B.气血两亏　　　C.脏腑精气将竭　　D.阴虚阳亢　　　E.气滞血瘀

14. 气血本虚,又为湿邪所困的患者,多见(　　)。

　　A. 濡脉　　　　B. 弱脉　　　　　C. 迟脉　　　　　D. 微脉

15. 满面通红多见于下列何证(　　)。

　　A. 实热证　　　B. 阴虚证　　　C..阳虚证　　　　D. 戴阳证

16. 痰少而黏,难于咯出者,多属(　　)。

　　A. 寒痰　　　　B. 湿痰　　　　　C. 热痰　　　　　D. 燥痰

17. 下列哪项常提示热极(　　)。

　　A. 淡黄苔　　　B. 深黄苔　　　　C. 焦黄苔　　　　D. 黄腻苔

18. 神识不清,语无伦次,声高有力,多为(　　)。

　　A. 郑声　　　　B. 谵语　　　　　C. 独语　　　　　D. 狂言

19. 惊风证的面色为(　　)。

　　A. 黑色　　　　B. 黄色　　　　　C. 白色　　　　　D..青色

(二) 多项选择题

1. 病人面现黄色,多由于(　　)。

　　A. 脾虚　　　　B. 气血不足　　　C. 阳虚水寒　　　D. 湿邪内蕴　　　E. 气滞血瘀

2. 腻苔主病是(　　)。

　　A. 湿浊　　　　B. 痰饮　　　　　C. 食积　　　　　D. 湿热　　　　　E. 顽痰

3. 属舌态的有(　　)。

　　A. 强硬　　　　B. 短缩　　　　　C. 痿软　　　　　D. 点刺　　　　　E. 裂纹

4. 既主寒证又主热证的舌苔是(　　)。

　　A. 白苔　　　　B. 黄苔　　　　　C. 灰苔　　　　　D. 黑苔　　　　　E. 滑苔

5. 面色青主(　　)。

　　A. 寒证　　　　B. 痛证　　　　　C. 瘀证　　　　　D. 惊风　　　　　E. 肾虚

6. 面色变白可见的病证有(　　)。

　　A. 虚证　　　　B. 寒证　　　　　C. 血脱　　　　　D. 夺气　　　　　E. 惊风

7. 芒刺舌常见的病证有(　　)。

　A. 心火亢盛　　　B. 胃肠热盛　　　　C. 肾阴亏虚　　　　D. 肝胆火旺　　　　E. 肺阴亏虚

8. 黄腻苔的主病有(　　)。

　A. 食积热壅　　　B. 痰湿胶结　　　　C. 湿热内蕴　　　　D. 热盛津伤　　　　E. 痰饮化热

9. 精血亏虚所致疼痛的特点是(　　)。

　A. 空痛　　　　　B. 灼痛　　　　　　C. 隐痛　　　　　　D. 冷痛　　　　　　E. 胀痛

10. 下列症状多属肾气不固所致的有(　　)。

　A. 遗尿　　　　　B. 癃闭　　　　　　C. 小便涩痛　　　　D. 余沥不尽　　　　E. 小便失禁

二、简答题

1. 简述望神的主要内容及临床意义。

2. 简述淡红舌、红绛舌、瘀斑舌、青紫舌、黄苔的舌象特征及临床意义。

3. 简述斑与疹的区别。

4. 中医美容临床问诊要点有哪些?

5. 何谓切诊,正常人脉象有哪些特点?

三、诊法基本技能课下练习

1. 同学间相互观察舌象(舌质、舌苔),说出其舌象特点,并加以分析。

2. 同学按照以下步骤要点相互诊脉:①体位(诊脉者与被诊者);②定位(寸口)、布指;③指力(举、按、寻)。写出各自脉象表现(浮　沉、迟　数、脉率、节律)。

3. 结合所学知识,针对临床常见感冒病症,按四诊方法采集一份完整病史,需注意的方面:①问诊(一般状况、主诉、现病史、既往史、个人史、女性月经史、家族史);②望诊(全身、局部、舌象);③闻诊;④切诊(切脉、局部按诊)。并思考在采集病史过程中要注意哪些方面?

第七章 临床辨证

辨证，就是辨别疾病的证候，即是对疾病证的诊断。辨证的过程，是在中医理论指导下，将四诊所搜集的病情资料，通过分析、综合，辨清疾病的原因、性质、部位以及邪正之间的关系，从而概括、判断为某种性质的证。辨证的目的是为论治提供可靠的依据。中医的辨证方法多种多样，常用的有八纲辨证、气血津液辨证、脏腑辨证等，由于损美性疾病与全身脏腑、气血津液的关系极其密切，所以其辨证的方法与临床其他各科一样，也遵循辨证的基本原则。

第一节 八 纲 辨 证

八纲，就是表、里、寒、热、虚、实、阴、阳八个纲领。医生根据望、闻、问、切四诊搜集和掌握各种病情资料(包括病史、主要症状、舌象、脉象和其他病理体征)，运用八纲进行分析综合，从而辨别病变部位的浅深，疾病性质的寒热，邪正斗争的盛衰和病证类别的阴阳，作为辨证的纲领，称之为八纲辨证。

八纲辨证是从各种辨证方法的个性中概括出来的共性，是各种辨证的纲领。疾病的表现尽管极其复杂，但基本上都可用阴阳、表里、寒热、虚实四对纲领性证候加以归纳。因为任何一种疾病，从大体病位来说，总离不开表或里；从性质来说，一般可区分为寒或热；从邪正盛衰的关系来说，主要反映为实或虚；从病证类别来说，都可归属于阳或阴两大类。因此，运用八纲对病情进行辨别归类，就可起到执简驭繁，提纲挈领的作用，适应于临床各科的辨证。

一、表里辨证

表与里是辨别疾病病位和病势趋向的两个纲领。表与里是一对相对的概念。就病位而言，人体的皮毛、肌腠、经络在外属表，脏腑、气血阴阳、骨髓在内属里；从病势趋向论，病势由表入里是病情渐重，由里出表是病情渐轻。

(一) 表证

表证是指六淫、疫疠等邪气，经皮毛、口鼻侵入机体，正气抗邪于肤表浅层，以新起恶寒发热为主要表现的轻浅证候。

【临床表现】常见恶寒(或恶风) 发热，头身疼痛，鼻塞流涕，喉痒，咽痛，微有咳嗽，舌苔薄，脉浮等。

常见的损美性疾病有荨麻疹、痤疮、口眼歪斜、针眼等。常见皮损为红斑、丘疹、风团、瘙痒、水疱或眼部红肿疼痛、目涩、畏光、流泪，但病位常较轻浅，症状也较轻。

(二) 里证

里证是指病位在内，脏腑、气血、骨髓受病所反映的证候。里证病因复杂，病位广泛。

【临床表现】表现多样，概括地说，凡非表证、半表半里证的一切证候皆属里证，具体内容见以下各节辨证。

常见的损美性疾病如痤疮、黄褐斑、肥胖、脱发等。若为里实、里热证，皮损表现为泛发性红斑或紫红斑，里寒、里虚证则皮疹迁延，渗出奇痒，疹色晦暗，皮肤发硬，怕冷等。损美性疾病虽然以皮毛、形体、官窍病变为主要表现，但多数是脏腑经络气血失调的外在表现，里证居多，这决定了损美性疾病必须重视内治内调的特点。

(三) 半表半里证

半表半里证是指病邪既非完全在表，又未完全入里，而处于半表半里的证候。

【临床表现】常见寒热往来，胸胁苦满，心烦喜呕，默默不欲饮食，口苦，咽干，目眩，脉弦。

二、寒热辨证

寒热是辨别疾病性质的两个纲领。寒证与热证反映机体阴阳偏盛与偏衰，若机体表现为阴盛或阳虚，则为寒证；阳盛或阴虚，则为热证。

(一) 寒证

寒证是指感受阴寒邪气或机体阳虚阴盛所表现的具有冷、凉特点的证候。有实寒证和虚寒证之别。

【临床表现】常见恶寒，畏寒，冷痛，喜暖，面色白，肢冷蜷卧，口淡不渴，痰、涎、涕清稀，小便清长，大便稀溏，舌淡苔白润或白滑，脉迟或紧等。

　　常见的损美性疾病有冻疮、皲裂疮、肥胖等。皮损可表现为色淡白或青紫，温度偏低，或有疼痛、渗出、糜烂、疣状苔藓化改变，有疼痛不明显的反复发作的皮肤溃烂，得温则减，冬季发病或加重等特点。形体可表现为瘦弱或肥胖，并呈无力虚软状态。

　　(二) 热证

　　热证是指感受阳热邪气或机体阴虚阳盛所表现的具有温、热特点的证候。有实热证和虚热证之别。

　　【临床表现】各类热证表现不尽相同，常见发热，恶热喜冷，口渴喜冷饮，面红目赤，烦躁不宁，痰、涕黄稠，大便干结，小便短赤，甚或吐血衄血，舌红苔黄而干，脉数等。

　　常见的损美性疾病如痤疮、粉花疮、日晒疮、酒齇鼻、热疮、唇风、体气、口气等。皮损可表现为色泽鲜红，泛发性红斑、丘疹、红肿灼热、水疱、脓疱等。脾胃积热可见皮肤油腻，阴虚火旺可见皮肤干燥。形体肥者多脾胃积热，并肌肉结实，形体健硕，瘦者多阴虚火旺。

三、虚实辨证

　　虚实是辨别邪正盛衰的两个纲领。虚指正气不足，实指邪气盛实。虚证反映人体正气虚弱而邪气不盛；实证反映邪气强盛而正气尚未虚衰，邪正相争剧烈。

　　(一) 虚证

　　虚证是指人体正气不足，而邪气不明显，表现为不足、松弛、衰退特点的证候。

　　【临床表现】各种虚证的表现极不一致，难以全面概括。常见面色淡白或萎黄，精神萎靡，倦怠乏力，气短自汗，形寒肢冷，大便稀溏或滑脱，小便清长或失禁，舌淡胖嫩，脉沉迟无力，或形体消瘦，五心烦热，盗汗，舌红少苔或无苔，脉细数无力等。

　　常见的损美性疾病有肥胖、消瘦、头发黄赤、早生白发、乳房下垂、乳房偏小等。皮损可表现为皮疹欲出不出，迁延难愈，红肿不明显，颜色晦暗，皮肤干燥皲裂，毛发稀疏干黄等。

　　(二) 实证

　　实证是由于人体感受外邪或疾病过程中阴阳气血失调致体内病理产物蓄积而产生的，以邪气盛实，正气不虚，表现为有余、亢盛、停聚为特点的各种证候。

　　【临床表现】由于实证的病因不同，邪气侵犯、停积部位不同，临床表现也极不一致，常见发热，腹胀痛拒按，呼吸气粗，痰涎壅盛，大便秘结或下利、里急后重，小便不利、短赤涩痛，舌质苍老，舌苔厚腻，脉实等。

　　常见的损美性疾病如痤疮、粉花疮、日晒疮、酒齇鼻、热疮、唇风、体气、口气等。皮损表现为炎症反应明显，局部症状严重，发热，怕热，红肿，剧痒，脓疱，水疱，糜烂，渗出等。

四、阴阳辨证

　　阴阳是八纲辨证的总纲，是辨别疾病类别的一对纲领。阴阳是对各种病情从整体上作出最基本的概括，根据阴阳的属性，可以对疾病的性质，疾病症状、体征的表现特点进行归类，因此可以用阴阳来概括上述六纲，即表、热、实证属阳，里、虚、寒证属阴。

（一）阴证

凡符合"阴"的一般属性的证候，称为阴证。里证、虚证、寒证均属阴证范围。

【临床表现】不同疾病，表现出的阴证证候不尽相同，各有所侧重。一般常见面色晦暗，精神萎靡，倦怠乏力，少气懒言，语声低怯，呼吸微而缓，畏寒肢冷，身重蜷卧，口淡不渴，痰、涕、涎质地清稀，大便溏薄，小便清长，舌淡胖嫩苔白滑，脉沉迟、细、弱、微等。

阴证常见的损美性疾病和皮损见里、寒、虚证。

（二）阳证

凡符合"阳"的一般属性的证候，称为阳证。表证、热证、实证均属阳证范围。

【临床表现】不同的疾病，表现出的阳证证候不尽相同，一般常见面红目赤，恶寒发热，肌肤灼热，烦躁不安，语声高亢，呼吸气粗，喘促痰鸣，口干渴饮，小便短赤涩痛，大便秘结，舌质红绛，苔黄生芒刺，脉浮数、洪大、滑实等。

阳证常见的损美性疾病和皮损见表、热、实证。

第二节　气血津液病辨证

气血津液病辨证，是根据气血津液的生理功能及其病理特点，将四诊所获得的临床资料，运用气血津液理论，分析、辨识其所反映的不同证候。

气血津液是构成人体和维持人体生命活动的物质基础，其生成及作用的发挥必须依靠脏腑的正常功能活动。所以，气血津液的病变，是不能离开脏腑机能的失调而存在的。掌握了气血津液病变的一般规律，可以为辨别脏腑病变的病性打下基础。

一、气病辨证

气病辨证是依据气的相关理论分析四诊所搜集的症状、体征等资料，进行辨证的思维方法。气的病变，主要可概括为气虚、气陷、气滞、气逆四种。气虚、气陷属虚证，气滞、气逆属实证。

（一）气虚证

气虚证是指元气不足，气的功能减退，脏腑组织的机能活动减弱所表现的证候。多因先天不足或后天失养，或肺脾功能失调而致气的生成不足；或年老体弱、劳倦过度所致。

【临床表现】神疲乏力，少气懒言，或头晕目眩、自汗，活动后诸证加重，舌淡，脉弱。

在损美性疾病中，气虚证一般多见于慢性病人，皮损分布稀疏散在，多平坦而红肿不显，或低于皮肤表面，或呈萎缩样变，不痒，或有酸、麻木感，或出现慢性湿疹、脱发、早生白发或先天性皮肤病等。

(二) 气陷证

气陷证是指气虚无力升举，反而下陷所表现的证候。本证常由气虚证进一步发展而来，故有气虚的病证存在。

【临床表现】少气倦怠，大便溏泄，腹部有坠胀感，或见脱肛，子宫脱垂，肾、胃下垂等，舌淡、苔白，脉弱。气虚升举无力而反下陷，故以久泄久痢、脏器下垂、腹部坠胀感等为主症。

可引发一系列损美性疾病如眼睑下垂、消瘦等。

(三) 气滞证

气滞证是指人体某一部分或某一脏腑的气机阻滞，运行不畅所表现的证候。多因情志不舒，或感受外邪，或饮食失调，或用力闪挫，或痰饮、瘀血、食滞内停，或气虚推动无力，以致气机阻滞、气行不畅所致。

【临床表现】胸胁脘腹等处胀闷疼痛，时轻时重，部位不固定，可为窜痛、攻痛、胀痛，常随嗳气、肠鸣、矢气后减轻，或与情绪活动有关。脉弦，舌象多无明显变化。

情志不畅引起气滞可引发一系列损美性疾病，如颜面色斑、痤疮、疣、白驳风等，其皮损一般颜色正常或淡白色，且病情常随情志而变化。

(四) 气逆证

气逆证是指气机升降失常，气上逆而不降所表现的证候。临床主要常见肺、胃之气不降而反上逆，肝气升发太过而为气逆的病理变化。多因邪气犯肺，肺失肃降而上逆；或邪犯胃腑，胃气失于和降而反上逆；或因情志不遂、大怒而使肝气升发太过，则气血上逆所引起。

【临床表现】肺气上逆的主要特点为咳嗽，喘息；胃气上逆则可见呃逆，嗳气，恶心，呕吐；肝气上逆则可见头痛，眩晕，昏厥，呕血，或自觉有气从少腹上冲胸咽。

气逆可引发一系列以气逆而向上的一系列损美性疾病。

二、血病辨证

血的病变主要表现在血液亏少和血行失常两个方面，可概括为血虚证、血瘀证、血寒证、血热证、血燥证。

(一) 血虚证

血虚证是指由血液亏虚，不能濡养脏腑、经络、组织所表现的证候。多因脾胃虚弱，生血之源；或思虑过度，暗耗阴血；或久病不愈，耗伤营血；或失血过多，血量不足；或瘀血阻络，新血不生等所致。

【临床表现】面色淡白或萎黄无华，唇色淡白，爪甲色淡，头晕眼花，心悸，失眠，多梦，手足发麻，妇女经血量少色淡、经期推迟甚或经闭，舌质淡，脉细无力。

常见损美性疾病有皮肤瘙痒症、脱发等。皮损色淡而不鲜，时隐时现。

(二) 血瘀证

由瘀血内阻而引起的病证，称为血瘀证。多因外伤或气虚，以致血溢脉外瘀积不散；或气滞致血行受阻，或气虚运血迟滞；或寒客血脉致血行凝涩；或热邪侵入血分，血热搏结等所致。

【临床表现】疼痛、肿块、出血、瘀血舌脉征等方面的证候。其疼痛特点为刺痛，痛处拒按，固定不移，常在夜间痛甚；肿块的性状是在体表者则包块色青紫，在腹内者则包块可触且质硬而推之不移；出血的特征是血色紫暗或夹血块，或大便色黑如柏油状，妇女可见血崩、漏血；其他瘀血征象主要有面色黧黑，或唇甲青紫，或皮下紫斑，或肌肤甲错，或腹露青筋，或皮肤出现丝状红缕，或舌有紫色斑点、舌下络脉曲张，脉多细涩或结代。

常见的损美性疾病有黄褐斑、蟹足肿等。皮肤损害多为紫癜、瘀斑、结节、瘢痕、肿胀或粗糙多屑等。

(三) 血寒证

血寒证是指寒邪客于血脉，凝滞气机，血行不畅所表现的证候。常由外感寒邪，或阳虚阴寒内盛等所致。

【临床表现】肢体局部冷痛、麻木、肤色紫暗发凉，或少腹冷痛，喜暖畏寒，得温痛减，手足厥冷，肤色青紫，妇女月经延期、痛经、经色紫暗夹有血块，舌淡紫，苔白，脉沉迟而涩。

常见的损美性疾病有冻疮等。皮损可见皮色暗紫，或有结块，遇寒加重。

(四) 血热证

血热证是指脏腑火热内炽，侵迫血分所表现的实热证候。多因外感火热邪气，或情志过极，郁而化火，火迫血妄行而成。

【临床表现】身热夜甚，或潮热，口渴，面赤，心烦，失眠，躁扰不宁，甚或狂乱，神昏谵语，或见各种急性出血而色鲜红、量多，或斑疹显露，或为疮痈红肿热痛，舌红绛，脉数疾。

常见的损美性疾病有痤疮、粉花疮、日晒疮、酒齄鼻、热疮等。皮损可见皮肤灼热，红肿，疼痛，有出血斑，病程多为急性。

(五) 血燥证

血燥证是津血干枯不足所表现的证候。本证多由血虚日久或外邪侵袭日久发展而致。

【临床表现】口干唇裂，目涩甲枯，皮肤干燥、瘙痒，毛发干枯不荣或脱落，舌燥，脉细涩等。

常见的损美性疾病有皲裂疮、鱼鳞病等。皮损可见皮肤粗糙、肥厚皲裂、脱屑增多等。

三、气血同病辨证

气病或血病发展到一定的程度，往往影响到另一方的生理功能而发生病变，从而表现为气血同病的证候。

临床常见的气血同病证候有气血两虚证、气不摄血证、气虚血瘀证、气滞血瘀证和气随血脱证等。

(一) 气血两虚证

气血两虚证是指气虚与血虚同时存在的证候。多因久病不愈，气血两伤；或先有血虚，气随血耗；或先有气虚，无以化血所致。

【临床表现】少气懒言，神疲乏力，或有自汗，心悸多梦，头晕目眩，面色淡白或萎黄，舌质淡嫩，脉细无力。

常见的损美性疾病和皮损见气虚证、血虚证。

(二) 气不摄血证

气不摄血证是指由于气虚不能统摄血液而表现以出血为主症的证候。多因久病体弱、劳倦过度而耗伤正气，或慢性出血，气随血耗以致气虚摄血无权所致。

【临床表现】便血，或肌衄，或齿衄，或妇女崩漏等慢性出血症，并见气短，倦怠乏力，面色淡白或苍白，脉弱或微，舌质淡白。

常见的损美性疾病有紫癜等，皮损见皮下出血点或斑，色淡不鲜。

(三) 气虚血瘀证

气虚血瘀证是指由于气虚运血无力而致血行瘀滞所表现的证候。多因各种原因导致气虚不能推动血液运行所致。

【临床表现】身倦乏力，少气懒言，或有自汗，胸腹或其他局部有固定痛处、刺痛不移、拒按，面色淡白，舌质淡紫或有紫斑，脉沉涩无力。

常见的损美性疾病有黄褐斑等。

(四) 气滞血瘀证

气滞血瘀证是指由于气滞而致血行瘀阻所表现的证候。多因情志不遂，或闪挫外伤，或痰浊、寒邪内阻，以致气机阻滞，血行瘀阻所致。

【临床表现】身体局部胀痛、窜痛，继之刺痛、拒按不移，或胸胁胀满、走窜疼痛，性情抑郁或急躁，胁下痞块刺痛拒按，妇女可见痛经、经色紫暗夹有血块，甚或经闭，乳房胀痛等症，舌质紫暗或有紫斑，脉弦涩。

常见的损美性疾病有黄褐斑等，皮损见斑色深褐不泽。

(五) 气随血脱证

气随血脱证是指由于大量出血而引起气随之暴脱的危重证候。多因外伤失血，胃肠大出血，妇女崩中，以及产后大出血等所致。

【临床表现】大量出血的同时，突见面色苍白，四肢厥冷，冷汗淋漓，气息微弱，甚至昏厥，舌淡，脉微欲绝、或扎、或散。

常见的损美性疾病和皮损表现重于气虚证、血虚证。

四、津液病辨证

津液的病变，可以由各种病因的侵扰而导致，亦可由脏腑机能的失常而形成。津液辨证就是分析、判断疾病中有无津液亏虚或水液停聚的证候存在。

(一) 津液不足证

津液不足证是指体内津液亏少，脏腑组织失于津液的滋润濡养所表现的证候。多由高热、大汗、大吐、大泻、多尿、烧伤等，使津液耗损过多，以及阳气偏亢，暗耗津液所致，亦可因饮水过少，脏气虚衰，津液生化不足而形成。

临床常见口燥咽干，唇焦或裂，眼眶凹陷，皮肤干燥甚或枯瘪，渴欲饮水，小便短少，大便干结，舌红少津，脉细而数等。

其临床表现均可看成是损美性的表现，皮损表现主要有皮肤干燥甚或枯瘪，缺乏弹性及光泽，瘙痒脱屑，皱纹较多等症。

(二) 水液停聚证

水液停聚证是指由于肺脾肾输布水液的功能失常，致水液停聚，以水肿、痰饮为主要表现的病证。根据病之新久，邪正之虚实可分为阳水证、阴水证、痰证、饮证四大类。

1. 阳水证　多由外邪侵袭所致，病程短，属实证水肿。

【临床表现】头面浮肿，先从眼睑开始，继则遍及全身，来势迅速，小便短少，皮肤薄而光亮，常伴见恶风，恶寒，发热，肢体痛楚，咽痛等症，苔白，脉浮紧。

2. 阴水证　多由病久体弱，脾肾阳气虚衰所致，病程较长，属虚证水肿。

【临床表现】水肿腰以下为甚，按之凹陷不起，小便短少，脘闷腹胀，纳呆便溏，神倦肢困，畏冷喜温，或腰膝冷痛，四肢厥逆，舌淡胖，苔白滑，脉沉迟无力。

3. 痰证　痰为水液停聚凝结的质地较稠厚的病理产物。痰阻于局部或流窜全身而为病者，是为痰证。

【临床表现】咳嗽咯痰，痰质黏稠，胸闷呕恶，脘痞纳呆，头目晕眩，或形体肥胖，或神昏而喉中痰鸣，或神乱而为癫、狂、痴、痫，或为瘰疬、瘿瘤、乳癖、痰核等，舌苔腻，脉滑。

4. 饮证　饮为水液停聚而成的质地较痰清稀的病理产物。由饮邪停积于胃肠、心肺、胸胁间、组织间等处所致的病证，即为饮证。

【临床表现】脘腹痞胀，水声漉漉，泛吐清水；或咳嗽气喘，痰多而稀，胸闷心悸，甚或倚息不能平卧；或肋间饱满，咳唾引痛；或头晕目眩，小便不利，肢体浮肿、沉重酸痛；苔白滑，脉弦。

以上水液停聚证临床表现中头面浮肿，肢体困倦沉重，脘腹胀满，形体肥胖，肌肤色泽异常及痰核、瘰疬等均为损美性表现。常见的损美性疾病有面瘫、乳癖、肥胖等。

第三节　脏腑病辨证

脏腑辨证，是根据脏腑的生理功能、病理表现，对疾病证候进行分析归纳，借以推究病机，判断病变的部位、性质、正邪盛衰情况的一种辨证方法，是临床各科的诊断基础，是辨证体系中的重要组成部分。

脏腑辨证，包括脏病辨证、腑病辨证、脏腑兼病辨证三个部分。其中脏病辨证是脏腑辨证的主要内容。由于脏腑之间具有表里的关系，在病理上容易相互影响，故将腑的部分病变归纳在脏病之中。

脏腑辨证特别是五脏辨证，是中医美容辨证方法中的一个重要方法。脏腑是内脏的总称，它们通过各自所属的经络相互取得联系并与形体、肌表、官窍发生关系。外邪可由体表通过经络传入内脏而致病；反之，内脏病变也会循着经络通路反映到体表，所谓"有诸内必形诸外"。

一、心与小肠病辨证

心居胸中，在体合脉，其华在面，在液为汗，开窍于舌，与小肠相表里。心的主要功能是主血脉，具有推动血液在脉道中运行，以濡养脏腑、组织、官窍的作用；心又主神明，主管人的精神意识和思维活动。

心病虚证多由禀赋不足，久病体虚，劳神过度等因素引起；实证多由气滞、血瘀、痰阻、火扰、寒凝等因素所致。心病的常见症状有：心悸怔忡，胸闷心痛，心烦，失眠多梦，健忘，谵语等。此外，因心开窍于舌，某些舌体病变常责之于心，如舌疮、舌痛等。

小肠居于下焦，与心相表里，具有受盛化物、泌别清浊、主液的生理功能。小肠病常见症状为：腹胀、腹痛、腹泻等消化吸收异常见症以及小便赤涩、灼痛等小便异常症状。

（一）心气虚证、心阳虚证

1. 心气虚证　是指心气不足，鼓动无力所表现的证候。

【临床表现】心悸，胸闷，气短，神疲乏力，或有自汗、活动后加重，面色淡白，舌淡，脉虚。

2. 心阳虚证　是指心阳亏虚，温煦失司，虚寒内生所表现的证候。多是在心气虚的基础上发展而成。

【临床表现】心悸怔忡，心胸憋闷或疼痛，畏寒肢冷，甚或面青唇紫，伴神疲气短，或有自汗等心气虚的表现，舌质淡胖或紫暗，苔白滑，脉虚或结代。

常见的损美性表现为面色淡白，气短自汗，舌淡或淡胖。皮损可表现为色白或指端青紫，或有肿块及条索状硬块、结节等。

(二) 心血虚证、心阴虚证

1. 心血虚证　是指心血不足，心与心神失养所表现的证候。

【临床表现】心悸，失眠，多梦，头晕健忘，面色淡白或萎黄，唇舌色淡，脉细无力。

2. 心阴虚证　是指心阴亏损，心与心神失养所表现的证候。

【临床表现】心悸，心烦，失眠，多梦，头晕健忘，口燥咽干或见五心烦热，潮热盗汗，舌红少津，脉细数。

常见的损美性表现为面色白无华或萎黄，口唇色淡，舌淡白，或两颧发红，口舌糜烂溃疡，舌红少津。皮损可表现为丘疹，瘙痒夜甚，鳞屑性皮疹等。

(三) 心火亢盛证

心火亢盛证是指心火内炽，扰乱心神所表现的证候。常因七情郁结，气郁化火，或火热之邪内侵，或嗜肥腻厚味以及烟酒等物，久而化热生火所致。

【临床表现】心胸烦热，失眠多梦，面赤口渴，尿黄便干，舌尖红绛，苔黄，脉数有力。或见狂躁不安，或见口舌生疮，或见吐血衄血，或见尿少灼热涩痛。

常见的损美性表现为面红目赤，躁扰不安，口舌糜烂肿胀，舌红。皮损可表现为斑丘疹或风团，色鲜红，面积广泛，局部灼热肿胀或见脓疱及皮下出血。

(四) 心脉痹阻证

心脉痹阻证是指由于气滞、瘀血、痰浊、阴寒等因素阻痹心脉所表现的证候。常由年老体弱或久病正虚以致瘀阻、痰凝、寒滞、气郁而发作。

【临床表现】心悸怔忡，心胸憋闷、疼痛，痛引肩背内臂，时发时止。或见胀痛，其发作往往与情志因素有关，喜太息，舌淡红，脉弦；或见刺痛，舌质晦暗或青紫、有瘀斑、瘀点，脉细涩或结代；或见心胸闷痛，体胖痰多，身重困倦，舌苔白腻，脉沉滑；或见遇寒痛剧，得温痛缓，畏寒肢冷，舌淡苔白，脉沉迟或沉紧等。

常见的损美性表现为面色瘀暗，心胸憋闷，口唇暗紫，舌见紫暗、紫斑、紫点。皮损可表现为暗紫色或指端瘀暗，或有青紫肿块。

(五) 小肠实热证

小肠实热证是指心火亢盛，下移小肠所表现的证候。

【临床表现】小便短赤、涩痛，尿道灼热，心烦口渴，口舌生疮、赤烂疼痛，甚则尿血，舌红，舌苔黄，脉数。

常见的损美性表现为面色红赤，口舌生疮，心胸烦热，舌红苔黄。皮损可表现为丘疹或红斑，色鲜红，局部灼热肿胀或见脓疱及皮下出血等。

二、肺与大肠病辨证

肺居胸中，在体合皮，其华在毛，开窍于鼻，与大肠相表里。肺主气，司呼吸，吸清呼浊，主宣发肃降，通调水道，输布津液，宣散卫气，并主嗅觉和发声。

肺的病证有虚实之分。虚证多见久病咳喘，或其他脏病及于肺引起；实证多因风、寒、燥、热等邪气侵袭或痰湿阻肺所致。肺病的常见症状有：咳嗽，气喘，咯痰，咯血，胸闷，胸痛，体虚易感等。

大肠居于下焦，与肺相表里，具有传导排泄糟粕、吸收水分的生理功能。大肠病常见症状为：便秘、泄泻、便脓血等。

(一) 肺气虚证

肺气虚证是指肺气不足，呼吸无力，卫外不固，功能活动减弱所表现的证候。多由久病咳喘，或气的生化不足所致。

【临床表现】咳喘无力，少气不足以息，动则益甚，痰液清稀，或有畏风易感，语声低怯，面色淡白，神疲体倦或自汗，舌淡苔白，脉虚。

常见的损美性表现为面色淡白，气短乏力，畏风自汗，易于感冒，面目浮肿，舌淡。皮损可表现为浅色或正常肤色，常因受冷受风后诱发。

(二) 肺阴虚证

肺阴虚证是指肺阴不足，虚热内生所表现的证候。多由久咳伤阴，痨虫袭肺，或热病后期阴津损伤所致。

【临床表现】干咳无痰，或痰少而粘、不易咯出，甚则痰中带血，口咽干燥，声音嘶哑，形体消瘦，午后潮热，五心烦热，盗汗颧红，舌红少津，脉细数。

常见的损美性表现为颧红烦热，汗少，身体消瘦，皮肤干燥，毛发枯槁，声音嘶哑，舌红。皮损可表现为丘疹、结节、斑块，干燥、粗糙、脱屑，疹色暗红等。

(三) 风热犯肺证

风热犯肺证是指出风热侵犯肺系，肺卫失宣所表现的证候。

【临床表现】咳嗽，痰稠色黄量少，鼻塞，流黄浊涕，口微渴，咽喉肿痛，身热，微恶风寒，舌尖红，苔薄黄，脉浮数。

常见的损美性表现为面色微赤，鼻塞不通，鼻头红赤，口干咽痛，舌尖红苔薄黄而干。皮损可表现为红斑、丘疹、脓疱、风团或鳞屑性皮疹等。常见的损美性疾病有痤疮、酒齄鼻等。

(四) 大肠湿热证

大肠湿热证是指湿热蕴阻大肠，传导失职所表现的证候。多因感受湿热外邪，或饮食不节等因素引起。

【临床表现】腹胀腹痛，下痢脓血，里急后重，或暴注下泻黄浊臭水，肛门灼热，或腹泻不爽，粪质黏稠腥臭，身热口渴，小便短黄，舌质红，苔黄腻，脉滑数。

常见的损美性表现为腹部胀满，矢气臭秽，肛门灼热，口臭，舌红苔黄腻。皮损可表现为红斑，水疱或脓疱，糜烂等。常见的损美性疾病有痤疮、酒齄鼻、体气、口气等。

三、脾与胃病辨证

脾位居中焦，在体合肉，主四肢，其华在唇，开窍于口，与胃相表里。脾主运化，运化水谷水液，输布精微，为气血生化之源，后天之本；脾又主统血，能统摄血液在脉内运行。脾气主升，喜燥恶湿。

脾病的虚证多因饮食、劳倦、思虑过度所伤，或病后失养等引起，实证多由饮食不节，或外感湿热或寒湿之邪，或失治、误治所致。脾病的常见症状有：腹胀腹痛，纳食减少，泄泻便溏，内脏下垂，慢性出血等。

胃居于中焦，与脾相表里，具有受纳腐熟水谷的生理功能。胃气主通降、喜润恶燥为其生理特点。胃病常见症状为：胃脘胀满或疼痛、食欲减退或食欲亢进、呕恶、嗳气、呃逆等。

(一) 脾气虚证、脾阳虚证

1. 脾气虚证　是指脾气不足，运化失健所表现的证候。多因饮食失调，劳累过度，以及其他急慢性疾患耗伤脾气所致。

【临床表现】食少，腹胀、食后尤甚，大便溏薄，肢体倦怠，少气懒言，形体消瘦，面色淡黄或萎黄，舌淡苔白，脉缓弱。

2. 脾阳虚证　是指脾阳虚衰，失于温运，阴寒内生所表现的证候。多由脾气虚发展而来，或过食生冷，或肾阳虚，火不生土所致。

【临床表现】食少腹胀，腹痛绵绵，喜温喜按，大便溏薄，甚或完谷不化，形寒肢冷，身倦乏力，或泛吐清涎，或浮肿，小便不利，或带下清稀量多，舌淡胖或有齿痕，苔白滑，脉沉迟无力。

常见的损美性表现有面色萎黄或面色苍白，形体肥胖臃肿，面部虚浮郁胀，或形体消瘦，肢体困重，四肢不温，少气懒言，白带量多，舌淡胖有齿印，苔白滑等。皮损可表现为水疱，糜烂，渗液，肿胀，皮肤肌肉萎缩等。常见的损美性疾病有肥胖、消瘦、酒齄鼻、湿疮等。

(二) 脾气下陷证

脾气下陷证是指脾气亏虚，升举无力而反下陷所表现的证候。多由脾气虚进一步发展而来，或久泄久痢，或劳累过度所致。

【临床表现】脘腹坠胀、食后益甚，或便意频频，肛门重坠，或久泄不止，甚或脱肛，或内脏、子宫下垂，食少便溏，头晕目眩，神疲乏力，面白无华，少气懒言，舌淡苔白，脉缓弱。

常见的损美性表现有面色淡白无华，头目眩晕，气短乏力，声低懒言，形体消瘦，肌肉松弛，眼睑下垂，舌淡。常见的损美性疾病有眼睑下垂、消瘦等。

(三) 脾不统血证

脾不统血证是指脾气亏虚不能统摄血液，以各种慢性出血为主要表现的证候。多由久病脾虚，或劳倦伤脾等引起。

【临床表现】各种慢性出血。肌衄，鼻衄，齿衄，吐血，尿血，便血，妇女月经过多、崩漏，食少便溏，神疲乏力，少气懒言，面色萎黄无华，舌淡苔白，脉细弱。

常见的损美性表现有面色无华，头目眩晕，倦怠无力，心悸气短，肌衄、齿衄，舌淡无华等。常见的损美性疾病有过敏性紫癜等。

(四) 寒湿困脾证

寒湿困脾证是指寒湿内盛，脾阳受困，脾失温运所表现的证候。多由饮食不节，过食生冷。淋雨涉水，居处潮湿，以及内湿素盛等因素引起。

【临床表现】脘腹胀闷，食少便溏，泛恶欲吐，头身困重，或肌肤面目发黄，黄色晦暗如烟熏，或妇女白带量多，或肢体浮肿，小便短少，舌淡胖，苔白腻或白滑，脉濡缓。

常见的损美性表现有面色晦暗或肌肤面目发黄，黄色晦暗如烟熏，或肢体浮肿，舌淡胖有齿痕，苔白腻。皮损可表现为水疱，皮肤松弛，摩擦触碰即起疱，水疱常有渗出、糜烂。常见的损美性疾病有湿疮、荨麻疹、某些慢性迁延性皮肤病等。

(五) 湿热蕴脾证

湿热蕴脾证是指湿热内蕴中焦所表现的证候。常因感受湿热外邪，或过食肥甘酒酪，酿湿生热所致。

【临床表现】脘腹痞闷，食少呕恶，大便溏泄不爽，小便短黄，肢体困重，或面目肌肤发黄，色泽鲜明如橘色，或皮肤发痒，身热不扬，汗出热不解，或渴不多饮，舌红苔黄腻，脉濡数或滑数。

常见的损美性表现有口苦纳少，肢体困重，或面目肌肤发黄，色泽鲜明如橘皮，皮肤发痒，或身热起伏，汗出热不解。舌红苔黄腻。皮损可表现为红斑，丘疹，水疱，脓疱，糜烂，渗出，疼痛，或剧烈瘙痒，头皮、面颈有黄红斑及油腻性鳞屑。头发稀疏脱落，口周水疱，胡须处脓疱，口唇肿胀，有裂纹及痂皮，反复剥脱等。常见的损美性疾病有唇风、湿疮、痤疮、油风毒、体气、口气等。

(六) 胃阴虚证

胃阴虚证是指阴液亏虚，胃失濡润、和降所表现的证候。多由胃病久延不愈，或热病后期阴液未复，或平素嗜食辛辣，或情志不遂，气郁化火导致胃阴耗伤。

【临床表现】胃脘隐隐灼痛，饥不欲食，或胃脘嘈杂、痞胀，或干呕呃逆，口燥咽干，大便干结，小便短少，舌红少津，少苔或无苔，脉细数。

常见的损美性表现有面红、五心烦热、口干舌燥、齿垢、唇干、咽痛耳聋、舌红绛而干萎等。皮损可表现为红斑、水疱、糜烂、渗液、结痂、瘙痒等。常见的损美性疾病有急性热性皮肤病的恢复期、药疹等。

(七) 食滞胃脘证

食滞胃脘证是指饮食停滞胃肠，胃失和降所表现的证候。多由饮食不节，暴饮暴食，或脾胃素弱，运化失健等因素引起。

【临床表现】脘腹胀满疼痛、拒按，厌食，嗳腐吞酸，或呕吐馊腐食物，吐后则舒，或肠鸣矢气，泻下不爽，便下臭如败卵，或大便秘结，舌苔厚腻，脉滑或沉实。

常见的损美性表现有胃脘胀满，嗳气吞酸或呕吐酸腐食物，矢气频频，泻下臭秽，舌苔厚腻，脉滑。皮损可表现为红斑、丘疹、疼痛、瘙痒、头发稀疏脱落等。常见的损美性疾病有口气、荨麻疹、瘙痒性皮疹等。

(八) 胃寒证

胃寒证是指寒邪侵犯胃脘、胃失和降所表现的证候。多由腹部受凉，过食生冷，或劳倦伤中，复感寒邪所致。

【临床表现】脘腹冷痛，痛势急剧，遇寒加重，得温痛减，恶心呕吐，吐后痛缓，口淡不渴，或口泛清水，腹泻清稀，或腹胀便秘，面白或青，恶寒肢冷，舌苔白润，脉弦或沉紧。

常见的损美性表现有神疲乏力，肢凉喜暖，口淡不渴，胃脘水声波滚，口泛清水。舌淡苔白滑，脉迟或弦。皮损可表现为以水疱、肿块为主，水疱疱液清亮，周围无红晕，肿块质地坚硬，表面光滑等。常见的损美性疾病有消瘦、冻疮等。

(九) 胃热证

胃热证是指火热炽盛，壅滞于胃，胃失和降所表现的证候，又称胃火证。多因平素嗜食辛辣肥腻，化热生火，或情志不遂，气郁化火，或热邪内犯等所致。

【临床表现】胃脘灼痛拒按，喜凉，消谷善饥，渴喜饮冷，口臭，或牙龈肿痛、溃烂，齿衄，小便短黄，大便秘结，舌红苔黄，脉滑数。

常见的损美性表现有面部油腻，体气，牙龈肿痛溃烂，齿衄，舌红。皮损多位于口、鼻部，可表现为丘疹性皮疹、风团、水疱、瘙痒等。常见的损美性疾病有唇风、酒齄鼻、痤疮、口疮、湿疮等。

四、肝与胆病辨证

肝位于右胁，在体合筋，其华在爪，开窍于目，在志为怒，在液为泪，与胆相表里。足厥阴肝经绕阴器，循少腹，布两胁，系目，上额交巅顶。肝的主要功能是主疏泄，疏通畅达全身气机，具有调节情志、促进消化吸收、促进津血运行及调节生殖功能的作用；肝又主藏血，有贮存血液、调节血量、防止出血的作用。肝主升发，喜调达，恶抑郁。

肝病证候有虚实之分，而以实证多见。实证多因情志所伤，使肝失疏泄，气机郁结，郁而化火，气火上逆；或寒、火、湿热之邪内侵所致；虚证常因久病失养，或其他脏病变所累，或失血，导致肝血、肝阴不足。肝病的常见症状：胸胁少腹胀痛或窜痛，情志抑郁或易怒，头晕胀痛，肢体震颤，手足抽搐，以及眼疾、睾丸疼痛、月经不调等。

胆附于肝，与肝相表里，具有贮藏排泄胆汁以助消化和主决断的生理功能。胆病常见症状为：口苦、厌油腻、黄疸、胆怯、易惊等症。

(一) 肝气郁结证

肝气郁结证是指肝失疏泄，气机郁滞所表现的证候。多因情志抑郁，或突然的精神刺激以及其他病邪的侵扰而发病。

【临床表现】情志抑郁，善太息，胸胁、少腹胀满疼痛，走窜不定；或咽部异物感，或颈部瘿瘤、瘰疬，或胁下肿块；女性可见乳房胀痛，月经不调，痛经；舌苔薄白，脉弦。病情轻重与情绪变化密切相关。

常见的损美性表现有情志抑郁易怒，胸闷不舒，喜太息，咽中梅核气，颈部瘿瘤，或痞块，乳房胀痛，月经不调甚则闭经等。皮损可表现为褐色斑块，轮廓清楚，肌肤甲错，叠起皮屑，或见风团、丘疹、红斑，或呈结节或肿块，自觉疼痛或胀痛感，皮损的变化常与精神因素密切相关等。常见的损美性疾病有黄褐斑、痤疮、酒齄鼻等。

(二) 肝火上炎证

肝火上炎证是指肝经火盛，气火上逆所表现的证候。多因情志不遂，肝郁化火，或热邪内犯等引起。

【临床表现】头目胀痛、痛势剧烈，眩晕，面红目赤，急躁易怒，失眠，噩梦纷纭，耳鸣如潮，甚则突发耳聋，或胁肋灼痛，吐血衄血，口干口苦，小便短黄，大便秘结，舌红苔黄，脉弦数。

常见的损美性表现有头胀痛，面红赤，目肿痛，耳鸣如潮，耳内肿痛流脓，手足拘挛，舌红苔黄等。皮损可表现为头面部疱疹、疼痛、色鲜红等。常见的损美性疾病有睑腺炎(麦粒肿)、痤疮等。

(三) 肝血虚证

肝血虚证是指肝血不足，肝失所养所表现的证候。多因脾肾亏虚，生化之源不足，或慢性病耗伤肝血，或失血过多所致。

【临床表现】眩晕，视力减退或夜盲，肢麻震颤，关节拘急，爪甲不荣，皮肤瘙痒。女性可见月经量少色淡、月经愆期、甚则闭经，面白无华，舌淡，脉细。

常见的损美性表现有头晕目眩，眼干目涩，视物模糊，面色淡白无华，爪甲不荣，肢体麻木，关节屈伸不利，手足震颤，舌淡无华。皮损可表现为干燥脱屑或粗糙肥厚，抓痕结痂，爪甲易脆而裂，毛发干枯脱落等。常见的损美性疾病有皮肤瘙痒症、斑秃、油风毒、爪甲病变等。

(四) 肝胆湿热证

肝胆湿热证是指湿热蕴结肝胆，疏泄失常所表现的证候。多由感受湿热之邪，或偏嗜肥甘厚腻，酿湿生热，或脾胃失健，湿邪内生，郁而化热所致。

【临床表现】胸胁灼热胀痛，或胁下有痞块，口苦，泛呕，厌油腻，食少腹胀，大便不调，小便短赤，或见寒热往来，身目发黄色鲜明，或阴囊湿疹，或睾丸肿胀热痛，或女子带下色黄秽臭，阴部瘙痒，舌红苔黄腻，脉弦数或滑数。

常见的损美性表现有厌食，口苦而腻不欲饮，身目发黄，小便短赤或黄而混浊，带下色黄腥臭，或阴囊湿疹，瘙痒难忍，或睾丸肿胀热痛，或外阴瘙痒，舌红苔黄腻。皮损可表现为红斑，灼热，肿胀，其上可有水疱、糜烂、渗液等。常见的损美性疾病有湿疮、睑黄疣等。

五、肾与膀胱病辨证

肾左右各一，位于腰部，肾在体为骨，主骨生髓充脑，其华在发，开窍于耳及二阴，与膀胱互为表里。肾的主要生理功能是主藏精，为脏腑阴阳之根本，主人体生长、发育与生殖，为先天之本；肾主水，对体内津液的输布和排泄、维持体内津液代谢的平衡起着极为重要的作用；肾又主纳气，有摄纳肺所吸入的清气，防止呼吸表浅的作用。

肾多虚证，多因先天禀赋不足，或幼年精气未充，或年老精气亏虚，或房事不节，或他脏病久及肾等所致。常见症状有：腰膝酸软而痛，阳痿遗精，精少不育，经闭不孕，耳鸣耳聋，齿摇发脱，以及水肿，呼吸气短而喘，二便不调等。

膀胱居于下焦，与肾相表里，具有贮存排泄尿液的生理功能。膀胱病常见症状为：尿频、尿急、尿痛、尿血、尿闭等。

(一) 肾阳虚证

肾阳虚证是指肾阳亏虚，机体失于温煦所表现的证候。多由素体阳虚，或年高肾亏，或久病伤肾，以及房劳过度等因素引起。

【临床表现】腰膝酸软冷痛，畏寒肢冷，下肢为甚，精神萎靡，面色黧黑，或性欲减退，男子阳痿、早泄滑精、精冷不育，女子宫寒不孕，或便溏不止，完谷不化，五更泄泻，或小便清长，夜尿频多，舌淡或胖，苔白，脉沉细无力。

常见的损美性表现有面色黧黑，精神萎靡，形寒肢冷，耳鸣耳聋，腰膝酸软，早泄阳痿，带下清稀，肌肤肿胀，舌淡。皮损可表现为皮肤色泽呈灰黑色或棕褐色斑块，局部温度降低，皮损界限不清等。常见的损美性疾病有慢性瘙痒性皮疹、系统性硬皮病、肥胖、黄褐斑等。

(二) 肾阴虚证

肾阴虚证是指肾阴不足，失于滋养所表现的证候。多由久病伤肾，或禀赋不足，房事过度，或过服温燥劫阴之品所致。

【临床表现】腰膝酸软而痛，头晕耳鸣，齿摇发脱，男子遗精，妇女经少经闭，或见崩漏，失眠多梦，口燥咽干，形体消瘦，潮热盗汗，五心烦热，颧红，尿黄便干，舌红少津少苔，脉细数。

常见的损美性表现有面色黧黑，头目眩晕，咽干唇燥，面烘耳鸣，五心烦热，失眠梦扰，盗汗，消瘦，尿黄便干，舌红少津。皮损可表现为颜面深褐色或淡黑斑块，或颧部红斑，指端出血等。常见的损美性疾病有黄褐斑、口疮等。

(三) 肾不纳气证

肾不纳气证是指肾气虚衰，摄纳无权所表现的证候。多由久病咳喘，肺虚及肾，或劳伤肾气所致。

【临床表现】久病咳喘，呼多吸少，气不接续，动则尤甚，或尿随咳出，腰膝酸软，耳鸣，声音低怯，自汗神疲，舌淡苔白，脉弱。

常见的损美性表现有呼多吸少，气不得续，动则喘息益甚，自汗神疲。声音低怯，腰膝酸软，舌淡苔白，脉沉弱。或冷汗淋漓，肢冷面青，或气短息促，面赤心烦，咽干口燥等。皮损可表现为皮肤色泽呈灰黑色或棕褐色斑块，局部温度降低，皮损界限不清，或颧部红斑，指端出血等。常见的损美性疾病有黄褐斑、肥胖等。

(四) 膀胱湿热证

膀胱湿热证是指湿热蕴结膀胱，导致膀胱气化不利所表现的证候。多由感受湿热，或饮食不节，湿热内生，下注膀胱所致。

【临床表现】小便频数、急迫、灼热、涩痛，尿黄赤短少，或尿血，或尿浑浊，或夹有砂石，身热，小腹胀痛，或伴腰痛，舌红，苔黄腻，脉滑数。

常见的损美性表现有小腹胀闷，发热腰痛，舌红苔黄腻。皮损可表现为红斑，灼热，肿胀等。常见的损美性疾病有瘙痒性皮肤病等。

自 我 检 测

一、选择题

(一) 单项选择题

1. 辨别邪正盛衰的纲领是(　　)。

    A. 表里　　　　　B. 寒热　　　　　C. 虚实　　　　　D. 阴阳

2. 不属于热证的是(　　)。

A. 口渴喜热饮 B. 口渴喜冷饮 C. 发热 D. 尿短赤

3. 恶寒发热见于( )。

A. 表证 B. 虚热证 C. 实热证 D. 虚寒证

4. 以水肿先从头面，由上至下，上半身肿甚为辨证要点的病证属于( )。

A. 气滞 B. 血瘀 C. 阴水 D. 阳水

5. 气滞证的主要症状是( )。

A. 头晕眼花 B. 嗳气恶心 C. 腹部坠胀 D. 胀闷疼痛

6. 临床以出血和气虚并见为辨证要点的病证是( )。

A. 气不摄血 B. 气随血脱 C. 气血两虚 D. 气滞血瘀

7. 下列( )不是血虚证的表现。

A. 头晕目花 B. 两颧潮红 C. 心悸失眠 D. 手足麻木 E. 面白少华

8. 下列不属于寒证的是( )。

A. 口渴喜饮 B. 舌淡苔白滑 C. 小便清长 D. 肢冷蜷卧 E. 脉沉迟

9. 患者胸胁脘腹胀闷、疼痛，症状时轻时重，部位常不固定，或窜痛、攻痛、嗳气或矢气后胀痛减轻，舌淡红，脉弦。其证属( )。

A. 血瘀证 B. 气滞证 C. 气滞血瘀证 D. 气逆证 E. 气虚血瘀证

10. 女子既可见经少或经闭，又可见崩漏，辨证属( )。

A. 脾不统血证 B. 肾气不固证 C. 心脾两虚证 D. 肾阴虚证

11. 食少纳呆，腹胀便溏，神疲乏力，舌淡脉弱。最宜诊断为( )。

A. 寒湿困脾证 B. 脾阳虚证 C. 脾气下陷证 D. 肝郁脾虚证 E. 脾气虚证

12. 患者咳喘10年，伴见胸闷心悸、咳痰清稀、声低乏力、面白神疲、舌质淡白、脉弱，其证候是( )。

A. 心肺气虚 B. 肺气虚 C. 寒邪客肺 D. 脾肺气虚

13. 下列哪项不属于肝气郁结证( )。

A. 情志抑郁 B. 咽部异物感 C. 胸胁胀痛 D. 视物模糊

14. 湿热蕴脾可见( )。

A. 尿频尿急，尿道灼痛，尿黄短少 B. 头痛目赤，急躁易怒，胁痛便秘

C. 腹部痞闷，纳呆便溏，面目发黄 D. 腹痛下利，赤白黏冻，里急后重

15. 心血虚证与心阴虚证的共症是( )。

A. 失眠 B. 心烦 C. 自汗 D. 脉细数

16. 患者，女，26岁，已婚。胃脘痞满，不思饮食，频频泛恶，干呕，大便秘结，舌红少津，脉细数。其证候是( )。

A. 脾阴不足 B. 胃阴不足 C. 胃燥津亏 D. 胃热炽盛

17. 症见面色萎黄，神疲乏力，气短懒言，食少便溏，月经淋漓不断，经血色淡，舌淡无苔，脉沉细无力。其证候是(　　)。

　　A. 脾不统血　　B. 脾肾阳虚　　　　C. 气血两虚　　　　D. 脾肺气虚

18. 下列(　　)不是脾阳虚证的特征表现。

　　A. 浮肿少尿　　B. 带下清稀　　　　C. 形寒肢冷　　　　D. 月经淋漓

19. 肺气虚证咳喘的特点是(　　)。

　　A. 咳喘胸闷，痰粘　　　　　　　　B. 咳喘痰少，难咯

　　C. 咳喘痰多，易咯　　　　　　　　D. 咳喘无力，神疲

20. 胃脘胀痛，拒按，嗳腐吞酸，厌食，苔厚腻，脉滑多见(　　)。

　　A. 胃热证　　　B. 胃寒证　　　　　C. 食滞胃脘证　　D. 胃阴虚证

(二) 多项选择题

1. 气逆常见的脏腑是(　　)。

　　A. 心　　　　　B. 肺　　　　　　　C. 胃　　　　　　　D. 肾　　　　　　E. 肝

2. 瘀血的病证特点是(　　)。

　　A. 刺痛不移　　B. 面色紫暗　　　　C. 出血鲜红　　　　D. 舌淡　　　　　E. 脉涩

3. 阴虚的病人可见(　　)。

　　A. 盗汗　　　　B. 满面通红　　　　C. 午后低热　　　　D. 舌红苔黄　　　E. 脉细数

4. 肝病常见症状有(　　)。

　　A. 精神抑郁　　B. 急躁易怒　　　　C. 胸胁少腹胀痛

　　D. 眩晕、肢体震颤、手足抽搐　　　E. 妇女月经不调、男子睾丸疼痛

5. 下列属气的虚证有(　　)。

　　A. 气虚　　　　B. 气逆　　　　　　C. 气闭　　　　　　D. 气陷　　　　　E. 气滞

6. 下列(　　)是心脉痹阻证的临床表现。

　　A. 头晕失眠　　B. 舌质紫暗　　　　C. 脉象细涩　　　　D. 胸闷憋痛　　　E. 心悸怔忡

7. 鉴别寒湿困脾证与湿热蕴脾证的要点有(　　)。

　　A. 是否脘腹痞胀　　　　　　　　　B. 有无身热不扬

　　C. 黄色鲜明或晦暗　　　　　　　　D. 有无肢体困重

　　E. 苔白腻或黄腻

8. 心血虚与心阴虚的共同症状表现有(　　)。

　　A. 心悸　　　　B. 潮热　　　　　　C. 失眠多梦　　　　D. 舌淡红　　　E. 脉细数

9. 下列(　　)是胃阴虚证的临床表现。

　　A. 饥不欲食　　B. 胃脘隐痛　　　　C. 脘痞不舒　　　　D. 干呕呃逆　　　E. 口臭龈肿

10. 下列(　　)是寒湿困脾的临床表现。

A. 食少便溏　　　B. 头身困重　　　C. 口淡不渴　　　D. 胁肋胀痛　　　E. 脉濡缓

二、简答题

1. 如何鉴别表证与里证？
2. 何谓气虚证及其常见临床表现？
3. 何谓血瘀证及其损美性疾病的常见症状？
4. 脾气虚、脾不统血和脾气下陷证有何区别和联系？
5. 肾阳虚证产生的原因及其临床表现？

三、课下案例分析练习

[病案一]　邹某，女，73岁。1978年5月13日初诊。主诉：咳嗽反复发作30年，气喘、不能平卧1周。病史：反复发作咳嗽30年，逢冬则发。近年病情加重，动则气促、心悸、汗出，气候稍有变化则咳喘亦作。1周前因洗澡受凉，咳嗽阵作，气喘不能平卧，痰稀色白量多，胸闷心悸，纳呆，尿少，大便难，便软。检查：端坐呼吸，咳声低弱，语言无力，冷汗满额，面色苍白，口唇青紫，四肢不温，足肿。舌胖色淡，苔白滑，脉细无力。

要求：①找出主症。②证型诊断。③进行证候分析。④辨病因、病位、病性、病势、病机并进行证型诊断。⑤简述你在诊断过程中具体运用了哪几种辨证方法。

[病案二]　张某，男，33岁，教师。1989年8月22日初诊。主诉：发热、腹痛，里急后重，便下脓血，肛门灼热1周。病史：病腹胀、肠鸣、大便带有黏液，时轻时重，历时3年，服药疗效不显，后经乙状结肠镜检查，结论为"慢性肠炎"。1989年8月因大量饮酒、饮食不节而病情加重。症见腹痛，里急后重，便下脓血，日行5至6次，肛门灼热，小便短赤，伴肠鸣、矢气频数。检查：舌红，苔黄腻，脉弦滑。大便常规：黏液便，红细胞(++)，白细胞(+++)。

要求：①找出主症。②证型诊断。③进行证候分析。④辨病因、病位、病性、病势、病机并进行证型诊断。⑤简述你在诊断过程中具体运用了哪几种辨证方法。

第八章 治则与治法

⭐ **目标要求**

掌握：中医基本治则的主要内容及应用原则。
熟悉：正治、反治的概念及其临床运用。
了解：治则、治法的基本概念；治则与治法两者之间的区别和联系。

治则与治法两者既有区别，又有联系。治则是治疗疾病时必须遵循的基本原则，具有指导性、原则性和抽象性的特点；治法是具体治疗大法和方法，具有从属性、灵活性和具体性的特点。治则对治法具有指导作用；治法是在治则指导下而确立的具体方法。例如在扶正的治则之下，有益气、养血、滋阴、温阳等不同的治法；在祛邪的治则之下，又有发汗、泻下、清热、祛痰等不同的治法。

第一节 基 本 治 则

一、扶正祛邪

(一) 扶正与祛邪单独使用

扶正祛邪，是针对邪正盛衰病机确立的治疗原则。正邪斗争不仅决定发病与否，也决定着证候虚实。邪正盛衰病机作为基本病机之一，决定了扶正祛邪是中医治疗疾病的基本原则。

1. 扶正　即扶助正气。是指使用扶助正气的药物，或施行针灸、推拿、气功等疗法，或配合精神调摄、饮食调养、体育锻炼等，以增强体质，提高机体的抗病及康复能力。适用于正气虚弱为矛盾主要方面的虚证。"虚则补之"就是扶正原则的具体运用。临床上常用的有补气法、养血法、滋阴法、温阳法等，都是在扶正治则指导下所制定的治疗方法。

2. 祛邪　即祛除邪气。是使用祛除邪气的药物或其他措施，以祛逐病邪，达到邪去而正复的目的。适用于邪气亢盛为矛盾主要方面的实证。"实则泻之"就是祛邪原则的具体运用。根据邪气的性质和邪气所在的部位，可以选择不同的祛邪方法，如汗法、吐法、下法、清热、利湿、消导、行气、活血等。在使用祛邪治则时要注意因势利导，使邪有出路，并做到祛邪务尽。

(二) 扶正与祛邪兼用

扶正与祛邪相反相成，只要配合得当，扶正与祛邪可以相互促进。扶正祛邪同时使用，即攻补兼施，适用于正虚与邪实并存的虚实错杂证。临床应根据邪正盛衰变化而决定二者的主次及先后。虚中夹实证应以扶正为主，兼以祛邪，如肾阳虚弱而水饮内停，治宜温补肾阳为主，兼利水湿之邪；实中夹虚证则以祛邪为主，兼以扶正，如夏季暑热之邪伤津耗气，治宜清热祛暑为主，兼以生津益气。

(三) 扶正与祛邪先后使用

扶正祛邪先后应用，重点应注意辨别正虚与邪实的主次轻重。

先祛邪后扶正：即先攻后补。在正虚邪盛的虚实错杂证中，若正气虽虚，但尚耐攻伐，或邪盛为主，兼顾扶正反会助邪时，可先祛邪后扶正。例如瘀血所致的崩漏，虽有血虚症状，但瘀血不去，崩漏不止，故应先活血化瘀祛邪，然后再养血补虚扶正。

先扶正后祛邪：即先补后攻。在正虚邪盛的虚实错杂证中，若正虚较甚，不耐攻伐，或正虚为主，兼以攻邪反会更伤正气时，可先扶正后祛邪。如鼓胀病，在正气虚衰较甚不耐攻伐时，必须先扶正，待正气适当恢复后再予以祛邪。

总之，扶正祛邪在运用上应注意以下三个方面：一是扶正用于虚证，包括真虚假实证；祛邪用于实证，包括真实假虚证。二是对虚实错杂证，应根据虚实的主次与缓急，决定扶正祛邪运用的先后主次。三是要注意扶正不留邪，祛邪不伤正。

二、标本缓急

标与本是一个相对的概念，常用来说明疾病过程中的多种矛盾主次关系。标本具有多种涵义：如从正邪而言，正气为本，邪气为标；以发病的先后而言，旧病、原发病为本，新病、继发病为标；以病因与症状而言，病因为本，症状为标；以表证与里证而言，里证为本，表证为标等。掌握疾病的标本，就能分清主次，抓住治疗的关键。在复杂多变的病证中，根据标本主次、缓急的不同，治疗上就有先后缓急之异。在治疗时必须分清矛盾的主次关系，分别采取急则治标、缓则治本和标本兼治的原则。

(一) 急则治标

急则治标是指标病或标证甚急时所采取的一种治疗原则。急则治标是指在高热、大出血、剧痛等标症甚急，必须采取紧急措施先治其标。也就是说，当标病甚急，若不立即救治，可能危及生命或影响本病的治疗时，必须先治其标，待标症缓解之后，再依据其病因病机之本予以调治。如水鼓病，因为多是在肝病基础上形成的，所以肝病为本，腹水为标。当腹水发展到严重阶段，出现腹大如鼓、呼吸喘促、大小便不利等急重症状时，应立即用逐水通便之法先治其标，待大小便通利，腹水减轻或消除后，再调理肝脾以治其本。

(二) 缓则治本

缓则治本是指病情缓和时，从根本上针对本病的病机进行治疗的治疗原则。这是在治病求本原则指导下常用的治则。缓则治本对慢性疾病、急性疾病的恢复期有重要的指导意义。如风寒头痛，风寒之邪阻滞经络为本，头痛的症状表现为标，所以采用疏风散寒法针对本质进行治疗，风寒之邪一除，则头痛自解。又如肺阴虚所致的咳嗽，肺阴虚为本，咳嗽为标，治疗当用滋阴润肺之法治本，肺阴充足，则咳嗽亦随之而愈。

(三) 标本兼治

标本兼治是指标病与本病错杂并重时，或标本均不太急的情况下，既治其标又治其本，才能取得较好的治疗效果。如气虚之人又患感冒，气虚为本，感冒为标，此时如果单纯益气治本，则邪气留滞，表证不解；如果单纯解表治标，则汗出又伤津耗气，使气虚愈甚。所以用益气解表的方法，标本兼治，才能收到满意的疗效。又如阳热内盛，阴液亏损，出现腹满硬痛、大便燥结等，若单用清热泻下以治标，则进一步伤正；若仅用滋阴生津以治本，则热邪又不得祛除；只有采用滋阴与泻下并用的标本兼治法，才能使正盛邪退而病愈。总之，病有轻重缓急、先后主次的不同，因而标本的治法运用也就有先后与缓急、单用或兼用的区别，要善于区分主次，抓住主要矛盾，以确定治疗的先后缓急，或先治本，或先治标，或标本同治。

三、调整阴阳

调整阴阳是指利用药物或其他手段以纠正人体阴阳的偏胜偏衰，使之恢复平衡协调状态的治疗原则。通过扶正，补益人体阴阳之偏衰；通过祛邪，祛除阴阳之偏盛，从而恢复阴阳相对平衡，使疾病痊愈。所以调整阴阳是中医治病的根本原则。

(一) 损其有余

损其有余是针对阴阳偏盛病理变化所制定的治疗原则。适用于人体阴或阳任何一方亢盛有余的实证，属于"实则泻之"的范畴。

1. 泻其阳盛　阳盛是阳热亢盛而阴未虚衰的实性、热性病机变化。对于阳邪偏盛导致的实热证，应清泻阳热，用"热者寒之"的法则治疗，以泻其有余，使阳邪祛除而热退，适用于阳盛则热的实热证。对于"阳胜则阴病"的实热兼有津液不足之证，则应在清热的同时配以养阴生津之品，即以祛邪为主兼以扶正。

2. 损其阴盛　阴盛是阴寒内盛而阳未虚衰的实性、寒性病机变化。对于阴邪偏盛导致的实寒证，应温散阴寒，用"寒者热之"的法则治疗，以泻其有余，使阴邪祛除而寒退，适用于阴盛则寒的实寒证。对于"阴胜则阳病"的寒盛兼阳虚之证，宜在散寒的同时配以扶阳之品，即祛邪为主兼以扶正。

(二) 补其不足

补其不足是针对阴阳偏衰病理变化所制定的治疗原则。适用于人体阴或阳任何一方虚损不足的虚证，属于"虚则补之"的范畴。

1. 阳病治阴　　"阳病"是指阴虚致阳气相对偏亢的虚热证，因其证热属阳故称"阳病"；"治阴"指从阴的方面着手治疗，即补阴。称之为"寒之而热者取之阴"，即"壮水之主，以制阳光"。

2. 阴病治阳　　"阴病"是指阳虚致阴相对偏盛的虚寒证，因其证寒属阴故称"阴病"；"治阳"指从阳的方面着手治疗，即补阳。称之为"热之而寒者取之阳"，即"益火之源，以消阴翳"。

3. 阳中求阴，阴中求阳　　由于阴阳是互根互用的，所以阴虚日久可损及阳气而引起阳虚，阳虚日久损及阴液而引起阴虚，从而出现阴阳两虚的病证，治疗时应阴阳双补。治疗阴偏衰时，在滋阴药物中佐以温阳药，以"阴得阳升则泉源不竭"，即阳中求阴。治疗阳偏衰时，在温阳药中加入滋阴药，也就是"阳得阴助而生化无穷"，即阴中求阳。

4. 阴阳并补　　阴阳两虚当用阴阳并补之法。一般说来阴损及阳多为阴虚为主的阴阳两虚，治宜滋阴为主，辅以助阳；阳损及阴多为阳虚为主的阴阳两虚，当在温助阳气的基础上，配合滋阴。也就是说虽然阴阳并补都是滋阴、补阳并用，但有主次不同。

(三) 损益兼用

损益兼用属于扶正祛邪并用，可分为以损为主和以补为主两类。以损为主适用于阳胜则阴病、阴胜则阳病的实中夹虚证。阴胜则阳病当以散寒为主兼以助阳，阳胜则阴病当在清热同时佐以滋阴。以补为主适用于虚中夹实证。如阳虚寒盛者当温阳散寒，阴虚火旺者当滋阴降火等。

四、正治反治

由于疾病的复杂性，所以病证本质所反映的现象有时也错综不一。临床上大多数病证的本质与所表现的现象是一致的，但有些病证，其本质和所表现的现象却不尽一致，即出现假象。正治与反治，就是指所用药物的寒热、补泻作用与病证的本质、现象之间的逆从关系而言的，如《素问·至真要大论》说："逆者正治，从者反治。"正治与反治，都是针对疾病的本质而治，故均属于治病求本的范畴。

(一) 正治

正治是指逆证候的性质而治的一种治疗原则，故又称"逆治"。正治适用于疾病的征象与本质相一致的病证，是临床最常用的治疗原则。常用的正治法主要有以下四种：

1. 寒者热之　　指对寒性病证采用温热性质的方法进行治疗，适用于阴胜则寒的实寒证。如：表寒证用辛温解表的方药；里寒证用辛热温里的方药等。

2. 热者寒之　　指针对热性病证而采用寒凉性质的方法进行治疗，适用于阳胜则热的实热证。如：表热证用辛凉解表的方药；里热证用苦寒清热的方药等。

3. 虚则补之　　指对于虚证而采用扶助正气的方法进行治疗，即补法，适用于正气不足的虚证。如：阳虚用温阳的方药；阴虚用滋阴的方药；气虚用益气的方药；血虚用养血的方药等。

4. 实则泻之 指对于实证而采用祛除邪气的方法进行治疗。如：食滞用消食导滞的方药；水饮内停用逐水的方药；痰盛用化痰的方药；瘀血用活血化瘀的方药等。

（二）反治

反治是指顺从疾病外在假象而治的一种治疗原则，故又称"从治"。反治适用于病情复杂，证候性质与临床表现不完全一致的证候。由于治疗方法性质与假象性质相同，仍是逆其证候性质而治，所以反治仍属于治病求本的范畴。常用的反治法主要有以下四种：

1. 热因热用 指采用温热性质的方法治疗真寒假热证的原则，适用于阴寒内盛，格阳于外的真寒假热证。由于阴寒内盛，逼迫阳气浮越于外，可出现身热、口渴、面赤等假热之象，但由于阴寒内盛是疾病的本质，所以同时也见四肢厥冷、下利清谷、脉微欲绝等内真寒的表现，故当用温热的方药顺从其假热以治其真寒，待里寒一散，阳气得复，假热自然消失。本证因其本质属寒，故当用温热方法治疗。

2. 寒因寒用 指采用寒凉性质的方法治疗真热假寒证的原则，适用于阳盛格阴的真热假寒证。如热厥证，由于里热极盛，阳气被遏不能外达而格阴于外，出现四肢厥冷、脉沉伏等假寒之象，但病人又有渴喜冷饮、烦躁不安、便干尿黄、舌红苔黄等里热炽盛的征象，这是由于阳热内盛，深伏于里所致。故用寒凉的方药顺从其假寒以治其真热，待里热一清，阳气外达，假寒便会随之消失。本证因其本质属热，故当用寒凉的方法治疗。

3. 塞因塞用 指采用扶助正气的方法治疗因正虚导致闭塞不通症状的证候，适用于正气虚弱、脏腑功能减退而出现闭塞症状的真虚假实证，即"以补开塞"。如脾气虚运化无力，可出现脘腹胀满，大便不畅，治疗应采用健脾益气的方药，恢复脾的运化和气机升降，则腹胀便秘自减。又如血亏引起的经闭，治当养血益气，营血充盈则月经自通。可见以补开塞，还是针对病证虚损的本质进行治疗，当正气得以恢复，闭塞不通的症状自会解除。

4. 通因通用 指采用祛除邪气的方法治疗因邪实出现通泄症状的证候，适用于邪气亢盛，影响脏腑气化而出现通泄症状的真实假虚证。如饮食积滞引起的腹泻，当治以消导泻下以祛积滞，而不可止泻；瘀血内停导致的崩漏，当治以活血化瘀，而不可一味止血。所以，通因通用是针对邪实的本质进行治疗，待实邪消除之后，通泄的症状即会痊愈。

反治虽然顺从了疾病的假象，但就其证候而言，仍然是"逆其证候性质而治"。也就是说无论正治、反治，治法的性质均与证候性质相逆。

五、三因制宜

三因制宜，即因时、因地、因人制宜，是指治疗疾病时，要根据时令、地域、病人等具体情况，全面考虑治疗用药的原则。疾病的发生发展与人的体质特点、季节气候、地理环境等有关。在治疗疾病时，必须结合病人的体质特点、年龄和发病时间、地点等，选择最适宜的治疗方法。可见三因制宜体现了中医的整体观念和辨证论治的特点，是其原则性和灵活性的统一。

（一）因人制宜

因人制宜是根据病人的年龄、性别、体质等不同特点，来考虑治疗用药的原则。

1. 体质方面　主要包括体质强弱和体质偏颇。如体质强者，病证多实，能够耐受攻伐，故用药量宜重；体质弱者，病证多虚或虚实夹杂，不耐攻伐，故治疗宜补，祛邪时则药量宜轻。阳盛或阴虚之体慎用温热药；阴盛或阳虚之体慎用寒凉药。

2. 年龄方面　对老人与小儿应区别对待。小儿生机旺盛，但气血未充，脏腑娇嫩，易被邪侵，发病后病情变化较快，常有易寒易热、易虚易实的特点。因此治疗时应慎用峻剂和补剂，药量宜轻，疗程宜短，并随病情变化而及时调整治疗用药。老年人生机减退，气血亏虚，脏腑功能衰弱，发病后多为虚证或虚实夹杂证。所以治疗时要注意扶正，如需攻逐祛邪，要慎重考虑用药量，应比青壮年量小，中病即止，防止攻邪过度而损伤正气。

3. 性别方面　男女性别不同，其生理、病理特点也各有差异。女子有经、带、胎、产等生理特点，治疗用药尤需注意宜忌。如月经期间，慎用破血逐瘀之品，以免造成出血不止；妊娠期间，禁用或慎用峻下、破血、滑利、走窜等伤胎或有毒的药物，以免对胎儿不利；产后应考虑气血亏虚及恶露情况，在治疗时兼顾补益、化瘀等。

（二）因时制宜

因时制宜是根据不同季节的气候特点，来考虑治疗用药的原则。季节气候变化对人体的生理活动、病理变化均有明显的影响，尤以冬寒夏暑的影响最为突出，所以治疗疾病时必须考虑时令气候的特点，注意治疗宜忌。所以《素问·六元正纪大论》指出："用寒远寒，用凉远凉，用温远温，用热远热，食宜同法。"强调治疗用药或选择食物必须根据四季气候变化来加以调整。

（三）因地制宜

因地制宜是根据不同的地域环境特点，来考虑治疗用药的原则。不同地域的地势、气候、水质、土质以及个人生活环境、工作环境、生活习惯对人的生理、病理均会产生一定影响。所以，即使是同一种疾病，由于地理环境不同，治疗上也应各有特点。如我国西北地区，地处高原，气候寒冷少雨，病多寒燥，治宜温热滋润；东南地区，地势低下，气候温暖潮湿，病多热湿，治宜苦寒化湿。即使出现相同的病证，在具体的治疗用药方面，也应考虑不同地区的特点。如外感风寒表证，在使用辛温解表药时，西北地区气候严寒，用量可以稍重，东南地区气候温热，用量可以稍轻。

第二节　基本治法

治法是在治则的指导下确立的具体治疗方法。不同的病证，有不同的具体治法，但常用的基本治疗大法主要归纳为八种，即汗、吐、下、和、温、清、消、补，是历代医家经过长期的医疗实践总结而出，在临床上具有普遍的指导意义。

一、汗法

汗法是运用发汗解表的药物以开泄腠理，驱邪外出，解除表证的一种治疗方法。又称为解表法。主要适用于外感表证及某些疮疡、水肿初起和麻疹透发不畅而兼有表证者。由于外感病邪的性质有寒热的不同，人的体质有阴阳气血的盛衰差异，所以病证便有风热、风寒、正虚外感的区别，临床应具体应用时则分别有辛温解表、辛凉解表、扶正解表等方法。

在使用汗法时注意，应以汗出邪去为度，不可过度发汗，以防伤津耗气。对于表证已解，疮疡已溃，麻疹已透，以及自汗、盗汗、失血、吐泻、热病津伤者，均不宜使用。

二、吐法

吐法是运用涌吐方药引起呕吐，促使病邪或有毒物质从口中吐出的一种治疗方法。又称涌吐法。其主要适用于饮食停滞胃脘、顽痰阻滞胸膈、痰涎阻塞咽喉或误食毒物尚在胃中等病证。

吐法多用于急救，是治标之法，用之得当，收效迅速，但易伤正气，所以必须慎用。对病势危笃、年老体弱、孕妇、产妇及气血虚弱者，均不宜用。

三、下法

下法是运用具有泻下作用的药物，通过泻下通便，以攻逐体内积滞、肠道燥屎等里实证候的一种治疗方法，又称泻下法。其主要适用于胃肠积滞、实热内结、阴寒痼积、胸腹积水、瘀血内停、燥屎虫积等病证。根据病情有缓急，病性有寒热，病邪有兼夹等不同，临床应用时分别有寒下、温下、攻下、润下、逐水、攻瘀等方法。

下法易伤人体正气，当以祛邪为度，不可过量或久服。对年老体弱，孕妇、产妇及脾胃虚弱者应慎用或禁用。

四、和法

和法是运用具有疏通、和解作用的药物，以祛除病邪，调理脏腑及气血的一种治疗方法，又称和解法。其主要适用于邪在半表半里的少阳证，脏腑失调的肝脾不和、肝胃不和证以及疟疾等。根据病邪的部位和性质，以及脏腑功能失调的不同，临床常用有和解少阳、调和肝脾、调和肠胃等方法。

凡邪在肌表或表邪已解而入里，以及脏腑极虚、气血不足之寒热均不宜用。

五、温法

温法是运用温热性质的药物，以补益阳气、祛除寒邪、治疗里寒证的一种治法，又称祛寒法。其主要适用于里寒证。根据寒邪所在部位及正气强弱之不同，临床常用有温中散寒、温肺化饮、回阳救逆、温经散寒、温阳补肾等方法。

温法所用药物性多燥热，易耗血伤阴，故凡阴血亏虚、血热妄行及孕妇均当慎用或禁用。

六、清法

清法是运用寒凉性质的药物，通过清热泻火，凉血解毒等作用，清除热邪，治疗热性病证的一种治法，又称清热法。其主要适用于里热证。根据热邪所犯脏腑不同以及病情发展阶段不同，临床常用有清热泻火、清热解毒、清热凉血、清热养阴、清脏腑热等方法。

清热性质的药物，多为寒凉之性，易损伤脾胃阳气，不宜久用。素体脾胃阳虚者慎用。

七、消法

消法是运用具有消导、消散、软坚、化积、行气、化痰等作用的药物，以祛散病邪，消除体内积滞、癥瘕、痞块等病证的一种治法，又称消散法或消导法。其主要适用于饮食积滞或癥瘕痞块等病证。临床常用有消食导滞、行气散瘀、消痰化饮、软坚散结、消痈排脓等方法。

消法专为祛邪而设，凡属正虚邪实，祛邪同时还当兼以扶正，做到攻补兼施，避免损伤正气。

八、补法

补法是运用具有补益作用的药物，补益人体气血阴阳的不足，以消除虚弱证候的一种治法，又称补益法。其主要适用于各种虚证。根据人体气血阴阳虚弱的不同，临床常用有补气、补血、补阴、补阳等方法。

补益药大多滋腻，易于使中焦之气壅滞，可适当配伍理气醒脾药，使补而不滞。临床应用时，切记虚则补，无虚则不补，不可滥用补法，以免"误补益疾"，"闭门留寇"。

自 我 检 测

一、选择题

(一) 单项选择题

1. 下列各项属于治则的是(　　)。
　　A. 温阳　　　　　B. 利水　　　　　C. 祛邪　　　　　D. 祛痰
2. 下列各项，不属于治法的是(　　)。

　　　A. 利湿　　　　B. 活血　　　　C. 扶正　　　　D. 化瘀

3. 因脾虚运化无力而导致的脘腹胀满，治疗应选用的治法是(　　)。

　　　A. 通因通用　　B. 寒因寒用　　C. 热因热用　　　D. 塞因塞用

4. 治疗瘀血所致的崩漏，应选用的治法是(　　)。

　　　A. 收涩止血法　B. 塞因塞用法　C. 益气摄血法　　D. 通因通用法

5. 下列各项，不适宜使用"塞因塞用"的是(　　)。

　　　A. 脾虚腹胀　　B. 气虚便秘　　C. 肾虚小便不利　D. 气郁腹胀

(二) 多项选择题

1. 属于祛邪的治法是(　　)。

　　　A. 发汗解表　　B. 涌吐　　　C. 消导　　　　D. 活血祛瘀　　　E. 理气

2. 下列治法属于逆治的是(　　)。

　　　A. 寒者热之　　B. 热者寒之　　C. 虚者补之　　D. 以通治通　　E. 以寒治寒

3. "寒因寒用"适用于(　　)。

　　　A. 寒热错杂证　B. 真热假寒证　　C. 阳盛格阴证　D. 真寒假热证

　　　E. 阴偏盛之实寒证

4. 中医的基本治则，主要有(　　)。

　　　A. 正治与反治　B. 标本先后　　C. 扶正与祛邪　D. 调整阴阳　　E. 三因制宜

二、词语解释

1. 治则
2. 治法

三、简答题

1. 试述扶正与祛邪治则的相互关系及临床运用。
2. 怎样理解标本概念？其对临床治疗有何指导作用？
3. 何谓调整阴阳？调整阴阳的主要方法有哪些？
4. 何谓"正治"、"反治"？在临床运用上有什么区别？
5. 何谓"因人制宜"、"因时制宜"、"因地制宜"？试举例说明之？

下 篇

中医美容学常用中药及方剂

- ⭐ 中医美容学常用中药
- ⭐ 中医美容学常用方剂

第九章　中医美容学常用中药

⭐ 目标要求

掌握：四气的概念，对临床用药的指导意义;五味的概念，对临床用药的指导意义，及气与味的综合效应；重点药物(后带*号)的性味归经及功效应用。

熟悉：中药的禁忌；相似药物功效、应用的异同点；其他药物的功效应用。

了解：中药的概念；配伍的含义和目的；中药的用法。

中药是我国传统药物的总称。凡属于自然性状的植物、动物、矿物及其加工品，在中医理论的指导下，运用于临床以治疗疾病的药物，称为中药。因其来源以植物类药材居多，使用也最普遍，所以古来相沿把中药称为"本草"。及至近代，随着西方医药学在我国传播，本草学逐渐改称为"中药学"。

中药学是祖国医药学的一个重要组成部分，专门研究中药基本理论和各种中药的品种来源、采制、性能、功效、临床应用等知识。

第一节　中药基本知识

一、中药的性能

(一) 含义

中药的性能是用来认识和概括中药作用性质的理论，是中药基本理论的核心部分，是药性理论的简称，其内容主要有四气、五味、归经、升降浮沉和毒性。

中医学认为，一切疾病的发生和发展过程都是致病因素作用于人体，引起机体阴阳偏盛、偏衰、脏腑经络机能失常的结果。中药治病的基本作用，就在于帮助机体祛除病邪，调整阴阳平衡，恢复脏腑经络的正常生理功能。前人常将药物的性能称为偏性，根据"以偏纠偏"的认识，用以阐释药物纠正机体阴阳偏盛或偏衰的机理。

(二) 内容

1. 四气 四气是指药物的寒、热、温、凉四种药性,又称为四性。四气是反映药物影响人体寒热变化及阴阳盛衰的作用性质,是中药的重要性能之一。

四气中温热与寒凉属于两类不同的性质,温热属阳,寒凉属阴,凉次于寒,温次于热。为了进一步区分药物的寒热程度,又使用了大热、微温、大寒、微寒等概念,以表示其更细微的差异。

此外,还有不少药物对人体的寒热病理变化没有明显的影响,温热或寒凉之性不显著,将其称为平性。

熟悉中药药性寒热,密切与中医理论及治则相联系,用以指导临床辨证用药具有重要意义。《神农本草经》说:"疗寒以热药,疗热以寒药。"《内经》说:"寒者热之,热者寒之。"说明药性寒热与治则有重要的关系。热证用寒凉药,寒证用温热药,这是临床用药的基本原则。一般来说,利用药物的寒热,可以祛除寒邪、暑邪、热邪,并能消除这些邪气引起的病理改变。对寒热不明显之证,可以性平之品主治,亦可寒温药并同,使复方显现较平和的药性。而真热假寒证,当以寒药治本,必要时反佐以热药;真寒假热之证,当以热药治本,必要时反佐以寒药。

2. 五味 五味是指酸、苦、甘、辛、咸五种滋味,用以反映药物补泻散敛等作用特点。前人将淡味视为甘味的"余味",而附于甘味;又将涩味视为酸味的"变味",而附于酸味。因此,一直习称五味。以上各种味中,辛、甘、淡属阳,苦、酸、涩、咸属阴。

在性能理论中,药物的五味除了用以表示其实际滋味以外,主要是用以反映该药的作用特点,即辛散、酸收、甘缓、苦坚、咸软。

(1) 辛能散、能行。具有发散、行气、活血的作用特点。能发散表邪的解表药(如麻黄、桂枝、薄荷等),消散气滞血瘀的行气药(如木香、枳实、陈皮等)和活血化瘀药(如川芎、红花、丹参等),均标以辛味。一些气味芳香辛辣的药物,如祛风湿药、化湿药、温里药及开窍药,也具有"行"或"散"的特性,一般也标有辛味。如麝香、冰片、苏合香等。

(2) 甘能补、能缓、能和。具有补虚、缓急止痛、缓和药性、调和药味作用。所以,补虚药(包括补气、补阳、补血、补阴、健脾、生津、润燥等)及具有缓急止痛,缓和毒烈药性和峻猛之性的药物(如甘草、大枣、白芍等),都标以甘味。此外,对于消食和中的麦芽、山楂等药,也常标以甘味。

(3) 苦能泄、能燥。"泄",指降泄、清泄、通泄作用。降泄,既指降泄肺气,止咳平喘(如苦杏仁、紫菀等),又指降泄胃气以止呕(如枇杷叶、代赭石等);通泄,指泻下通便(如大黄、番泻叶等);清泄,有清泄热邪以除烦(如栀子、夏枯草等)。燥是指燥湿,用于湿证,有苦温燥湿(如苍术、厚朴等)和苦寒燥湿(如黄连、黄芩等)之分。

(4) 酸与涩都能收能涩。具有收敛、固涩等作用。所以,能治疗滑脱证的敛肺止咳、涩肠止泻、止血、固精止带、止汗药，多标以酸味或涩味。习惯上多将滋味本酸的收涩药(如乌梅、五味子等)标为酸味，其滋味不酸者(如龙骨、牡蛎等)，多标以涩味，因有"涩附于酸"的说法，故将两者并列。另外，酸味与涩味的作用特点是不尽相同的。有的酸味药能生津止渴，或与甘味相合而化阴。涩味药则均无此特点。

(5) 咸能软能下。具有软坚散结或软坚泻下作用。所以，能治疗癥瘕、痰核、瘿瘤等结块的牡蛎、鳖甲、昆布等药，多标以咸味。泻下仅指攻下药芒硝，可泻下通便。许多标注咸味的药物，多指来源于海生动物或植物的实际滋味。

(6) 淡能渗能利。具有渗湿利水作用，多用于治疗水肿、小便不利等证。虽然利尿药物甚多，但历来标淡味的仅有茯苓、猪苓、薏苡仁等少数药物。

在认识药物的功效以前，如果掌握了该药的五味特点，可以增强临床用药的准确性。五味的作用，只是反映中药性能的一个方面。针对具体药物，应综合该药其他性能特点，才能准确掌握认识药物的功效，以指导临床用药。

3. 升降浮沉　中药的升降浮沉是指表示药物在体内作用趋向的一种性能，是与疾病的病势趋向相对而言。升就是上升，表示作用趋向于上；降就是下降，表示作用趋向于下；浮就是轻浮、发散，表示作用趋向于外；沉就是下行泄利，表示作用趋向于内。结合阴阳之理，则升浮属阳，沉降属阴。

归纳来说，凡升浮的药物，都能上行、向外；如升阳、发表、散寒、催吐等作用的药物，药性都是升浮的。凡沉降的药物，都能下行、向里；如清热、泻下、利水、收敛、平喘、止呃等作用的药物，药性都是沉降的。

一般来说，具有解表、透疹、祛风湿、升阳举陷、开窍醒神、温阳补火、行气解郁及涌吐等功效的药物，其作用趋向主要是升浮的；而具有清热、泻下、利湿、安神、止呕、平抑肝阳、息风止痉、止咳平喘、收敛固涩及止血等功效的药物，其作用趋向主要是沉降的。

药性温热、药味辛甘的药物大多主升浮；药性寒凉、药味酸苦咸涩者，大多主沉降。即药物的升降浮沉与四气五味有一定的相关性。

药物升降浮沉与药物质地也有一定的相关性。花、叶、皮、枝等质轻的药物大多主升浮；种子、果实、根茎、矿物、贝壳等质重药物大多主沉降。但也有特例，如苍耳子为植物种子，能祛风解表，善通鼻窍，药性为升浮；旋覆花降气消痰，药性为沉降。

药物的升降浮沉趋向，是其本身固有的，但通过炮制或配伍，可以在一定程度上减弱或增强，甚至改变药物的升降浮沉性质，以满足临床对药性趋向的不同需要。例如，酒炒则升，姜汁炒则散，醋炒则收敛，盐水炒则下行。

掌握药物升降浮沉性能，可以更好地指导临床用药，以纠正机体功能的失调，使之恢复正常。利用药物的升降浮沉性能，纠正人体气机的升降出入失调，使之恢复正常。如胃气上逆者，可用降胃止呕药治疗。还可以顺应气机趋向，因势利导，驱邪外出。如饮食过多，胃腑拒纳而欲作呕者，可用涌吐药，助胃上逆，吐出食物，避免宿食伤胃。

4. 归经　归经是用以表示药物作用部位的一种性能。归指归属；经是人体脏腑经络及所属部位的概称。药物的归经表明该药的有关功效对所归脏腑或经络具有明显作用，而对其余部位的作用则不明显，或者没有。如同为苦寒清热的药物，黄芩、黄连、黄柏、龙胆草，其作用部位、归经不同，临床效应也有很大不同，黄芩偏于清肺热，黄连偏于清心胃热，黄柏偏于清下焦热，龙胆草偏于清肝热。反映了药物在机体产生效应的部位各有侧重，将这些认识加以归纳，形成了归经理论。对于药物归经的理解，也不一定是指药物有效成分实际到达的部位，而主要是药物产生效应的部位所在。

掌握归经理论，对性味功效相同，主治病证不太相同的药物，可以增强用药的准确性，提高临床疗效。如同为解表而止痛的药物，因头痛部位不同，其使用亦有考究。阳明经头痛宜用白芷，太阳经头痛宜用羌活，少阴经头痛宜用细辛，厥阴经头痛宜用川芎。同为补阴药，沙参归肺胃经，百合归肺心经，龟甲归肝肾经，必须准确选用。

应用归经理论，必须从整体出发，因为脏腑经络在生理上相互联系，在病理上相互影响。如咳喘因脾虚或肾虚所致者，如果只治肺，则疗效不佳。若以健脾益气或补肾药与归肺经的补肺、止咳平喘药同用，则能提高疗效。由此可见，归经理论对指导临床用药十分重要。

5. 毒性　毒性是药物对机体的伤害性，用以反映药物安全程度的性能。毒性反应会造成脏腑组织损伤，使机体发生病理变化，甚至死亡。

对毒性的认识，历来存在两种观点。一种观点认为毒性具有普遍性，凡药皆有偏性，即毒性是药物的偏性。汉代以前将一切药物统称为"毒药"。另一种观点认为毒性具有特殊性，毒性是有毒之药对人体的伤害性。通常将前一观点所言毒性称为广义的毒性，后者为狭义的毒性。强调狭义的毒性，对确保用药安全极为重要。药物的任何作用，对于正常人体和非适应证的人，都具有损害性，绝对无毒的药物是不存在的。

药物的有毒、无毒和毒性的大小强弱，都是相对的。药物引起毒性反应的有无、大小主要取决于用量及用药时间，其次，药材的品种、质量、生产、贮存、加工炮制、配伍、剂型、给药途径及用药是否对证及患者体质等诸多因素，都可能会影响药物的毒性反应。对于有毒药物，哪怕是毒性最大的砒霜，只要在安全有效的剂量内合理使用，就不会引起中毒。而无毒的火麻仁、人参、五加皮等，因服用过量，亦有致人中毒，甚至死亡的报道。

应当坚持"有毒观念，无毒用药"的原则，以确保临床用药的安全性。使用药物必须以保证安全并且取得预期疗效为原则。若所用药物对患者造成了毒性伤害，则有违用药目的；因用药而致患者死亡，则完全丧失了用药的意义。

一方面要重视毒性的普遍性，药物使用不当会对机体造成损害；另一方面，又必须采取各种有效措施，降低或消除药物的毒性反应，力求取得最佳疗效。临床用药应防止两种片面性：一是使用所谓无毒药时，盲目加大用量，以致引起中毒反应。二是使用所谓有毒药时，为了确保用药安全而过分小心，随意将用量降低到有效剂量之下，以致药物起不到治疗作用。

古今医家利用有毒药治疗恶疮毒肿、疥癣、癌肿及某些疑难证、急重证方面，获得了肯定疗效，证明了有毒药有其可利用的一面。可见，一些毒性较明显的药物，往往具有较强或较特殊的医疗作用，对此，值得进一步研究和发掘。

二、中药的配伍与禁忌

(一) 中药的配伍

配伍是指有目的地按病情需要和药性特点，有选择地将两味或两味以上的药物配合同用。在使用两味以上药物时，必须有所选择，这就提出了药物配伍关系问题。药与药之间会发生某些相互作用，如有的能增强或降低原有药效，有的能抑制或消除毒副作用，有的则能产生或增强毒副反应。前人把单味药的应用同药与药之间的配伍关系称为药物的"七情"，"七情"中，除单行外，其余六个方面都属于配伍关系。

单行，即单用一味药可治愈单纯疾病。如独参汤就是单用一味人参，治疗元气虚脱证。

1. 相须　指性能功效相类似的药物配合应用，以增强原有疗效。如麻黄和桂枝配伍，能加强解表发汗功效；石膏与知母配合，能明显增强清热泻火的疗效；大黄与芒硝配合，能明显增强泻下通便的治疗效果。

2. 相使　指在性能功效方面有某些共性的药物配合应用，一味药为主，另一味药为辅，辅药能提高主药的疗效。如补气利水的黄芪与利水健脾的茯苓配合时，茯苓能提高黄芪补气利水的治疗效果；清热燥湿的黄芩与攻下泻热的大黄配合时，大黄能提高黄芩的清热泻火的治疗效果。

3. 相畏　指一种药物的毒性反应或副作用，能被另一种药物降低或消除。如生半夏和生南星的毒性能被生姜降低或消除，所以说生半夏和生南星畏生姜。

4. 相杀　指一种药物能降低或消除另一种药物的毒性或副作用。如生姜能降低或消除生半夏和生南星的毒性或副作用，所以说生姜杀生半夏和生南星。由此可知，相畏、相杀实际上是同一配伍关系的两种提法，是指药物间相互作用而言的。

5. 相恶　指一种药物的某种或某几种治疗作用，会被另一种药物削弱或消除。如生姜恶黄芩，只是生姜的温肺、温胃功效与黄芩的清肺、清胃功效互相牵制而疗效降低，但生姜仍能和中开胃，黄芩仍可清泄少阳。如人参恶莱菔子，因莱菔子能削弱人参的补气作用。如用人参治元气虚脱或脾肺气虚证，而配合以消积导滞的莱菔子，则人参补气效果降低。但对脾虚食积气滞之证，若单用人参补气，则不利于消除食积；若单用莱菔子消积导滞，又会加重气虚。故有"人参得莱菔子，其功更神"之说。

6. 相反　指两药合用，能产生或增强毒副作用。朱砂与含碘类药物，如昆布等合用，生成碘化汞，易致汞中毒。还有"十八反"、"十九畏"中的若干药物。

相须、相使的配伍关系，可以提高临床疗效，相畏、相杀，可使毒副作用降低或消除，使用药更加安全有效，这些配伍关系是值得充分利用的配伍关系；相恶，可使治疗效果降低或消除，相反可使毒副反应增强或产生新的毒副效应，这两种配伍关系影响临床用药的安全性，是临床用药应避免或禁忌的配伍关系。

(二) 中药的禁忌

中药在使用方面，为了临床安全用药，有一些用药方面的禁忌值得重视，其内容主要有配伍禁忌、妊娠禁忌、病证药食禁忌、饮食禁忌等。

1. 配伍禁忌　药物与药物配合后会发生复杂的化学反应，进入机体后，又会受到其他更为复杂因素影响。凡是药物合用后，会降低或消除药物的疗效，产生或增加药物的毒副作用，原则上不能合用，属配伍禁忌。因而临床应当避免配伍使用，如药物 "七情" 关系中的 "相恶" 和 "相反"。金元以来，医家将配伍禁忌概括为 "十八反"、"十九畏"。内容为：

十八反：指乌头反半夏、瓜蒌、贝母、白蔹、白及；甘草反海藻、大戟、芫花、甘遂；藜芦反人参、丹参、沙参、玄参、苦参、细辛、芍药。

十九畏：硫黄畏朴硝，水银畏砒霜，狼毒畏密陀僧，巴豆畏牵牛，丁香畏郁金，牙硝畏三棱，川乌、草乌畏犀角，人参畏五灵脂，官桂畏赤石脂。

值得注意的是，"十九畏" 与配伍关系中的 "相畏" 具有完全不同的含义，相畏是临床上需要利用的配伍关系，不属于配伍禁忌，故不能混淆。

《中国药典》将 "十八反" 与 "十九畏" 列为不易同用药，药物也超过了 "十八"、"十九" 味数，应视为配伍禁忌加以注意。

2. 妊娠禁忌　某些药物对妊娠期间的妇女不利，会导致堕胎或影响胎儿发育，对产程不利以及产后婴儿发育不利等不良反应，均应当作为妊娠禁忌药。一般将妊娠禁忌药分为禁用药及慎用药。

禁用药：大多系剧毒药，堕胎药或作用峻猛的药，如水银(朱砂)、马钱子、斑蝥、轻粉、雄黄、巴豆、甘遂、芫花、牵牛子、商陆、藜芦、瓜蒂、胆矾、水蛭、虻虫、三棱、莪术、麝香等。

慎用药：则多为活血祛瘀药、行气药、攻下药、温里药中的部分作用强，或温热性偏盛的药物。如牛膝、红花、桃仁、姜黄、川芎、枳实、枳壳、大黄、番泻叶、芦荟、芒硝、附子、肉桂等。对于孕妇，如果没有特殊需要应则尽量避免使用此类药物，以免发生事故。

3. 病证药食禁忌　某些药物及饮食对某种病证不适宜，应当避免使用，即为病证用药禁忌及饮食禁忌。

病证禁忌　如寒证忌用寒凉药，以免雪上加霜；实热病证忌用温热药，以免火上加油；表虚自汗、盗汗、忌用发汗药，避免加重出汗而伤阴；气血虚脱之神昏证者，忌用辛香走窜的开窍醒神药，避免正气更加耗散。出血过多且无瘀滞或月经过多者，忌用活血作用强的破血逐瘀药。

饮食禁忌　如胸痹(冠心病)、高血脂等患者，应忌过食肥肉、脂肪、动物内脏及酒等肥腻、刺激性食物；痛风患者，应忌饮啤酒及过食含嘌呤的高蛋白食物(如鱼、蟹、牛肉、豆制品等)；糖尿病患者，忌食含糖量过高的食物；脾胃虚弱患者，忌食油炸、粘腻、寒冷、坚硬的食物；疮疡、皮肤病等患者，忌食鱼、虾、蟹等腥臭及辛辣刺激性食物。寒证忌服生冷食物；热证忌服辛辣温热和油腻食物。

4. 服药时的饮食禁忌　服药期间对某些饮食的禁忌，称为饮食禁忌，又称"忌口"或"食忌"。服药食忌的原则，是凡影响脾胃消化吸收功能，影响药物吸收，降低药物疗效或产生毒副反应的食物，以及对患者病证不利的食物，均属禁忌范围。患病期间，患者对生冷、辛辣、油腻、腥臭等不易消化、有刺激性的食物应避免食用；含铁类药物忌与茶同服；服绵马贯众时应忌油，以免引起中毒。

三　中药的用法

中药的用法，是指中药的应用方法。其内容十分广泛，主要从中药的给药途径、煎煮方法和服药方法几方面来介绍。

(一) 给药途径

中药的传统给药途径，有口服、皮肤给药、吸入、舌下给药、黏膜表面给药、直肠给药等多种途径，近年来给药途径又增加了皮下注射、肌肉注射、静脉注射和穴位注射等。临床用药应根据各种给药途径的特点，以及病证与药物双方对剂型的选择，而具体选择一种途径给药。不同的途径给药各有其特点。

药物在不同组织中的分布、消除情况不一样，机体的不同组织对药物的吸收性能不同，对药物的敏感性也有差别，所以，给药途径不同，会影响药物吸收的速度、数量以及作用强度。有的药甚至必须以某种特定途径给药，才能发挥某种作用。故给药途径也能影响药物的疗效。

(二) 煎煮方法

1. 煎药器具　汤剂是临床应用中药最常采用的剂型，为了保证临床用药能获得预期的疗效，首先要选择合适的煎药器具：最好用陶瓷器皿中的砂锅、砂罐，其次可用白色搪瓷器皿或不锈钢锅。以化学性质稳定，不易与药物成分发生化学反应，并且导热均匀，保暖性能好为选择要点。煎药忌用铁、铜、铝等金属器具。因金属元素容易与药液中的中药成分发生化学反应，会使疗效降低，甚至产生毒副作用。

2. 煎药用水　煎药用水必须洁净澄清、无异味，含矿物质及杂质少。一般选择生活中的饮用水来煎煮中药。加水量按理论推算，应为饮片的吸水量、煎煮过程中的蒸发量及煎煮后所需药液量的总和。实际操作以液面没过饮片约 2 厘米为宜。如质地坚硬、黏稠，或需久煎的药物加水量略多；质地疏松，或有效成分容易挥发，煎煮时间较短的药物，则液面淹没药物即可。

3. 煎前浸泡　多数药物宜用冷水浸泡，一般药物浸泡 20～30 分钟，以种子、果实为主的药物可浸泡 1 小时。夏天气温高，浸泡时间不宜过长，以免腐败变质。中药饮片的煎前浸泡既有利于有效成分的充分溶出，又能缩短煎煮时间。

4. 煎煮火候及时间　煎一般药未沸前用大火，沸腾后用小火保持微沸状态，以免药汁溢出或过快熬干，即先武火后文火。如解表药及其他芳香性药物，因其有效成分易挥发，一般用武火迅速煮沸，改用文火维持 10～15 分钟左右即可。如有效成分不易煎出的矿物类、贝壳类等药及补益药，一般宜文火久煎，使其有效成分充分溶出。

5. 煎煮次数　煎药时药物有效成分首先会溶解在进入药材组织的水液中，然后再扩散到药材外部的水液里，因此，为了充分利用药材，避免浪费，一剂药最好煎煮两次或三次。

一般药物可以同时煎煮，但部分药物因其性质及临床用途不同，所需煎煮的时间不同，有的还需作特殊处理，所以，煎煮汤剂还应讲究入药方法。

先煎：矿物、贝壳类药物，如磁石、牡蛎等因其有效成分不易煎出，应先煎 30 分钟左右再纳入其他药同煎；川乌、附子等有毒药物，煎煮的时间越长，其毒烈性越低，也宜先煎。

后下：如薄荷、大黄等药因其有效成分在煎煮时容易挥发或破坏，入药宜后下，待其他药物煎煮将成时投入，煎沸几分钟即可。

包煎：如旋覆花、辛夷等药材有毛，对咽喉有刺激性；车前子等药材较细，或含淀粉、黏液质较多的药物，煎煮时容易粘锅、焦化；海金沙、蒲黄等因药材质地过轻，煎煮时易飘浮在液面上，这几类药不便于煎煮及服用，入药时宜用纱布包裹入煎。

单煎：如人参等贵重药物宜单煎，为避免浪费，使其有效成分被其他药渣吸附。

冲服：入水即化的药物如芒硝，汁液性药物如姜汁，宜用煎好的其他药液或开水冲服。

烊化：胶类药容易黏附于其他药渣或锅底，既浪费药材，又容易熬焦，如阿胶等宜先烊化，再与其他药汁兑服。

(三) 服药方法

口服给药是主要的给药途径，除受到剂型等因素的影响外，还与服药的时间、服药的多少及服药的冷热等方法有关。

1. 服药时间　具体服药时间应根据胃肠状况、病情需要及药物特性来确定。

一般药物，无论饭前或饭后服，服药与进食都应间隔 1 小时左右，以免影响药物与食物的消化吸收与药效的发挥。

饭前，胃中无食物，有利于药物的消化吸收，故多数药都宜饭前使用。如驱虫药、攻下药及其他治疗胃肠疾病的药物宜饭前服用。峻下逐水药宜晨起空腹时服药，即有利于药物迅速入肠发挥作用，又可避免晚间频频起床影响睡眠。

饭后，胃中存有较多食物，能减轻药物对胃肠的刺激，故对胃肠道有刺激性的药宜饭后服。如消食药宜饭后服用，以利充分发挥药效。

有的药物为了能充分发挥作用，还应在特定的时间服用：例如安神药宜在睡前 30 分钟至 1 小时服；缓下剂宜睡前服用，以便翌日清晨排便；涩精止遗药也应在睡前服，截疟药应在疟疾发作前两小时给药，急性病则不拘时服。

2. 服药多少　一般临床用药，多采用每日一剂，每剂分二服或三服。病情急重者，可每隔四小时左右用药一次，使药力持续。

应用发汗药、泻下药时，如药力较强，一般以得汗、得下为度，不必尽剂，以免汗、下太过，损伤正气。

涌吐药用药宜小量频服，则药物对胃的刺激小，不致药入即吐，频服亦能保证的用药量。

3. 服药冷热　一般汤药多宜温服。如治寒证用热药，宜于热服。特别是辛温发汗解表药用于外感风寒表实证，不仅药宜热服，服药后还需温覆取汗。有些药物则宜冷服，如治热病所用寒药，热在胃肠，患者欲冷饮者可凉服，但如热在其他脏腑，患者不欲冷饮者，寒药仍以温服为宜。另外，对于丸、散等固体药剂，除特别规定外，一般都宜用温开水送服。

第二节　祛风解表类药

含义：凡以发散表邪、解除表证为主要作用的药物，称为解表药。

性能特点：解表药多为辛味，能行、能散，主入肺、膀胱经。本类药物具有发散解表功效，使肌表之邪从汗而解，从而达到治愈目的。部分药物兼能宣肺、利水、透疹等。

分类、功效、适应证见表 9-1。

表 9-1　祛风解表类药的分类、功效及适应证

分　类	功　效	适　应　证
发散风寒药	发散风寒	外感风寒表证。症见恶寒发热，无汗(表实证)或汗出不畅(表虚证)，头痛身痛，口不渴，舌苔薄白，脉浮紧
发散风热药	发散风热	外感风热表证。症见发热微恶寒，有汗，咽干口渴，头痛目赤，舌苔薄黄，脉浮数

使用注意：

(1) 发汗作用较强时，不要用量过大，发汗太过，以免耗伤阳气，损及津液。

(2) 表虚自汗、阴虚盗汗以及疮疡日久、淋病、失血者，虽有表证，也应慎用。

(3) 注意地域气候，如南方炎热用药宜轻，北方严寒用药宜重。春夏腠理疏松易出汗用量宜轻，冬季腠理致密用量宜重。

(4) 解表药多为辛味，入汤剂宜后下，以免有效成分挥发而降低药效。

一、发散风寒药

麻黄＊

【来源】麻黄科草本状小灌木植物草麻黄、木贼麻黄或中麻的干燥草质茎。

【性味归经】辛、微苦，温。归肺、膀胱经。

【功效应用】

(1) 发汗解表：用于外感风寒表实证。麻黄主要通过发汗以外散侵袭肌表的风寒邪气，其发汗作用明显，为重要的发汗解表药。多用治感冒重证，常与桂枝相须为用，如麻黄汤。

(2) 宣肺平喘：用于风寒束肺之喘咳实证。其既可外开皮毛之郁闭，以使肺气宣畅而宣肺平喘，又可内降上逆之气，常与苦杏仁等止咳平喘药配伍。

(3) 利水消肿：用于水肿而兼有表证者。

【用法用量】煎服，2～10g。发汗解表宜生用，止咳平喘多炙用。

【使用注意】本品发汗力强，故表虚自汗、阴虚盗汗及肾不纳气的虚喘者当慎用。

荆芥＊

【来源】唇形科一年生草本植物荆芥的干燥地上部分。

【性味归经】辛，微温。归肺、肝经。

【功效应用】

(1) 祛风解表：用于外感表证。本品药性微温，长于辛散祛风，轻扬疏散，药性平和，为发散风寒药中药性最为平和之品，对于外感表证，不论寒热，皆可应用。治风寒表证者，常与防风、羌活、独活等辛温解表药同用，如荆防败毒散；治风热表证者，常与金银花、连翘、薄荷等辛凉解表药同用，如银翘散。

(2) 透疹、消疮：用于麻疹透发不畅，风疹瘙痒。常与蝉蜕、薄荷、防风等药配伍。并可用于疮疡初起兼有表证者，常与防风、金银花、连翘等解表透疹药或清热解毒药同用。

(3) 止血：用于吐衄下血多种出血证。荆芥炒炭，其性味已由辛温而为味涩性平之品，可以用治吐衄下血等失血证，但宜辨别证型的寒热虚实，作相应的配伍，以标本兼治。

【用法用量】煎服，3～10g，不宜久煎。发表透疹消疮宜生用；止血宜炒炭用。

【现代研究】本品含挥发油，其中主要成分为右旋薄荷酮、消旋薄荷酮和少量右旋柠檬烯等。此外，还含有荆芥苷 A、B、C、D 和橙皮素、香叶木素、芹菜素-7-O-葡萄糖苷等。其水煎剂有微弱解热作用；对金黄葡萄球菌、白喉杆菌、伤寒杆菌、痢疾杆菌、绿脓杆菌和人型结核杆菌均有一定的抑制作用。荆芥甲醇及醋酸乙酯提取物均有镇痛、抗炎作用，后者还有较强的抑制过氧化脂质(LPO)和脂质氧化酶活性作用。荆芥炒炭后有止血作用。

桂枝

【来源】樟科植物肉桂的干燥嫩枝。

【性味归经】辛、甘，温。归心、肺、膀胱经。

【功效应用】

(1) 发汗解肌：用于风寒表证。本品开腠发汗之力较麻黄温和，且能宣阳气于卫分、畅营血于肌表，用治外感风寒，不论有汗或无汗均可应用。表实无汗者，常与麻黄同用，既助其发汗散寒，又通阳气，畅血脉以缓和头身疼痛；表虚有汗者，常则与白芍配伍，以收调和营卫之效。

(2) 温经通阳：用于寒凝血滞及风寒痹证等多种痛证。如胸痹心痛、脘腹冷痛、经闭腹痛、产后腹痛、风寒湿痹、肩臂疼痛等，本品辛散温通之性，可温散经脉寒邪，有利于寒凝血瘀及风寒痹证等里寒证的治疗。均可与活血化瘀、祛风湿、温里药等同用。

(3) 助阳化气：用于痰饮眩晕，膀胱蓄水及心动悸，脉结代。可扶助脾肾阳气，促进气化，解除水湿停滞诸证，还能助心阳、利水湿、散阴寒、通血脉、止悸动。

【用法用量】煎服，3～10g。

防风

【来源】伞形科多年生草本植物防风的干燥根。

【性味归经】辛、甘，微温。归膀胱、肝、脾经。

【功效应用】

(1) 祛风解表：用于外感风寒表证，本品药性微温，具有温而不燥，甘缓不峻，药力缓和特点，为"风药中之润剂"。虽不长于祛寒，但其温性胜过荆芥，尚能止痛，故常用以治疗风寒表证，且不论寒热虚实，均可配伍应用。治风寒表证者，常与荆芥同用，如荆防败毒散；治风热者表证，可配薄荷、连翘、黄芩同用；治风热壅盛，表里俱实者，配荆芥、大黄等解表攻下药同用；治风疹瘙痒，荆芥、苦参、当归等祛风止痒药同用。

(2) 胜湿止痛：用于风寒湿痹。无论寒痹、热痹均可应用。

(3) 止痉：用于风毒侵于内，贯于经络，引动内风，角弓反张，抽搐痉挛的破伤风证。常与祛风止痉药同用。用于鼍黑斑、黄褐斑等，常与其他解表药、清热解毒药同用。治疗风疮疥癣、面上疮，可配防风、天麻等。

【用法用量】煎服，3～10g。

【使用注意】性偏温燥，凡燥热、阴虚火旺及血虚发痉者慎用或忌用；过敏者当忌用。

白芷

【来源】伞形科多年生草本植物白芷、杭白芷的干燥根。

【性味归经】辛，温。归肺、胃经。

【功效应用】

(1) 散寒解表：用于外感风寒，头痛，鼻塞。白芷辛温解表，但发散风寒之力较温和，同时兼有止痛和通鼻窍之功，故宜于外感风寒头痛或伴有鼻塞，流涕，并常与羌活、防风、细辛等祛风散寒药同用，以增强祛风止痛之力。

(2) 祛风止痛：用于阳明经头痛，眉棱骨痛，齿痛。常与防风、细辛、川芎等药同用。

(3) 通鼻窍：用于鼻渊。常与辛夷、苍耳子等药同用。

(4) 燥湿止带：用于妇女寒湿带下。

(5) 消肿排脓：用于疮疡肿痛。未溃者能消散，已溃者能排脓，常配伍清热解毒药。若乳痈肿痛则与消痈散结药配伍。配伍白菊花、白果治黧黑斑、雀斑、面瘢、面黑、面容憔悴；配防风、菊花、丹参洗面治疗粉刺；配白附子、桃仁、杏仁，洗浴可洁身润肤，祛体臭；斑秃可配厚朴水煎外洗；齿黄口臭可配川芎漱口。

【用法用量】煎服，3～10g。外用适量。

【使用注意】本品辛散温燥，阴虚血热者慎用；过量可引起中毒反应。

生姜

【来源】姜科多年生草本植物姜的新鲜根茎。

【性味归经】辛，微温。归肺、脾、胃经。

【功效应用】

(1) 发汗解表：用于外感风寒表证。本品发散风寒的作用温和，发汗解表力弱，多用于风寒轻证的治疗或预防；生姜更多是作为辅助之品，与桂枝、羌活等辛温解表药同用，以增强散寒祛风之效。

(2) 温中止呕：用于胃寒呕吐。单用有效，随证配伍可治疗多种呕吐，尤以胃寒呕吐最宜。某些止呕药用生姜汁制过，能增强止呕作用，如姜半夏、姜竹茹等。

(3) 温肺止咳：用于肺寒咳嗽。不论有无外感风寒，或痰多痰少，皆可选用。此外，生姜具有健胃消食和解毒作用，用于脾胃虚弱，食欲缺乏之轻证，并能解半夏、天南星及鱼蟹之毒。

【用法用量】煎服，3～10g，或捣汁服。

【使用注意】本品伤阴助火，故阴虚内热盛者忌服；对急慢咽喉炎、肺炎则不宜用。

刺蒺藜

【来源】蒺藜科一至多年生草本植物蒺藜的干燥果实。

【性味归经】苦、辛，平。归肝经。

【功效应用】

(1) 平肝潜阳：用于肝阳上亢之头晕目眩。本品苦降，入肝，有平抑肝阳的作用，常与钩藤、珍珠等疏肝理气药同用，以增强其平肝之功。

(2) 疏肝解郁：用于肝气郁滞之胸胁胀痛，乳闭胀痛。本品辛散，又有疏肝解郁之效，可与疏肝理气药物配伍使用。治胸胁胀痛，常需与香附、青皮同用。若乳房胀痛，乳汁不通者，宜与穿山甲、王不留行配伍。

(3) 祛风止痒：用于风热上攻，目赤翳障，风疹瘙痒及白癜风。

【用法用量】煎服，6～15g。

二、发散风热药

薄荷*

【来源】唇形科多年生草本植物薄荷的干燥地上部分。

【性味归经】辛，凉。归肺、肝经。

【功效应用】

(1) 疏散风热：用于风热感冒，温病初起之发热恶风，头痛无汗。本品是辛凉解表药中宣散表邪作用最强的，有一定发汗作用，常用于治疗风热表证，与荆芥、金银花、连翘等药同用，如银翘散。

(2) 清利头目：用于风热上攻之头痛，目赤诸证。多与疏散风热和清利头目药物同用。

(3) 清利咽喉：用于风热表证之咽喉肿痛。常与菊花、牛蒡子等发散风热利咽喉药同用。

(4) 透疹：用于麻疹初起，风疹瘙痒等。常与解毒透疹药同用，如荆芥等。

(5) 疏肝解郁：用于肝气郁滞之胸闷、胁肋胀痛。因疏肝之力不强，仅在方中起辅助作用。鳌黑斑、粉刺，配丹参、当归、红花、防风，如化斑汤；洁口益齿，配藿香、龙脑等含漱。

【用法用量】煎服，3～6g，宜后下。其叶长于发汗，梗长于理气。

【使用注意】本品芳香辛散，体虚多汗者不宜用，阴虚血燥者慎用。

【现代研究】本品含挥发油，油中主要成分为薄荷醇、薄荷酮、薄荷烯酮、莰烯、蒎烯、柠檬烯、迷迭香酸等。本品可使皮肤毛细血管扩张而发汗解热。薄荷醇、薄荷酮局部外用有抗炎、镇痛、止痒作用。薄荷油有解除胃肠痉挛及促进呼吸道腺体分泌作用。煎剂对单纯性疱疹病毒、流行性腮腺炎病毒及葡萄球菌、链球菌等多种病菌有抑制作用。

菊花*

【来源】菊科多年生草本植物菊的干燥头状花序。

【性味归经】辛、甘、苦，微寒。归肺、肝经。

【功效应用】

(1) 疏散风热：用于风热表证之发热头痛或温病初起。作用似于桑叶，并常与之相顺配伍，用于表证见发热头痛、咳嗽、目赤肿痛等。

(2) 清肝明目：用于肝火盛或肝阴不足所致的目赤昏花。表现为肝火上炎所致的目赤涩痛、多泪等，或表现为肝肾精血不足所致的眼目昏花、视物不清等，常用菊花内服。

(3) 平抑肝阳：用于肝阳上亢之眩晕、头痛。若肝经热盛、热极动风者，常与其他平肝息风药配伍同用。

(4) 清热解毒：用于痈肿疔毒。其解毒消痈之功稍弱，常与其他药清热解毒药同用。容颜早衰、肌肤不泽，可配远志、菖蒲、巴戟天等；须发早白、头风白屑，可配桑白皮、藁本；腋臭，可配辛夷、滑石粉、冰片等，研末外用。

【用法用量】煎服，9～15g。疏散风热多用黄菊花；平肝明目多用白菊花。

【现代研究】本品含挥发油、菊苷、腺嘌呤、胆碱。河北安国产祁菊挥发油中含龙脑、樟脑、菊油环酮等。黄酮类成分有木犀草素、芹菜素、芹菜素-7-葡萄糖苷以及有机酸和氨基酸等。本品煎剂能显著扩张冠状动脉、增加冠脉血流量和提高心肌耗氧量。有明显解热、降压、抗炎等作用。对流感病毒、钩端螺旋体及多种致病菌均有抑制作用。

桑叶

【来源】桑科落叶小乔木植物桑的干燥叶。

【性味归经】苦、甘，寒。归肺、肝经。

【功效应用】

(1) 疏散风热：用于风热表证。本品辛散表邪的作用较为缓和，用以疏散风热，常与薄荷等药同用以增效。因其能清肺热，多用于外有风热，内有肺热所致的发热、咽痒、咳嗽等证，常与菊花相须为用，如桑菊饮。

(2) 清肺润燥：用于肺热燥咳。本品清肺热，润肺燥，可用于肺热或燥热伤肺的咳嗽痰少、干咳无痰、咽痒之证。常与苦杏仁、麦冬等养阴润肺之药同用。

(3) 清肝明目：用于肝热目疾及头昏头痛。本品清肝热，又益阴明目，适用于风热上攻、肝火上炎之目赤涩痛及肝肾精血不足所致的目昏、视物不清等证，多配伍滋补肝肾药内服。同时可用本品煎水外用洗眼。

(4) 平抑肝阳：用于肝阳上亢之头痛眩晕，烦躁易怒等证。常与菊花、石决明等滋阴潜阳药同用。可用于瘾疹、疮疡、黧黑斑、粉刺；油风、发蛀脱发，可配用麻叶外洗；须发早白，可与何首乌、补骨脂、女贞子等药配用，如首乌丸。

【用法用量】煎服，5～10g。外用煎水洗眼。肺燥咳嗽多用蜜炙。

升麻

【来源】毛茛科多年生草本植物大三叶升麻、兴安升麻或升麻的干燥根茎。

【性味归经】辛、微甘，微寒。归肺、脾、胃、大肠经。

【功效应用】

(1) 发表透疹：用于表证，麻疹初起透发不畅。本品被称为"阳明伤风之药"，因其适用于风寒表证渐入阳明，身热增盛者。治风热表证或温病初起，可与其他辛凉解表药同用。治风寒表证，亦可与辛温解表药同用。对表邪外闭，或热毒内盛所致的麻疹初发难透者，多与牛蒡子、薄荷等解表透疹药配伍。

(2) 清热解毒：用于阳明热盛，胃火上攻之咽喉肿痛，齿痛口疮，瘟毒发斑。本品以清热解毒见长，可用于牙龈、咽喉肿痛，瘟疫，痄腮等多种热毒病证。

(3) 升举阳气：用于气虚下陷之脱肛，脏器下垂以及短气、神倦，崩漏下血。多配伍柴胡以增强升阳举陷的作用，并多与黄芪等补气药配伍，以收补中益气升阳举陷之效，如补中益气汤。黧黑斑、粉刺，配丹参、薄荷，如化斑止痒露；配白芷、藁本、沉香等，可洁齿祛口气。

【用法用量】煎服，3～10g。发表透疹解毒宜生用，升阳举陷固脱宜制用。

【使用注意】因其具升浮之性，凡阴虚阳浮，喘满气逆，上盛下虚及麻疹已透者均当忌用。

白僵蚕

【来源】蚕蛾科动物家蚕蛾的幼虫感染白僵菌而僵死的全虫。

【性味归经】辛、咸，平。归心、肝、脾、肺经。

【功效应用】祛风解痉，化痰散结。用于中风失音，惊痫，头风，瘰疬结核等。本品外用敷面有祛除黄褐斑、老年斑、晒斑的功效。

【用法用量】煎服，5～10g。

蝉蜕

【来源】蝉科昆虫黑蚱若虫羽化时脱落的皮壳。

【性味归经】甘，寒。归肺、肝经。

【功效应用】

(1) 疏散风热：用于风热表证及温病初起之发热，头痛，咽痛音哑。因长于疏风宣肺利咽，可用于风热郁肺所致的咽痛音哑，与薄荷、牛蒡子等解表利咽药同用。

(2) 透疹止痒：用于麻疹不透，风疹瘙痒。常与薄荷、牛蒡子等解表透疹药同用。

(3) 熄风止痉：用于肝经风热，小儿惊痫夜啼及破伤风。本品能清肝火，用于肝热生风者。对小儿急慢惊风或破伤风，常与牛黄、天麻、钩藤等清肝息风止痉药同用。

(4) 清肝明目：用于肝经受热或风热上攻所致的目赤、多泪等，与菊花、决明子等药同用。

【用法用量】煎服，3～6g；或单用研末冲服。一般病证用量宜小；息风止痉可用至15～30g。

【使用注意】孕妇慎用。

浮萍

【来源】浮萍科属水生植物。

【性味归经】辛，寒，归肺、膀胱经。

【功效应用】发汗解表，透疹止痒，利尿消肿。用于风热表证，麻疹不透，水肿尿少。

【用法用量】煎服，3～10g。外用适量。

三、其他解表药

其他解表药见表 9-2。

表9-2　其他解表药

分类	药名	性味归经	功效与应用	用量用法
发散风寒	细辛	辛、温，有小毒。归心、肺、肾经	发汗解肌，温通经脉，助阳化气；用于风寒表证，寒凝血滞证	3～10g，煎服
	藁本	辛，温。归膀胱经	发散风寒，胜湿止痛；用于风寒感冒，巅顶头痛及风湿痹痛	3～10g，煎服
	辛夷	辛，温。归肺、胃经	散风寒，通鼻窍；用于风寒表证及鼻渊	3～10g，煎服
	葱白	辛，温。归肺、胃经	发汗解表，散寒通阳；用于外感风寒轻证，阴盛格阳证	3～10g，煎服，不宜久煎
	紫苏	辛，温。归肺、脾经	解表散寒，行气宽中，解鱼蟹毒；用于风寒表证，脾胃气滞证	5～10g，煎服，不宜久煎
	羌活	辛、苦，温。归膀胱、肾经	散寒解表，胜湿止痛；用于风寒夹湿的感冒，头痛，身痛	3～10g，煎服
	苍耳子	辛、苦，温。有毒归肺经	散风寒，通鼻窍，祛风湿止痛；用于风寒表证及鼻渊，风湿痹痛	3～10g，煎服
	胡荽	辛，温。归肺、胃经	解表透疹，健胃消食；用于麻疹透发不畅，胃寒食滞	3～10g，煎服
发散风热	牛蒡子	辛、苦，寒。归肺、胃经	疏散风热，宣肺透疹，利咽散结；用于风热表证，麻疹不透	6～12g，煎服
	葛根	甘、辛，凉。归脾、胃经	解肌退热，透疹，生津止渴；用于外感表证，麻疹初起疹发不畅	10～15g，煎服
	淡豆豉	苦、辛，凉。归肺、胃经	解表，除烦，宣发郁热；用于外感表证，热病烦闷	6～12g，煎服

第三节　清热与泻下类药

一、清热药

含义：凡以清泄里热为主要作用，用治里热证的药物，称为清热药。

性能特点：本类药物药性寒凉，寒可清热，苦能清泄里热，故多数药味苦，以沉降为主，主归肺、胃、心、肝经，用治各种里热证。部分药物味咸，入血分，能清解营血分热邪。还有药物味辛或甘，兼能活血祛瘀或养阴生津。

分类、功效、适应证见表9-3。

表 9-3 清热药的分类、功效及适应证

分　类	功　效	适　应　证
清热泻火药	清气分热	气分实热证或诸脏腑热证。症见高热、烦渴、汗出，甚则谵语、发狂，舌苔黄燥、脉象洪大等
清热燥湿药	清热燥湿	湿热合邪的病证。用于上焦湿热(湿温、暑湿)、中焦湿热(湿热痞满、呕吐泻痢)，下焦湿热(湿热黄疸、湿热泻痢、湿热淋证、湿热带下及阴肿阴痒)及湿热黄疸、皮肤湿热疥癣、湿疹湿疮、关节红肿疼痛、耳肿流脓等
清热解毒药	清热解毒	热毒炽盛证。用于痈肿疔疮、丹毒、斑疹、痄腮、毒痢、咽喉肿痛。部分药物可治毒蛇咬伤、水火烫伤、癌肿等
清热凉血药	清营血分热	营分、血分实热证。用于温热病邪热入营、血热妄行，症见斑疹和各种出血，以及舌绛、烦躁，甚则神昏谵语
退虚热药	退虚热	虚热证。用于骨蒸潮热、盗汗或口燥咽干、虚烦不寐、舌红少苔、脉细数等；亦可用治温热病后期，邪热未尽，阴液已伤，或发热，夜热早凉等

使用注意：

(1) 清热药因药性寒凉，易伤脾胃，凡脾胃虚弱，食少便溏者慎用。

(2) 热病易伤津液，清热燥湿药易化燥伤津，故阴虚津伤的患者当慎用或与养阴生津药同用。

(3) 阴盛格阳、真寒假热之证，应当明辨，不可使用清热药。

(4) 中病即止，避免克伐太过，损伤正气。

(一) 清热泻火药

石膏*

【来源】硫酸类矿物硬石膏族石膏，主含硫酸钙($CaSO_4 \cdot 2H_2O$)。

【性味归经】辛、甘，大寒。归肺、胃经。

【功效应用】

(1) 清热泻火，除烦止渴：用于温热病气分实热证。本品药性大寒，能内清肺胃之火，外解肌肤之热，有较强的清泄热邪和抑制亢阳的作用，为治疗温热病气分证的要药，症见壮热、汗出、烦渴、脉洪大有力等证。如白虎汤，石膏与知母、粳米、甘草配伍用作君药。治疗邪热郁肺，肺气上逆而气急喘促者配伍麻黄、杏仁等平喘之药，共收清肺平喘之效；治疗胃中积热所致的牙龈肿痛，常与黄连、升麻等清胃、解毒、补阴药同用。

(2) 煅用收敛生肌：用于疮疡溃疡不敛，湿疹瘙痒，外伤出血，水火烫伤等。可单用或配伍黄柏、煅龙骨研成细粉外用。

肺胃实热所致的粉刺可用凉血清肺饮；酒皶鼻、瘾疹、面游风、湿疹，可配赤石脂、炉甘石。

【用法用量】15～60g。内服宜生用，入汤剂宜打碎先煎。外用适量，火煅研末。

【使用注意】脾胃虚寒及阴虚内热忌用。

【现代研究】本品主要含含水硫酸钙($CaSO_4 \cdot 2H_2O$，含量＞95%)，尚含有机物、硫化物及微量元素钛、铝、硅等。本品内服对内毒素引起发热的动物有解热作用，并可减轻其口渴状态。能增强家兔肺泡巨噬细胞对白色葡萄球菌及胶体金的吞噬能力，并能促进吞噬细胞成熟。能缩短凝血时间，促进胆汁排泄，并有利尿及降血糖作用。能抑制神经应激能力，减轻骨骼肌兴奋性。小剂量可使心率加快，冠状动脉血流量增加，大剂量则呈抑制状态，血流量反而减少。此外，还能加速骨缺损的愈合。

栀子

【来源】茜草科植物栀子的干燥成熟果实。

【性味归经】苦，寒。归心、肺、三焦经。

【功效应用】

(1) 泻火除烦：用于热病躁扰不宁。本品能泻三焦实火，为治热病躁扰不宁之要药，并可用于肝胆火热上攻之目赤肿痛。如栀子豉汤将栀子与淡豆豉相须为用。

(2) 清热利湿：用于湿热黄疸，小便短赤及淋证。本品清利小便，除下焦湿热，是治疗肝胆湿热所致的黄疸，膀胱湿热所致淋证的常用药。

(3) 凉血解毒：用于血热出血证。本品炒黑有清热凉血之功，常用于血热妄行之吐血、衄血、尿血等证。

(4) 消肿止痛：用于跌打损伤所致疼痛、热毒疮疡。本品有消肿止痛之效。如生栀子粉以面粉、或鸡蛋清、或韭菜捣烂，调敷局部，以消肿止痛。

配川芎、大黄等治疗酒皶鼻；配红花、川芎、赤芍等治疗白癜风；研末外用治疗烫伤。

【用法用量】煎服，3～10g。生用走气分而泻火，炒黑入血分而止血。外用适量。

【使用注意】脾虚便溏，食少者忌用。

夏枯草

【来源】唇形科多年生草本植物夏枯草的干燥果穗。

【性味归经】苦、辛，寒。归肝、胆经。

【功效应用】

(1) 清肝明目：用于肝火上炎之头痛眩晕、目赤肿痛等。可单用，或与其他清肝明目药同用，如菊花、桑叶等。

(2) 消肿散结：用于痰火郁结所致的瘰疬瘿瘤，乳痈。治瘰疬，与贝母、玄参、牡蛎等同用；治瘿瘤，与海蛤壳、昆布、海藻等同用。

【用法用量】煎服，10～15g。或熬膏服。

【使用注意】脾胃虚弱者慎用。

（二）清热燥湿药

黄芩

【来源】唇形科多年生草本植物黄芩的干燥根。

【性味归经】苦，寒。归肺、胆、脾、胃、大肠经。

【功效应用】

（1）清热燥湿：用于多种湿热病证。如湿温、黄疸、热淋、泻痢、痈肿疮毒。本品有较强的清热燥湿作用，尤善清泄中上焦湿热及肺火，为治湿温暑湿、胸脘痞闷及肺热咳嗽之要药。治湿热黄疸、湿热痢疾、湿热淋证及湿温、暑湿所致胸闷、痞满、呕恶等，均可用为主药。

（2）泻火解毒：用于肺热咳嗽、少阳证之往来寒热、疮疡肿毒等。本品长于清肺热，用于治肺热咳嗽，如清金丸；与柴胡同用，有和解少阳之功，如小柴胡汤。

（3）止血安胎：用于血热出血证及胎热不安。本品为较常用的凉血止血药，可用以治疗血热妄行所致的多种出血证。还因有除热安胎之效，可治胎热不安，常与当归、白术等配伍，如当归散。

配黄连、黄柏、苦参、大黄等，用于肺热上攻引起的粉刺、酒皶鼻等。

【用法用量】煎服，3～10g。清热生用；安胎炒用；清上焦热可酒炒用；止血炒炭。

【使用注意】苦寒伤胃，脾胃虚寒、少食便溏者慎用。

黄连*

【来源】毛茛科多年生草本植物黄连、三角叶黄连或云连的干燥根茎。

【性味归经】苦，寒。归心、肝、胆、脾、胃、大肠经。

【功效应用】

（1）清热燥湿：用于胃肠湿热之腹泻、痢疾。本品清热燥湿力强，善清中焦湿热，主治湿热中阻，脘腹痞满等。其清热燥湿之力大于黄芩，尤长于清中焦湿热，为湿热泻痢要药。治湿热痢疾，单用有效。

（2）泻火解毒：用于心火亢盛、胃热等证。本品善清心胃之火，尤以泻心经实火见长，多与其他清实热药物配伍，如黄连解毒汤，与黄芩、黄柏、栀子同用等。若阴虚火旺，心烦不眠，常配黄芩、阿胶、白芍等同用，如黄连阿胶汤；若心火亢盛，迫血妄行，吐血、衄血，可与黄芩、大黄同用，如泻心汤。治痈肿疮毒，目赤牙痛，单用或配伍其他清热解毒药。治胃热呕吐，常与清胃止呕药同用。

治疗粉刺可配金银花、连翘；酒皶鼻可配黄芩、黄柏、栀子等。

【用法用量】煎服，2～5g。外用适量。清热燥湿、泻火生用；降低寒性宜炒用；清胃止呕用姜汁炙；清上焦火酒炒；清肝胆火用猪胆汁拌炒；降逆止呕用吴茱萸煎汁拌炒。

【使用注意】本品大苦大寒，过量或久服易伤脾胃，故脾胃虚寒者忌用；阴虚伤津者慎用。

【现代研究】本品主含生物碱，其中主要为小檗碱、黄连碱、甲基黄连碱、掌叶防己碱等。尚含黄柏酮、黄柏内酯及酚性成分等。黄连具有广谱抗菌、抗炎、解热作用；对心血管系统有降压、抗心律失常、保护缺血心肌的作用；对消化系统有抗腹泻、抗溃疡、利胆作用；并有抗血小板聚集、降脂、降血糖、中枢抑制、抗肿瘤、提高机体非特异性免疫功能等作用。

黄柏

【来源】芸香科落叶乔木植物黄檗或黄皮树的干燥树皮。

【性味归经】苦，寒。归肾、膀胱、大肠经。

【功效应用】

(1) 清热燥湿：用于湿热带下、黄疸、泻痢、湿疹、湿疮等湿热病证。本品性味苦寒，与黄芩、黄连相似，具有较强的清热燥湿作用，且常相须为用。但本品主入于肝胆、肾、膀胱经，以清除湿热邪气，尤善清除下焦湿热。治热淋，可与竹叶、木通等清热利尿通淋药同用。用于湿热痢疾，可与黄连、白头翁同用，如白头翁汤。

(2) 泻火解毒：用于疮疡肿毒，皮肤湿疹湿疮，足膝红肿热痛、下肢痿弱等证。可研细末调猪胆汁外敷，亦可内服；或配黄连、栀子等其他清实热药物同用。治湿疹，可配荆芥、苦参等同用。用于足膝肿痛，配苍术、牛膝，即三妙丸。

(3) 退热除蒸：用于肾阴虚证。本品长于清泻肾中虚火，降火以坚阴，用于治疗肾阴不足、虚火上炎、五心烦热、骨蒸潮热、盗汗、遗精等证。常与知母、相须为用，或配伍熟地、龟板之类养阴药以滋肾阴，泻肾中虚火，如知柏地黄丸等。

【用法用量】煎服，3～10g。外用适量。清热燥湿泻火多生用；除蒸退热多盐水炙用；止血多炒用。

【使用注意】本品苦寒，易伤胃气，故脾胃虚寒者慎用。

龙胆

【来源】龙胆科多年生草本植物龙胆、三花龙胆、条叶龙胆或坚龙胆的干燥根。

【性味归经】苦，寒。归肝、胆经。

【功效应用】

(1) 清热燥湿：用于湿热黄疸、阴肿阴痒、带下湿疹。本品善清肝胆湿热，尤长于清利下焦湿热，可与栀子、黄芩、黄柏等同用。治疗湿热下注，阴肿阴痒，带下黄稠，阴囊肿痛，湿疹瘙痒等，常配黄柏、苦参、苍术等药同用。

(2) 泻肝胆火：用于肝胆实热证。本品清肝胆火力大，是治疗肝胆实热诸证的主药。治疗肝经实火所致头痛目赤、胁痛口苦、耳鸣耳聋等，与柴胡、黄芩、木通等同用，如龙胆泻肝汤。用于肝经热盛生风，高热惊厥，痉挛抽搐，与牛黄、钩藤、黄连等同用。

【用法用量】煎服，3～9g。外用适量。

【使用注意】脾胃虚寒者不宜用，阴虚津伤者慎用。

苦参

【来源】豆科灌木植物苦参的干燥根。

【性味归经】苦，寒。归心、肝、胃、大肠、膀胱经。

【功效应用】

(1) 清热燥湿：用于湿热泻痢，湿热便血，黄疸尿赤等。本品性味苦寒，对湿热黄疸、淋证等有一定的作用，并多与茵陈、栀子等清热燥湿药配伍。治湿热泻痢，可单用，也常与木香等同用。

(2) 祛风杀虫：用于带下阴痒，皮肤瘙痒，疥癣，麻风等。可单用煎汤，或与黄柏、蛇床子等同用，熏洗患处。

(3) 利尿：用于湿热小便不利，灼热涩痛之证。可单用或与石韦、车前子等同用。

与菖蒲、乌蛇合用治疗一切癣、皮肤瘙痒。

【用法用量】煎服，3～10g。外用适量。

【使用注意】苦寒之品，凡脾胃虚寒及阴虚津伤者忌用或慎作。反藜芦。

【现代研究】本品主要含多种生物碱，其主要成分为苦参碱、氧化苦参碱等 22 种。尚含苦参醇等黄酮类、醌类及三萜皂苷等。本品有抑制肿瘤、抗炎、抑菌、抗过敏、抗心律失常以及利尿、镇静、平喘、祛痰等作用。

白鲜皮

【来源】芸香科多年生草本白鲜的干燥根皮。

【性味归经】苦，寒。归脾、胃、膀胱经。

【功效应用】

(1) 清热燥湿：用于湿热所致疮毒，湿疹、疥癣。亦用于皮肤瘙痒诸证，内服、外洗均可，并可配地肤子、苍术等同用。

(2) 祛风解毒：用于湿热黄疸，湿热痹痛。治湿热黄疸，尿赤，常配茵陈、栀子等同用；湿热痹痛，关节红肿热痛，常与苍术、黄柏同用。

【用法用量】煎服，5～10g。外用适量。

(三) 清热解毒药

金银花*

【来源】忍冬科多年生半常绿木质藤本植物忍冬的干燥花蕾或初开的花。

【性味归经】甘，寒。归肺、心、胃经。

【功效应用】

(1) 清热解毒：用于热毒所致的痈肿疔疮。为治一切阳证痈肿疔疮之要药，痈疮初起，红肿热痛者，可单用本品煎服，并用药渣外敷患处。亦常与穿山甲、白芷等同用，如仙方活命饮。热毒引起的疔疮肿痛、咽喉肿痛、目赤肿痛，常与紫花地丁、蒲公英等同用。治疗肠痛腹痛，常与当归、黄芩等同用。治疗肺痈咳吐脓血，常与鱼腥草、芦根等同用。

(2) 疏散风热：用于风热表证或温热病初起。本品能使肺、心、胃热邪外透，温病热毒不论在卫气营血哪一阶段，均可用本品治之，常配辛凉解表药以治风热表证，温病卫分证；此外，配清热凉血药治温病热入营分证，有透热转气之功。

(3) 凉血止痢：用于热毒泻痢，下痢脓血。单用浓煎频服即可奏效。

(4) 清解暑热：用于暑热证。本品可解暑热，主治暑热烦渴等证，并常与荷叶、西瓜翠衣、扁豆花等药同用。

外用敷面治粉刺，配黄连、黄芩、黄柏、三七等研末或制成面膜。

【用法用量】煎服，10～15g。外用适量。

【使用注意】脾胃虚寒或气虚疮疡脓清者忌用。

【现代研究】本品含氯原酸、异氯原酸、木犀草素、忍冬苷，尚含挥发油、皂苷等。本品对金黄色葡萄球菌、肺炎双球菌、痢疾杆菌、脑膜炎双球菌等均有抑制作用。水煎剂有明显的抑制炎症及解热作用；还能促进白细胞吞噬能力，提高淋巴细胞转化率。水浸剂能抑制多种皮肤真菌、提取液有较强的抗那毒素作用。此外，本品还有一定的降血脂、抗早孕作用。

连翘

【来源】木犀科落叶灌木植物连翘的干燥果实。

【性味归经】苦，微寒。归肺、心、胃经。

【功效应用】

(1) 清热解毒：用于热毒蕴结之各种痈肿疮毒。本品解毒疗疮之力较强，有"疮家圣药"之称。治疗痈肿疮毒，常与金银花、蒲公英等同用。

(2) 疏散风热：用于风热表证或温病初起。本品清热透邪之功与金银花相似，常与金银花、薄荷等同用，如银翘散。

(3) 消痈散结：用于瘰疬痰核，常与夏枯草、玄参、浙贝母等解毒、化痰药同用。

单用可治疗赤游癍毒；配白芷、白蒺藜、白及、白丁香等，研末外洗，主治粉刺。

【用法用量】煎服，6～15g。

【使用注意】脾胃虚寒或气虚疮疡脓清者不宜用。

蒲公英*

【来源】菊科多年生草本植物蒲公英的干燥全草。

【性味归经】苦、甘，寒。归肝、胃经。

【功效应用】

(1) 清热解毒，消痈散结：用于热毒痈肿疮疡及内痈等证。本品清热解毒、消痈散结，为治乳痈之要药。治乳痈肿痛，可单用，鲜品内服或捣敷，也可与金银花等同用。治肺痈，咳吐脓痰，胸痛等证，与鱼腥草、芦根等同用。治肠痈，热毒壅盛之证，与赤芍、牡丹皮等同用。治肝火目赤肿痛，可单用煎水熏洗，或浓煎内服。治咽喉肿痛，可配伍板蓝根、玄参等同用。治毒蛇咬伤，可用鲜品外敷。

(2) 利湿通淋：用于湿热黄疸及小便淋漓涩痛。治湿热黄疸，常与茵陈、栀子等同用。治小便淋漓、涩痛，与白茅根、金钱草、车前子等同用，以加强利尿通淋之效。

单用鲜叶外敷或与冬瓜仁、赤芍、大黄等煎汤内服可治疗粉刺；乌须黑发，可配血余等药内服；单用捣烂，敷贴，可治多年恶疮及蛇螫肿毒。

【用法用量】煎服，10～30g。外用适量。

【使用注意】用量过大，可致缓泻。

【现代研究】本品含蒲公英甾醇、蒲公英素、胆碱、菊糖、果胶等。本品煎剂或浸剂对金黄色葡萄球菌、溶血性链球菌等有较强的抑制作用；对肺炎双球菌、脑膜炎双球菌、绿脓杆菌、福氏痢疾杆菌亦有一定的抑制作用。能抑制胃酸分泌，有抗溃疡和保护胃粘膜作用。提取液还能拮抗内毒素。

土茯苓

【来源】百合科多年生攀援藤本植物光叶菝葜的干燥块茎。

【性味归经】甘、淡，平。归肝、胃经。

【功效应用】

(1) 解毒除湿：用于火毒痈疖，湿疮湿疹，热淋，梅毒或因梅毒服汞而致肢体拘挛者。本品既为治梅毒要药，又可缓解汞毒，可单用较大剂量煎服，或与清热解毒药合用。各种慢性汞中毒者，可与金银花、绿豆、生甘草同用，水煎代茶饮。

(2) 通利关节：用于风湿热痹，关节疼痛，屈伸不利及泄热下注等证。

【用法用量】煎服，15～60g。治梅毒，单用可用至 500g，水煎去渣，加入白糖 30g，煎成浓煎液，每日 2 次，每次 1～2 汤匙。外用适量。

鱼腥草

【来源】三白草科多年生草本植物蕺菜的干燥地上部分。

【性味归经】辛，微寒。归肺经。

【功效应用】

(1) 清热解毒：用于肺痈咳吐脓血及疮痈等证。本品为治疗肺痈之要药。治肺痈，痰热壅肺、咳吐脓血，常与桔梗、芦根、瓜蒌等药同用。治热毒疮痈，常配伍野菊花、蒲公英、连翘等药同用，内服或外敷。

(2) 清泄肺热：用于肺热咳嗽。本品长于清肺止咳，单用有效。更宜与黄芩、桑白皮等同用。

(3) 利尿通淋：用于湿热淋证，可配伍海金砂、石苇、金钱草等同用。

【用法用量】煎服，15～30g。外用适量。

【使用注意】不宜久煎。

马齿苋

【来源】马齿苋一年生肉质草本马齿苋的干燥地上部分。

【性味归经】酸，寒。归肝、大肠经。

【功效应用】

(1) 清热解毒：用于热毒疮疡，用鲜品捣烂外敷，或单味煎汤内服，或配伍清热解毒药。

(2) 凉血止血：用于血热崩漏，可单用捣汁服，或配黄芩等；用于肠风便血痔血，可配地榆、槐花等同用。

(3) 止痢：用于热毒血痢，为治痢疾的常用药，可单味煎服，或配黄连、白头翁等同用。

【用法用量】煎服，10～15g。鲜品30～60g。外用适量，捣敷患处。

白花蛇舌草

【来源】茜草科一年生草本植物白花蛇舌草的干燥或新鲜全草。

【性味归经】苦、甘，寒。归胃、大肠、小肠经。

【功效应用】

(1) 清热解毒：用于痈肿疮毒，咽喉肿痛，毒蛇咬伤。本品有较强的清热解毒作用，对疮痈、咽喉肿痛、毒蛇咬伤等热毒证候，均有较好疗效。

(2) 利湿通淋：用于热淋，小便不利。常与车前草、石韦等药同用。

【用法用量】煎服，15～60g。外用适量。

【使用注意】阴疽及脾胃虚寒者忌用。

白蔹

【来源】葡萄科植物攀援藤本白蔹的干燥块根。

【性味归经】苦，微寒。归心、胃经。

【功效应用】

(1) 清热解毒：用于疮痈肿痛或久溃不敛。治疮痈肿痛，可单用或配金银花、蒲公英等同用；疮疡溃后不敛，常配白及、络石藤等同用。

(2) 散结止痛，生肌敛疮：用于水火烫伤，可单研末外敷，或与地榆共研末醋调外敷；手足皲裂，常与白及、大黄、冰片配伍。

【用法用量】煎服，3～10g。外用适量。

【使用注意】反乌头。脾胃虚寒者不宜服。

白丁香

【来源】文鸟科动物麻雀的粪便。

【性味归经】苦，温。入肝、肾经。

【功效应用】消积，明目　主治积聚，疝气。外用治目翳，痈疽疮疖。

【用法用量】内服：研末为丸、散，5～8分。外用：研末调敷。

(四) 清热凉血药

生地黄*

【来源】玄参科多年生草本植物地黄新鲜或干燥块根。

【性味归经】甘、苦，寒。归心、肝、肾经。

【功效应用】

(1) 清热凉血：用于温热病热入营血分证。治温热病热入营血，身热口干，舌绛或红，热毒斑疹等证，常与玄参、水牛角、黄连等同用，如清营汤。治温热病后期，余热未尽，阴液已伤之阴虚内热证，常与鳖甲、青蒿、知母等同用，如青蒿鳖甲汤。

(2) 养阴生津：用于内热消渴以及津伤便秘等。本品对各脏腑的阴虚燥热证，皆可选用，而长于养胃阴以生津止渴，增液通便。治内热消渴，常与葛根、天花粉等配伍，如玉泉散。治温热病伤阴，津伤便秘，可与玄参、麦冬同用，如增液汤。

【用法用量】煎服，10～30g。鲜品用量加倍或可捣汁入药。

【使用注意】本品性寒而滞，脾虚湿滞、腹满便溏者不宜用。

【现代研究】本品主要含β-谷甾醇、甘露醇、豆甾醇、菜油固醇，还含梓醇、地黄素、维生素A.类物质。具有影响垂体-肾上腺皮质系统、强心利尿、降压、降血糖、补血、增强免疫、抗肿瘤、镇静催眠、抗辐射损伤、保肝、抗炎、抗真菌等作用。

玄参

【来源】玄参科多年生草本植物玄参的干燥根。

【性味归经】甘、苦、咸，寒。归肺、胃、肾经。

【功效应用】

(1) 清热凉血：用于温热病营血分证。本品清热凉血，养阴生津，功用类似生地黄；治疗温热病热入营血，内扰心神，高热、神昏谵语，斑疹隐隐等，常配生地黄、麦冬、黄连等，如清营汤。也可配伍清热养阴之品，常与生地黄、麦冬等同用，如增液汤，治疗热盛津伤及肠道津伤的便秘。

(2) 养阴解毒：用于阴虚发热，津伤口渴，肠燥便秘。本品长于降火。除主治阴虚火旺，咽喉疼痛及瘰疬痰核外，亦可用于肾阴不足，骨蒸潮热，或肺阴不足，劳嗽咳血及阴虚胃热的消渴多饮等证，常与麦冬、百合等药同用。

【用法用量】煎服，10～15g。

【使用注意】性寒而滞，脾胃虚寒，胸闷少食，便溏者不宜用。反藜芦。

牡丹皮

【来源】毛茛科落叶小灌木植物牡丹的干燥根皮。

【性味归经】苦、辛，微寒。归心、肝、肾经。

【功效应用】

(1) 清热凉血：用于血热斑疹，吐血，衄血等证。本品能清热凉血，祛血分热而收化斑、止血之效，常与赤芍、生地黄等同用。亦可用治温热病后期，邪伏阴分，夜热早凉及阴虚内热，骨蒸潮热等证，常与鳖甲、生地、知母等同用，如青蒿鳖甲汤。

(2) 活血散瘀：用于血滞经闭，痛经，癥瘕，跌打损伤。治妇科月经不调、痛经、癥瘕，血滞经闭等证，常与桃仁、赤芍同用。治跌打损伤，瘀肿疼痛，常配乳香、没药等。治疮疡肿毒，可与金银花、连翘、蒲公英等同用。用治肠痈初起，多配伍大黄、桃仁等，如大黄牡丹皮汤。

用于酒皶鼻、瘾疹、湿疮、面游风、皮肤瘙痒、疮毒，多与疏风清热，燥湿杀虫药配用。

【用法用量】煎服，6～15g。清热凉血宜生用；活血散瘀宜酒炒用；止血宜炒炭用。

【使用注意】血虚有寒，孕妇及月经过多者不宜用。

赤芍

【来源】毛茛科多年生草本植物芍药或川赤芍的干燥根。

【性味归经】苦，微寒。归肝经。

【功效应用】

(1) 清热凉血：用于温热病热在血分，身热，发斑疹及血热所致吐衄血等证。本品功用与牡丹皮相似，均有凉血而不留瘀滞，化瘀而不妄行的特点，其清热凉血之力稍逊牡丹皮，二药常相须为用，以增强凉血与化瘀之效。

(2) 祛瘀止痛：用于血滞经闭，痛经及跌打损伤，疮痈肿痛诸证。治月经不调，经闭、痛经，常与益母草、丹参等同用。治血瘀癥瘕，常与桃仁、丹皮同用。治跌打损伤，瘀肿疼痛，常配乳香、没药等。用于疮疡肿毒，可与金银花、连翘、蒲公英等同用。

用于酒皶鼻、湿疮、皮肤瘙痒症，常与川芎、防风、白芷等药同用；与防风、辛夷、藁本等药配合制成膏剂外用，能祛斑润肤。

【用法用量】煎服，3～15g。

【使用注意】血虚经闭不宜用。反藜芦。

紫草

【来源】紫草科多年生草本植物新疆紫草、紫草或内蒙紫草的干燥根。

【性味归经】甘、咸，寒。归心、肝经。

【功效应用】

(1) 清热凉血：用于温热病发斑，色紫黑，麻疹不透。擅长于凉血活血，解毒透斑疹，多用治血热。本品多与赤芍、蝉蜕同用，治血热毒盛。

(2) 解毒透疹：用于疮疡，湿疹，阴痒及火烫伤等证。本品清热解毒，多局部外用，主治外科及皮肤科病证，如取本品放入芝麻油中微煎，适当浸泡后，滤取油液，外涂患处，或与黄连、黄柏等清热燥湿、解毒药同用，以治湿疹瘙痒，疮痈溃不收口。与牛蒡子、连翘等解毒透疹药同用，治麻疹透发不畅。

【用法用量】煎服，3～10g。外用适量，可熬膏或油浸外涂。

【使用注意】本品有轻泻作用，脾虚便溏者忌用。

(五) 退虚热药

青蒿

【来源】菊科一年生草本植物青蒿的干燥地上部分。

【性味归经】苦、辛，寒。归肝、胆、肾经。

【功效应用】

(1) 退虚热：用于温热病后期，邪伏阴伤，夜热早凉，低热不退，或阴虚内热，潮热骨蒸。用于温热病后期的阴虚内热，骨蒸潮热，盗汗，可配伍清热凉血、养阴药及其他退虚热药。用于阴虚内热证，常与鳖甲、知母、丹皮等配用，如青蒿鳖甲汤；用于阴虚发热，骨蒸劳热，常与银柴胡、胡黄连、知母、鳖甲等同用，如清骨散。

(2) 解暑：用于暑热证。症见发热、头痛、口渴、恶心、呕吐等，常与金银花、连翘、滑石、通草等同用，以解暑邪之证(中暑)。

(3) 截疟：用于疟疾寒热。可单用，或与黄芩、滑石、青黛等同用，以解疟疾寒热之病症。

【用法用量】煎服，3～10g。不宜久煎或鲜用绞汁服。

【使用注意】脾胃虚弱，肠滑泄泻者忌服。

其他清热药见表9-4。

表9-4　其他清热药

分类	药名	性 味 归 经	功效与应用	用量用法
清热泻火	天花粉	甘、微苦，微寒。归肺、胃经	清热生津，清肺润燥；用于温热病气分热证或胃热烦渴	10～15g，煎服
	知母	苦、甘，寒。归肺、胃、肾经	清热泻火，滋阴润燥；用于气分实热证，阴虚燥咳等	10～15g，煎服
	芦根	甘，寒。归肺、胃经	清热泻火，生津止渴，除烦止呕；用于热病烦渴，胃热呕吐，热淋涩痛	15～30g，煎服
	决明子	甘、咸、苦，微寒。归肝、大肠经	清肝明目，润肠通便；用于肝热目疾或视物昏暗，肠燥便秘	10～15g，煎服
	淡竹叶	甘、淡，寒。归心、胃、小肠经	清热除烦，利尿；用于热病烦渴，口舌生疮，心火亢盛证	10～15g，煎服

(续表)

分类	药名	性味归经	功效与应用	用量用法
清热解毒	大青叶	苦，寒。归心、胃经	清热解毒，凉血消斑；用于温病高热，神昏，发斑，发疹	6～12g，煎服，外用适量
	板蓝根	苦，寒。归心、胃经	清热燥湿，凉血利咽；用于温疫时毒，发热咽痛，发斑，痄腮等	5～10g，煎服，外用适量
	青黛	咸，寒。归肝、肺、胃经	清热解毒，凉血消斑，清肝泻火；用于温毒发斑，痄腮肿痛，热毒痈疮	1.5～3g，煎服，外用适量
	野菊花	苦、辛，微寒。归肝、心、膀胱经	清热解毒；用于热毒蕴结所致的痈疽疔疖，咽痛	10～15g，煎服
	穿心莲	苦，寒。归心、肺、大肠、膀胱经	清热解毒，凉血消肿；用于温病初起，肺经热盛证，热淋等	6～10g，煎服
	射干	苦，微寒，有小毒。归肺经	清热解毒，祛痰利咽；用于咽喉肿痛以及痰盛的咳喘证	3～10g，煎服
	白头翁	苦，寒。归胃、大肠经	清热解毒，凉血止痢；用于热毒疮痈、热毒血痢，下痢脓血	6～15g，煎服
	山豆根	苦，寒，有毒。归肺、胃经	清热解毒，利咽止痛；用于热毒蕴结的牙龈肿痛，咽喉肿痛	3～10g，煎服
	紫花地丁	苦、辛，寒。归心、肝经。	清热解毒，消痈散结；用于痈肿疔疮，乳痈肠痈，丹毒肿痛、毒蛇咬伤	15～30g，煎服，外用适量
	金荞麦	苦、涩，微寒，涩，有小毒。归肺经	清热解毒，排脓祛瘀；用于肺痈，肺热咳嗽，咽喉肿痛	15～45g，煎服
	败酱草	辛、苦，微寒。归肝、胃、大肠经	清热解毒，活血止痛，消痈排脓；用于肠痈，肺痈，产后瘀阻腹痛	6～15g，煎服，外用适量
	北豆根	苦，寒，有小毒。归肺、胃、大肠经	清热解毒，祛风止痛；用于热毒壅盛，咽喉肿痛，风湿痹痛	3～10g，煎服
	马勃	辛，平。归肺经	清热解毒，止血，清肺利咽；用于咽喉肿痛，吐血，衄血，肺热咳嗽	1.5～6g，布包或入丸散
	熊胆	苦，寒。归肝、胆、心经	清热解毒，熄风止痉，清肝明目；用于高热惊痫，手足抽搐，目赤肿痛	0.25～0.5g，煎服
	鸦胆子	苦，寒，有小毒。归大肠、肝经	清热解毒，截疟，止痢，腐蚀赘疣；用于热毒血痢，冷积久痢，疟疾，鸡眼	0.5～2g，胶囊服，外用适量
	绿豆	甘，寒。归心、胃经	清热解毒，消暑，利水；用于热毒疮痈，暑热烦渴，水肿，中毒	15～30g，煎服，外用适量

(续表)

分类	药名	性　味　归　经	功效与应用	用量用法
退虚热药	胡黄连	苦，寒。归心、肝、胃、大肠经	退虚热，除疳热，清湿热；用于阴虚发热，盗汗，骨蒸潮热，小儿疳热	3～10g，煎服
	银柴胡	甘，微寒。归肝、胃经	退虚热，除疳热；用于阴虚发热，骨蒸潮热，疳积发热	3～10g，煎服
	地骨皮	甘，寒。归肺、肝、肾经	凉血退蒸，清泄肺热；用于阴虚潮热，小儿疳积发热及骨蒸潮热；肺热咳嗽	6～15g，煎服

二、泻下药

含义：凡能引起腹泻或滑利大肠、促进排便的药物，称为泻下药。

性能特点：本类药物或性味苦寒，苦降寒清，主入胃、大肠经。

泻下力较猛，具有较强的泻下通便作用；或富含油脂(种仁)，味甘质润，入脾和大肠经，润滑大肠，泻下力较缓；或具毒性，入肺、肾、大肠经，泻下力峻猛，可引起剧烈腹泻，攻逐水饮、兼利尿。总之，本类药物的主要功效是泻下通便，以排除胃肠积滞、燥屎及有害物质(毒物、瘀、虫等)，或清热泻火，使实热壅滞之邪通过泻下而清解；或逐水退肿，使停饮随大小便排出。

分类、功效、适应证：见表9-5。

表9-5　泻下药的分类、功效及适应证

分　类	功　效	适　应　证
攻下药	泻下通便(较猛)，清热泻火	实热内结、肠胃积滞、大便秘结证
润下药	润燥滑肠(平和)	津枯、阴虚、血虚之肠燥便秘
峻下逐水药	逐水退肿(峻猛)	水肿臌胀、胸胁停饮等里实证

使用注意：

(1) 使用泻下药时，应注意泻下药作用峻猛，易伤正气，故久病体弱，妇女胎前产后，及月经期应慎用或忌用。

(2) 泻下药易伤胃气，奏效即止，不可过服。

(3) 应用作用峻猛而有毒性的泻下药时，一定要严格控制用量，使用炮制品，避免中毒现象发生，确保用药安全。

(4) 重证、急证，必须急下者，可加大剂量，宜汤剂内服。

(5) 病情较缓，需缓下的病人，药量不宜过大，或制成丸剂内服。

大黄*

【来源】蓼科多年生草本植物掌叶大黄、唐古特大黄或药用大黄的干燥根及根茎。

【性味归经】苦，寒。归脾、胃、大肠、肝、心经。

【功效应用】

(1) 泻下攻积：用于热结便秘、胃肠积滞证。本品苦寒沉降，峻下实热，攻下与泻热之力俱强，荡涤肠胃，斩关夺门，故有"将军"之称，为治疗热积便秘的要药。主治热结便秘、高热、烦躁、腹中胀满等，常与芒硝、枳实、厚朴配伍，以增强通便泄热作用，如大承气汤。

(2) 清热泻火：用于温热病高热神昏或脏腑火热上炎所致的目赤肿痛、咽喉肿痛、牙龈肿痛等证，常与黄芩、黄连、栀子等药同用，如泻心汤。

(3) 凉血止血：用于血热妄行所致的吐血、衄血、咯血等。常与清热药和止血药同用。现代临床单用大黄粉治疗上消化道出血，有较好疗效。

(4) 清热解毒：用于热毒疮疡及烧烫伤等。治热毒痈肿疔疮，常与金银花、蒲公英、连翘等同用。治肠痈腹痛，常与牡丹皮、桃仁等同用。治烧烫伤等，可单用本品粉末，或配地榆粉用麻油调敷。

(5) 活血祛瘀：用于瘀血诸证。治跌打损伤，瘀血肿痛，可与当归、桃仁、红花、穿山甲等同用。治妇女产后瘀阻腹痛、恶露不尽者，常与桃仁等同用。治妇女瘀血经闭，常与红花、当归等同用。

(6) 利胆退黄：用于湿热黄疸及湿热淋证。治湿热黄疸，常配茵陈、栀子，即茵陈蒿汤。治湿热淋证，常配木通、车前子、栀子等，如八正散。

【用法用量】5～10g。外用适量。生大黄泻下力较强，欲攻下者宜生用。入汤剂宜后下，或用开水泡服，久煎则泻下力减弱。酒制大黄泻下力较弱，活血作用较强，宜用于瘀血证。大黄炭则多用于出血证。

【使用注意】本品苦寒，易伤胃气，脾胃虚弱者慎用；其性沉降，且善活血祛瘀，故孕妇、月经期、哺乳期应忌用。

【现代研究】本品含蒽醌类衍生物，大黄酚、大黄素、芦荟大黄素和大黄素甲醚等，含蒽酮和双蒽酮衍生物大黄酸、番泻苷等。对消化系统具有导泻、保肝、利胆、抗溃疡等作用；有抗菌、解热、抗炎、利尿和降低血中尿素氮与肌酐含量，并降血压、降血脂、止血、免疫调节、抗肿瘤等作用。

芦荟

【来源】百合科多年生肉质草本植物库拉索芦荟、好望角芦荟或同属近缘植物叶的汁液的浓缩干燥物。

【性味归经】苦，寒。归肝、胃、大肠经。

【功效应用】

(1) 泻下清肝：用于热结便秘及胃肠积滞。本品多以少量内服，取其缓下通便，用于便秘证，因其刺激性强于大黄，故少作攻下药使用。

(2) 杀虫消积：用于小儿疳积。常与健脾、驱虫药同用。

用芦荟叶液制成的凝胶治疗皮肤及其他组织创伤、烧伤；芦荟煎汁，加入湿润剂、清洁剂、除臭剂、洗发剂中，可滋润皮肤，消除瘢痕、斑点，减少皱纹。

【用法用量】入丸散服，每次 1～2g。外用适量。

【使用注意】脾胃虚弱、食少便溏及孕妇忌用。

番泻叶

【来源】豆科植物狭叶番泻叶和尖叶番泻叶的干燥小叶。

【性味归经】甘、苦，寒。归大肠经。

【功效应用】

(1) 泻下导滞清热：用于热结便秘，胃肠积滞。本品大多长于泻下导滞、清泻实热，善治热结便秘。单用泡服或配枳实、厚朴等药同用。

(2) 行水消胀：用于腹水肿胀之证。常单用泡服或配牵牛子、大腹皮等药同用。

【用法用量】开水泡服，1.5～3g；煎服，5～9g，宜后下。大多单味泡服，小剂量则缓下；大剂量则攻下。

【使用注意】妇女哺乳期、月经期及孕妇忌用。剂量过大，有恶心、呕吐、腹痛等副作用。

火麻仁

【来源】桑科一年生草本植物大麻的干燥成熟果实。

【性味归经】甘，平。归脾、大肠经。

【功效应用】润肠通便，用于肠燥便秘。本品甘平，质润富含油脂，能滋润肠道，缓泻通便，且又有滋养补虚作用。适用于老人、产妇及体弱津血不足的肠燥便秘证。通常与其他润肠通便药同用，或与大黄、厚朴等配伍，以加强通便作用，如麻子仁丸。

【用法用量】煎服，10～15g，打碎入煎。入丸剂，其润肠之力较佳，每次 3～6g。

郁李仁

【来源】蔷薇科落叶灌木植物欧李、郁李或长柄扁桃的干燥成熟种子。

【性味归经】辛、甘、苦，平。归大肠、小肠、膀胱经。

【功效应用】

(1) 润肠通便：用于肠燥便秘。本品质润多脂，润肠通便作用类似于火麻仁，且可行大肠之气，用于食积气滞，腹胀便秘，津枯肠燥便秘。常与火麻仁、柏子仁、杏仁等同用，治疗各种原因引起的津枯肠燥，腹胀便秘等证。

(2) 利水消肿：用于水肿腹满，脚气浮肿。本品能利水消肿，但力弱，可与桑白皮、赤小豆等同用，治疗水肿、小便不利。

【用法用量】煎服，5～10g。打碎入煎。

【使用注意】孕妇慎用。

其他泻下药见表9-6。

表9-6 其他泻下药

药名	性 味 归 经	功效与应用	用量用法
芒硝	咸、苦，寒。归胃、大肠经	泻下软坚，清热泻火；用于实热积滞，大便燥结，咽痛，口疮	10～15g，冲服，外用适量
巴豆	辛，热，有大毒。归胃、肺、大肠经	峻下冷积，逐水退肿，祛痰利咽；用于寒积便秘，腹水臌胀等	0.1～0.3g，制霜，外用适量
牵牛子	苦，寒，有毒。归肺、肾、大肠经	泻下，逐水，去积，杀虫；用于水肿，臌胀，热结便秘	3～6g，煎服，入丸散剂

第四节 祛湿与化痰类药

一、祛湿药

1. 含义 祛湿药主要包括祛风湿药、芳香化湿药、利水渗湿药。

(1) 凡以祛除肌表、经络、筋骨、关节的风湿，解除痹痛为主要功效，用于治疗痹证的药物，称为祛风湿药。

(2) 凡气味芳香，性偏温燥，以化湿运脾为主要作用，治疗湿阻中焦证的药物，称为化湿药。因本类药物多有芳香味，故又称为芳香化湿。其中药性偏于温燥，作用较强的，称为燥湿药。

(3) 凡以通利水道，渗泄水湿，治疗水湿内停证为主要作用的药物，称为利水渗湿药。

2. 性能特点

(1) 祛风湿药：味多为辛苦，主入肝脾肾经。药性或温或寒。

(2) 芳香化湿药：辛香温燥，疏畅气机而健运脾胃。此外，本类药物通过化湿又能解暑，暑温、阴寒闭暑、湿温等证亦可选用。

(3) 利水渗湿药：味多甘淡或苦，其味淡能渗泄，苦能降泄而奏渗利水湿之功，其性多偏微寒，属沉降之性，故有清热利湿作用。主入肺、脾、肾、膀胱经，主治水湿内停诸证。

3. 功效与适应证

(1) 祛风湿药：具有祛风湿、散寒止痛、舒筋活络、清热消肿、补肝肾、强筋骨的作用，用于风寒湿痹、风湿热痹及兼肝肾不足证。

(2) 芳香化湿药：具有化湿、行气作用，部分药物还有祛暑、辟秽、解表等作用，用于湿阻中焦证、湿温、暑湿初起、湿热内蕴、脾胃气滞证等。

(3) 利水渗湿药：具有淡渗利湿、清下焦湿热，利尿通淋、利湿退黄等作用，主要用于水肿、小便不利、泄泻、各种淋证、湿热黄疸等。

【使用注意】使用祛风湿药内风证忌用。部分药物辛散温燥，易于伤阴耗血，故阴血虚者慎用。痹证多属慢性疾患，需长时间治疗，为服用方便，本类药可作酒剂或丸散剂常服。芳香化湿药多属辛香温燥之品，易耗气伤阴，故阴虚血燥及气虚者宜慎用。入煎剂不宜久煎，以免药效降低。利水渗湿药易耗伤津液，阴亏津少者慎用。通利性较强的药物，对于肾气不固的滑精、遗尿、小便量多者或孕妇当慎用。

(一) 祛风湿药

独活

【来源】伞形科多年生草本植物重齿毛当归的干燥根。

【性味归经】辛、苦，微温。归肝、肾、膀胱经。

【功效应用】

(1) 祛风除湿：用于风寒湿痹证。本品止痛作用较强，为治风寒湿痹之主药，凡风寒湿邪所致痹症，无论新久，都可应用，又因其入肾经，所以对腰膝以下的痹证尤为适宜。治疗痹症者，常配伍其他祛风散寒药，如附子、乌头等，如独活酒。治疗肝肾两亏，气血不足，风寒湿邪外侵所致腰膝冷痛，屈伸不利，冷痹日久不愈者，常配伍桑寄生、杜仲、防风、细辛等补益肝肾祛风湿药，如独活寄生汤。

(2) 散风寒：用于风寒夹湿表证。本品善治外感风寒表证兼湿邪的恶寒发热、头痛身痛、肢节重痛酸痛，多与羌活、防风、荆芥等解表散寒药同用。

【用法用量】煎服，5～10g。

【使用注意】药性温燥，阴虚血亏虚及实热内盛者慎用。

乌梢蛇

【来源】游蛇科动物乌梢蛇除去内脏的干燥体。

【性味归经】甘，平。归肝经。

【功效应用】祛风通络，定惊止痉。用于风湿顽痹，中风半身不遂，破伤风，小儿急、慢惊风等。

【用法用量】煎服，10～15g。

木瓜

【来源】蔷薇科植物贴梗海棠或木瓜的干燥成熟果实。

【性味归经】酸、甘，温。归肝、脾、胃经。

【功效应用】

(1) 祛风活络：用于风湿痹痛，肢体麻木，筋脉拘挛及脚气肿痛。本品味酸入肝，性温不燥，益筋和血，善舒筋活络，且能祛湿除痹，为治疗湿痹、筋脉拘挛要药。亦为治脚气水肿常用药。

(2) 化湿和胃：用于湿热内蕴，霍乱吐泻，脚腓转筋挛急疼痛。常与吴茱萸、半夏、陈皮薏苡仁等同用。

(3) 消积止痢：用于食积消化不良及泻痢腹痛。

【用法用量】煎服，10～15g。

【使用注意】胃酸过多者不宜用。

辣椒

【来源】茄科一年生草本植物辣椒的果实。

【性味归经】辛，热。归脾、胃经。

【功效应用】健胃消食，祛风除湿，活血消肿。用于胃寒气滞，风湿痛，腰肌痛，冻伤等。

【用法用量】煎服，5～15g。

松针

【来源】松科松属植物中的西伯利亚红松、黑松、油松、红松、华山松、云南松、思茅松、马尾松等的针叶。

【性味归经】苦，温，归心、脾经。

【功效应用】祛风燥湿，杀虫止痒，活血安神，用于风湿痿痹、脚气、湿疮、风疹瘙痒。

【用法用量】煎服，5～15g。

络石藤

【来源】夹竹桃科常绿木质藤本络石的干燥带叶藤茎。

【性味归经】苦，微寒。归心、肝、肾经。

【功效应用】

(1) 祛风通络：用于风湿痹痛，筋脉拘挛，尤宜于热痹，单用浸酒，或配木瓜、桑枝。

(2) 凉血消肿：用于喉痹，疮肿。治喉痹肿痛，单用水煎，慢慢含咽，或配金银花、牛蒡子等同用；痈肿疮毒，多配皂角刺、乳香等同用。

【用法用量】煎服，5～15g。

(二) 芳香化湿药

广藿香

【来源】唇形科多年生草本植物广藿香的干燥地上部分。

【性味归经】辛，微温。归脾、胃、肺经。

【功效应用】

(1) 化湿：用于湿阻中焦证。本品性微温，多用于寒湿困脾、脘腹痞闷、少食作呕、神疲体倦等证，为芳香化湿之要药。常配伍苍术、厚朴、半夏等燥湿行气药，如不换金正气散。

(2) 解暑：用于暑湿证及湿温初起。本品既可化湿，又能解暑，治暑月外感风寒，内伤生冷，见恶寒发热、头痛、脘闷、吐泻的暑湿证，常配伍紫苏、半夏、厚朴等，如藿香正气散。治疗湿温初起，湿热并重所致身热口渴，常配伍滑石、黄芩、茵陈蒿，连翘等清热祛湿药，如甘露消毒丹。

(3) 止呕：用于湿浊呕吐。不论寒热虚实均可使用，治疗脾胃湿浊所致呕吐最为适宜。常配伍半夏、丁香等降逆止呕、温中降逆药，如藿香半夏散。

配甘松香、续断、白术等，煎汤外用沐头，可治疗头风、去屑，令发乌光滋润。

【用法用量】煎服，5～10g。鲜品加倍。藿香叶偏于发表；藿香梗偏于和中；鲜藿香解暑之力较强，夏季泡汤代茶，可作清暑饮料。

【使用注意】阴虚火旺者忌用。

苍术

【来源】菊科多年生草本植物茅苍术或北苍术的干燥根茎。

【性味归经】辛、苦，温。归脾、胃、肝、肺经。

【功效应用】

(1) 燥湿健脾：用于湿滞中焦证。本品味辛主散，性温而燥，专入脾胃，能温中燥湿，健胃强脾，为燥湿健脾之要药。治疗湿阻中焦，脾失健运所致脘腹胀满、食欲缺乏、吐泻倦怠，大便泄泻等证，常与厚朴、陈皮、甘草等配伍，如平胃散。

(2) 祛风散寒：用于风寒湿痹证，湿胜者尤宜。本品燥性明显，可除一身上下内外之湿，内可化湿浊之郁，外可解风湿之邪。可治外感风寒表湿证及风寒湿痹痛，常与薏苡仁、麻黄、芍药、桂枝等配伍，以除湿散寒止痛，如薏苡仁汤。

与炒黄柏同用，可用于脂溢性皮炎、手足疱疹、急慢性湿疹等；配茯苓、甘草等可治须发早白。

【用法用量】煎服，5～10g。生用燥性强，炒用燥性稍减。

【使用注意】苦温燥烈，故阴虚内热，气虚多汗者忌用。

砂仁

【来源】姜科多年生草本植物阳春砂、绿壳砂或海南砂的干燥成熟果实。

【性味归经】辛，温。归脾、胃、肾经。

【功效应用】

(1) 化湿行气：用于湿阻中焦及脾胃气滞证。本品辛香温散，善芳化中焦之湿浊，温理脾胃之滞气，具有良好的化湿开胃、温脾止泻作用，尤寒湿气滞者多宜，常与苍术、厚朴、陈皮等同用。若证兼脾气虚弱者，又常配木香、人参、白术等。

(2) 温中止呕止泻：用于脾胃虚寒吐泻。症状较轻者可单用或研末吞服。

(3) 安胎：用于气滞妊娠恶阻及胎动不安。若妊娠呕逆不能进食者，可单用本品炒熟研末服。

【用法用量】煎服，5～10g。用时打碎生用，宜后下。利尿补肾应盐水炙用。

【使用注意】阴虚有热者忌用。

(三) 利水渗湿药

茯苓*

【来源】多孔菌科真菌茯苓的干燥菌核。

【性味归经】甘、淡，平。归心、脾、肾经。

【功效应用】

(1) 利水渗湿：用于水肿，小便不利。本品甘淡，性平，无寒热之偏，有良好的利水消肿作用，利水而不伤正气，故可用治寒热虚实各种水肿，为利水消肿之要药。治疗水湿停运者，常与猪苓、泽泻等利水渗湿药配伍，以加强药效，如五苓散。治疗脾虚所致水肿者，可与白术配伍，如茯苓汤。治疗水热互结，热伤津液所致小便不利、水肿者，可与滑石、猪苓、泽泻等配伍，如猪苓汤。

(2) 健脾：用于脾虚诸证。本品健脾作用不强，常与人参、白术等药同用，如四君子汤、参苓白术散。

(3) 宁心安神：用于心悸，失眠。治疗心脾两虚，气血不足所致的心神不宁、惊悸失眠、健忘等者，多配伍人参、当归、酸枣仁等补气养血安神之品，如归脾丸。

与菊花、苍术等同用，有健脾和胃、养血润容之功；单用研末，用白蜜调成膏外用，有祛斑增白的作用，主治面色黯黑、色素沉着斑、色斑。

【用法用量】煎服，10～15g。

【使用注意】无水湿者忌服。

【现代研究】本品含茯苓聚糖、茯苓次聚糖、茯苓酸、孔齿酸、氨基酸和微量元素等。具有抗肿瘤、利尿、增强免疫功能、抗炎、镇静、降血糖等作用。

薏苡仁*

【来源】禾本科多年生草本植物薏苡的干燥成熟种仁。

【性味归经】甘、淡，微寒。归脾、胃、肺经。

【功效应用】

(1) 利水渗湿：用于水肿，小便不利及脚气。本品甘补淡渗，功似茯苓，有利水渗湿作用，对脾虚湿滞者尤为适用。治水湿内停所致水肿、小便不利，常与茯苓、泽泻、猪苓等药同用。治脾虚湿盛之水肿、腹胀、食少，多与茯苓、白术、黄芪等药配伍。

（2）健脾：用于脾虚泄泻。本药补脾力弱，一般不单用，多炒黄后与其他健脾止泻药配伍。

（3）除痹：用于湿痹筋脉拘挛。本品能渗湿除痹，舒筋脉，缓挛急，常用于治疗风湿痹痛及筋脉拘挛。治疗湿痹、筋脉拘挛者，常与苍术、桂枝等燥湿温经药配伍，如薏苡仁汤。

（4）清热排脓：用于肺痈，肠痈。治疗肺痈胸痛，咳吐脓痰，常与苇茎、冬瓜仁等药同用，以清肺化痰，逐瘀排脓，如苇茎汤。治疗肠痈，常与败酱草、牡丹皮等同用。

配紫背天葵草可用于粉刺；配大青叶、板蓝根、升麻等，对传染性软疣、寻常疣、扁平疣等疗效显著。

【用法用量】煎服，10～30g。清利湿热宜生用，健脾止泻宜炒用。本品力缓，用量宜大。除入汤、丸、散剂外，亦可作粥食用，为食疗佳品。

【现代研究】本品含氨基酸、薏苡油、薏苡酯、三萜类、蛋白质、脂肪、维生素 B_1 等。具有镇静、镇痛、解热、对抗横纹肌收缩、降血压、抗肿瘤、抗炎和增强免疫力等作用。

泽泻

【来源】泽泻科多年生沼生草本植物泽泻的干燥块茎。

【性味归经】甘、淡，寒。归肾、膀胱经。

【功效应用】

（1）利水渗湿：用于水肿，小便不利，泄泻，痰饮等证。本品甘淡渗泄，利水作用较强，为治各种水湿证之要药。治疗小便不利，水肿胀满，泄泻尿少者，常与茯苓、猪苓、薏苡仁等配伍，以加强利水渗湿之力，如五苓散。

（2）泄热：本品性寒，能清泄肾和膀胱之热，尤为适宜治疗下焦湿热。用于湿热带下，淋浊。常与龙胆草、车前子、木通等同用。

与茯苓、白术、白鲜皮同用，能利水止痒，常用于治疗湿疮、疱疹样皮炎、皮肤瘙痒。

【用法用量】煎服，5～10g。

其他祛湿药见表 9-7。

表 9-7　其他祛湿药

分类	药名	性 味 归 经	功效与应用	用量用法
祛风湿药	防己	苦，寒。归膀胱、肺经	祛风湿止痛，利水消肿；用于热痹证、水肿、小便不利	5～10g，煎服
	秦艽	苦、辛，平。归肝、胃、胆经	祛风湿、活络止痛、退虚热；用于风湿痹证、阴虚内热证	5～15g，煎服
	桑寄生	苦、甘，平。归肝、肾经	祛风湿、强筋骨、安胎；用于风寒湿痹及肝肾不足诸证	10～15g，煎服
	五加皮	辛、苦，温。归肝、肾经	祛风湿、强筋骨、利尿退肿；于风寒湿痹、肝肾不足证、水肿等	5～15g，煎服

(续表)

分类	药名	性味归经	功效与应用	用量用法
祛风湿药	蕲蛇	甘、咸，温，有毒。归肝经	祛风，通络，止痉；用于风湿顽痹，中风，抽搐，破伤风	3～10g，煎服
	桑枝	微苦，平。归肝经	祛风湿，利关节；用于肩臂、关节酸痛麻木	9～15g，煎服
	豨莶草	辛、苦，寒。归肝、肾经	祛风湿，利关节，解毒；用于风湿痹痛，筋骨无力，腰膝酸软	9～12g，煎服
	雷公藤	苦、辛，寒，有大毒。归肝、肾经	祛风除湿，活血通络，消肿止痛；用于风湿痹痛，疔疮肿毒，顽癣	内服宜慎；外用适量
	丝瓜络	甘，平。归肺、胃、肝经	通络，活血，祛风；用于风湿痹痛，胸胁胀痛，乳汁不通	6～10g，煎服
化湿药	豆蔻	辛，温。归胃、脾、肺经	化湿行气，温中止呕；用于湿阻中焦证、脾胃气滞证	3～6g，煎服
	厚朴	苦、辛，温。归脾、胃、肺、大肠经	燥湿行气、消积除满、下气平喘；用于湿阻中焦证、便秘、痰饮咳喘	3～10g，煎服
	佩兰	辛，平。归脾、胃、肺经	芳香化湿，醒脾开胃，发表解暑；用于湿阻中焦，外感暑湿或湿温初起	3～10g，煎服
	草豆蔻	辛，温。归脾、胃经	燥湿行气，温中止呕；用于寒湿中阻，脾胃气滞，寒凝湿郁	3～6g，煎服
	草果	辛，温。归脾、胃经	燥湿散寒，除痰截疟；用于寒湿中阻，疟疾	3～6g，煎服
	松香	辛、苦，温。归肝、脾经	祛风燥湿，生肌止痛；用于痈疽，疔毒等	3～5g，煎服外用适量
	猪苓	甘、淡，平。归肾、膀胱经	利水渗湿；用于水肿，小便不利等	6～12g，煎服
	车前子	甘，微寒。归肾、肝、肺经	利尿通淋、渗湿止泻、清肝明目；用于小便淋涩，水肿，水湿泄泻等	10～15g，煎服
	地肤子	辛、苦，寒。归肾、膀胱经	清热利湿，祛风止痒；用于小便涩痛，阴痒带下，风疹，湿疹	9～15g，煎服外用适量
	滑石	甘、淡，寒。归膀胱、胃经	利尿通淋、清解暑热、收湿敛疮；用于小便不利，淋漓涩痛，暑湿，湿温	10～15g，煎服
	川木通	淡、苦，寒。归心、小肠、膀胱经	清心除烦、利尿通淋、通经下乳；用于热淋、水肿	5～10g，煎服
	茵陈	苦、辛，微寒。归肝、胆、脾、胃经	利胆退黄、清利湿热；用于黄疸，湿温，湿疹等	10～30g，煎服
	玉米须	甘，平。归膀胱、肝、胆经	利水消肿，利湿退黄；用于水肿，小便不利，黄疸等	30～60g，煎服
	香加皮	辛、苦，温，有毒。归肝、肾、心经	祛风湿，强筋骨；用于风寒湿痹，腰膝酸软，心悸气短	3～6g，煎服

（续表）

分类	药名	性味归经	功效与应用	用量用法
化湿药	通草	甘、淡，微寒。归肺、胃经	清热利尿，通气下乳；用于湿热淋证，淋漓涩痛、水肿尿少	3～5g，煎服
	瞿麦	苦，寒。归心、小肠经	利尿通淋，破血通经；用于热淋，血淋，石淋，小便不通	9～15g，煎服
	虎杖	苦，寒。归肝、胆、肺经	利湿退黄，清热解毒，活血祛瘀；用于湿热黄疸，淋浊，带下，血瘀经闭	10～15g，煎服
	石韦	甘、苦，微寒。归肺、膀胱经	利尿通淋，清热止血；用于淋证，出血证等	6～12g，煎服
	金钱草	甘、咸，微寒。归肝、胆、肾经	利湿退黄，通淋排石，解毒消肿；用于湿热黄疸，热淋，石淋	15～60g，煎服
	海金沙	甘、咸，寒。归膀胱、小肠经	清利湿热，通淋止痛；用于热淋，血淋，石淋，膏淋	6～15g，煎服，宜包煎
	萆薢	苦，平。归肾、胃经	利湿祛浊，祛风除痹；用于膏淋，白浊，白带过多，风湿痹痛	9～15g，煎服
	垂盆草	甘、淡，凉。归肝、胆、小肠经	利湿退黄，清热解毒；用于湿热黄疸，小便不利，痈肿疮疡	15～30g，煎服
	荷叶	苦、涩，平。归肝、脾、胃经	清热解暑，凉血止血；用于暑热证，暑湿泄泻等	3～10g，煎服
	冬瓜子	甘，微寒。归肺、大肠经	清肺化痰，消痈排脓；用于痰热咳嗽，肺痈，肠痈等	10～15g，煎服
	赤小豆	甘、酸，微寒。归心、脾、肾、小肠经	利水消肿退黄，清热解毒；用于水肿，黄疸，淋证等	10～30g，煎服

二、化痰药

含义：凡以祛痰或消痰，治疗痰证为主要作用的药物，称为化痰药；以减轻或制止咳嗽喘息为主要作用的药物，称为止咳平喘药。化痰药多兼止咳、平喘作用，而止咳平喘药亦多兼化痰作用，且病证上痰、咳、喘三者相互兼杂，故两类药合并一节介绍，总称之为化痰药。

性能特点：本节药物或辛或苦，或温或凉，辛开，苦以降泄或燥湿，温以散寒，凉可清热，而分别用于寒痰、湿痰、热痰、燥痰、风痰及咳嗽气喘。多蜜炙以增强润肺止咳的作用。

化痰药也相应因药性有温燥与凉润之别而分为温化寒痰药与清化热痰药二类。由于"肺为贮痰之器"，故本节药物主入肺经；少部分化痰止咳平喘药具有毒性。

分类、功效、适应证见表9-8。

表 9-8 化痰药的分类、功效及适应证

分 类	功 效	适 应 证
温化寒痰药	温肺祛寒，燥湿化痰	主治寒痰、湿痰证及其所致的眩晕肢麻、阴疽流注等
清化热痰药	清化热痰，润肺止咳	主治热痰、燥痰证及痰热导致的癫痫、中风惊厥、瘰疬等
止咳平喘药	止咳平喘	主治咳嗽、喘息等

使用注意：

(1) 咳嗽兼咯血者，不宜用温燥之性强烈而有刺激性的化痰药，以免出血

(2) 对麻疹初起有表证的咳嗽，一般以清宣肺气为主，不宜止咳，更不用具有收敛及温燥之性的化痰药，以免助热或影响麻疹的透发

(3) 化痰药类，多为行消之品，应中病即止，不宜久服

(4) 脾虚者用贝壳及矿物类药作丸散时，当注意要与健脾、消食促进运化之品配伍。

半夏*

【来源】天南星科多年生草本植物半夏的干燥块茎。

【性味归经】辛，温，有毒。归脾、胃、肺经。

【功效应用】

(1) 燥湿化痰：用于湿痰、寒痰。本品味辛性温而燥，为燥湿化痰，温化寒痰之要药，尤善治脏腑之湿痰。治湿痰阻肺之咳嗽气逆，常与橘皮配伍，如二陈汤。若治寒痰之咳嗽气喘者，常与细辛、干姜等温肺散寒药物同用。若痰热阻于胸中，胸闷不舒或咳痰较多者，宜与瓜蒌等清热、化痰行气之品配伍。治湿痰上扰清窍之眩晕、头痛，亦可以之与天麻等同用。

(2) 降逆止呕：用于痰饮或胃寒呕吐。本品味苦降逆和胃，为止呕要药。各种原因的呕吐，皆可随证配伍用之，对痰饮或胃寒所致的胃气上逆呕吐尤宜，常配生姜同用；配黄连，治胃热呕吐；配石斛、麦冬，治胃阴虚呕吐；配人参、白蜜，治胃气虚呕吐。

(3) 消痞散结：用于心下痞满，结胸，梅核气。半夏辛开散结，化痰消痞，治痰热阻滞致心下痞满者，配干姜、黄连、黄芩以苦辛通降，开痞散结；治痰气郁结之梅核气，自觉咽喉中如有梅核状物梗阻，吞之不下，吐之不出者，可与行气、燥湿化痰之品配伍。

(4) 消肿止痛：用于瘿瘤痰核。本品内服能消痰散结，外用能消肿止痛。治瘿瘤痰核，常配昆布、海藻、贝母等；治痈疽发背、无名肿毒初起或毒蛇咬伤，用生品研末调敷或鲜品捣敷。

【用法用量】煎服，3~10g，内服一定要制用，炮制品有清半夏、姜半夏、法半夏等，其中清半夏长于化痰、姜半夏长于降逆止呕，法半夏长于燥湿且温性较弱，半夏曲有化痰消食之功，竹沥半夏能清热化痰，主治热痰、风痰之证。生品外用适量。

【使用注意】反乌头。其性温燥，阴虚燥咳，出血证、热痰、燥痰及孕妇慎用。

【现代研究】本品含 β-谷甾醇、葡萄糖苷、多种氨基酸、蛋白质、挥发油、皂苷、辛辣醇类、胆碱、左旋盐酸麻黄碱等生物碱及少量脂肪、淀粉等。本品有镇咳、祛痰、镇吐作用，并可解除支气管痉挛。半夏蛋白能抗早孕，对离体早孕、晚孕子宫均有抑制作用。生半夏对口腔、咽喉、消化道黏膜均有强烈的刺激，有催吐作用。此外，本品还有抗溃疡、抗心律失常、降血脂、镇静催眠、抗肿瘤、解毒抗炎、一过性降压以及糖皮质激素样作用等。

白附子

【来源】天南星科多年生草本植物独角莲的干燥块茎。

【性味归经】辛，温；有毒。归肝、脾、胃、肺经。

【功效应用】

(1) 燥湿化痰：用于湿痰，寒痰证。本品温燥毒烈之性类似天南星，亦有祛痰之功。治湿痰、寒痰之咳嗽，可与半夏配伍应用。因其作用较弱，故不常用。

(2) 祛风止痉：用于中风口眼㖞斜，破伤风，偏头痛等风痰而致头面诸疾。本品辛温，其性既能燥湿化痰，更善祛风痰而解痉止痛。亦宜于肝风夹痰阻滞经络所致诸证。治中风口眼㖞斜，或破伤风头项强急、角弓反张，常与祛风止痉、通络之品同用；治偏头痛，宜与祛风止痛之品同用；治痫证、惊风等神昏抽搐者，可与化痰开窍、息风止痉之品配伍。

(3) 解毒散结：用于瘰疬痰核，毒蛇咬伤。本品治瘰疬痰核，可单用外敷；治毒蛇咬伤，单用或配伍解毒散结之品，内服或外敷。

【用法用量】煎服，3～6g。研末以酒调敷患处，0.5～1g。内服宜制用。外用生品适量，捣烂外敷。

【使用注意】本品辛温燥烈，阴虚血虚动风或热动肝风，以及孕妇，均不宜用。生品一般不内服。

石菖蒲

【来源】天南星科多年生草本植物石菖蒲的干燥根茎。

【性味归经】辛、苦，温。归心、胃经。

【功效应用】

(1) 开窍宁神：用于痰热蒙蔽清窍之神志昏迷。本品不但有开窍宁心安神之功，且兼具化湿、豁痰、辟秽之效。治湿热蒙蔽心窍，高热，神昏谵语者，常与竹沥、郁金、连翘等同用。

(2) 化湿和胃：用于湿浊中阻，脘腹胀闷，痞塞疼痛，噤口痢。治湿浊中阻，脘腹胀闷，常与化湿行气药同用；治湿热毒盛，痢疾、呕吐，不纳水谷之噤口痢，又与黄连、石莲子、茯苓等药配伍，如开噤散。

此外，还可用于声音嘶哑、风湿痹痛、痈疽疥癣、跌打损伤等证。

【用法用量】煎服，5～10g。鲜品加倍。外用适量。

川贝母

【来源】百合科多年生草本植物川贝母、暗紫贝母、甘肃贝母或梭砂贝母的干燥鳞茎。

【性味归经】苦、甘，微寒。归肺、心经。

【功效应用】

(1) 清热化痰：用于虚劳咳嗽，肺热燥咳。本品性寒味微苦，能清泄肺热化痰，又能润肺止咳，尤宜于内伤久咳、燥痰、热痰之证，常与百合、麦冬、瓜蒌等药同用，如百合固金汤。

(2) 消痈散结：用于瘰疬疮肿及乳痈，肺痈。本品能清化郁热，化痰散结，治痰火郁结之瘰疬，热毒壅结之乳痈、肺痈，既可内服又可外用。治热毒壅结之疮痈、肺痈、乳痈，常与蒲公英、鱼腥草等同用。

【用法用量】煎服，3～6g，研末服 1～2g。

【使用注意】寒痰、湿痰不宜用。反乌头。

苦杏仁*

【来源】蔷薇科乔木植物杏、东北杏西伯利亚杏.或山杏的干燥种仁。

【性味归经】苦，微温；有小毒。归肺、大肠经。

【功效应用】

(1) 止咳平喘：用于多种咳喘证。本品苦降肺气，药性平和，又略兼宣散之性，具有良好的止咳平喘之效，为治咳喘之要药。无论外感内伤、寒热新久等诸种咳喘证，皆可配伍应用。治外感风寒之咳嗽痰黄，配麻黄；若燥热咳嗽，配桑叶、贝母、沙参；肺热咳顺，配石膏、麻黄。

(2) 润肠通便：用于肠燥便秘。本品富含脂肪油，质润性降，用治肠燥津枯的大便秘结，常配柏子仁、火麻仁等润肠通便药。

【用法用量】煎服，宜打碎，3～10g。宜打碎入煎。生品入煎剂宜后下。

【使用注意】本品有小毒，用量不宜过大；婴儿慎用；阴虚咳嗽、大便溏泄忌用。

【现代研究】本品主要含苦杏仁苷及脂肪油。尚含有挥发性成分、蛋白质和多种游离氨基酸。本品所含的苦杏仁苷经酶解产生微量氢氰酸，能轻度抑制呼吸中枢发挥镇咳平喘作用。苦杏仁油对蛔虫、钩虫、蛲虫及伤寒杆菌、副伤寒杆菌有抑制作用，且有润滑性通便作用。此外，苦杏仁苷、苯甲醛和氢氰酸有微弱的抗癌作用。

枇杷叶

【来源】蔷薇科小乔木植物枇杷的干燥老熟叶。

【性味归经】苦，微寒。归肺、胃经。

【功效应用】

(1) 清肺化痰：用于肺热咳喘，气逆喘急。本品味苦能降，性寒能清，既清肺热，又可化痰，并有较好止咳平喘之效，尤宜于肺热咳喘而有痰之证。治肺热咳嗽气促、痰黄者，宜与黄芩配伍。痰阻肺窍，咳嗽气急者，宜与苏子、枳壳配伍。阴虚燥咳，无痰者，宜与养阴清肺止咳之品配伍。

(2) 清胃降逆止呕：用于胃热呕吐，哕逆。本品能清胃热，降胃气，常配橘皮、竹茹、黄连等同用。

【用法用量】煎服，5～10g。鲜品加倍。止呕宜生用或姜汁炙用。止咳宜蜜炙用。亦可熬膏。

桑白皮

【来源】桑科乔木植物桑树的干燥根皮。

【性味归经】甘，寒。归肺经。

【功效应用】

(1) 泻肺平喘：用于肺热咳喘或水肿，小便不利。不论实热咳喘、虚热咳喘均可应用。治肺热喘咳，常与地骨皮配伍，如泻白散。肺虚有热之咳喘者，可与人参、五味子补肺气、清肺热之品配伍。若痰热阻肺，喘息胸满者，宜与杏仁、葶苈子、瓜蒌等化痰、行气、止咳平喘之品同用。

(2) 利水消肿：用于肺气不宣，水气不行，全身水肿，面目肌肤浮肿。尤宜用于风水、皮水等阳水实证。常与茯苓皮、大腹皮、生姜皮等同用。

【用法用量】煎服，5～15g。大剂量可用至 30g。利水及清肺平喘宜生用；肺虚咳喘宜蜜炙用。

【使用注意】肺寒咳喘，小便量多者慎用。

白果

【来源】银杏科乔木植物银杏的干燥种仁。

【性味归经】甘、苦、涩，平；有毒。归肺、肾经。

【功效应用】

(1) 敛肺平喘：用于哮喘痰咳。本品有一定祛痰作用，又可止咳平喘，并略兼收敛之性，故无论虚实之哮喘痰咳，皆可配伍使用。若外感风寒引发哮喘，恶寒发热，喘咳气急痰鸣者，可与麻黄、杏仁等发散风寒、宣肺平喘之品配伍。热痰阻肺，喘咳痰黄，宜与桑白皮、黄芩等清泻肺热、化痰平喘药配伍。燥咳无痰者，宜与养阴润肺止咳之品同用。

(2) 止带缩尿：用于带下，白浊，小便频数，遗尿等。本品有化湿浊、收涩止带、固肾缩小便之效，治湿热下注，带下黄稠量多者，须与黄柏、车前子等同用。脾肾气虚，带下清稀量多，常与莲子、山药、菟丝子等补脾肾止带之品同用。治肾虚小便频数，遗尿者，宜与山茱萸、益智仁、覆盆子等补肾固涩之品配伍。

【用法用量】煎服，5～10g，用时捣碎。

【使用注意】本品有毒，不可过量，小儿尤当谨慎使用。其性收敛，咳喘痰稠、咯吐不爽者慎用。

其他化痰药见表9-9。

表9-9　其他化痰药

药　名	性味归经	功效与应用	用量用法
天南星	苦、辛，温，有毒。归肺、肝、脾经	燥湿化痰、祛风止痉；用于湿痰、寒痰证、风痰证等	3～10g，煎服
旋覆花	辛、苦、咸，微温。归肺、脾、胃经	降气化痰、止呕、行水；用于咳喘痰多，嗳气，呕吐	3～10g，煎服
白前	辛、苦，微温。归肺经	降气化痰；用于咳嗽痰多，胸满喘急	3～10g，煎服
瓜蒌	甘、微苦，寒。归肺、胃、大肠经	清热化痰、宽胸散结、润肠通便；用于痰热咳喘，胸痹心痛	10～20g，煎服
竹茹	甘，微寒。归肺、胃经	清热化痰、除烦止呕；用于痰热咳嗽，胃热呕吐	6～10g，煎服
竹沥	甘，寒。归肺、心、肝经	清热豁痰、定惊利窍；用于痰热咳嗽，胃热呕吐，心烦失眠，小儿痰热惊风	30～50g，冲服
桔梗	苦、辛，平。归肺经	宣肺祛痰，利咽，排脓；用于咳嗽痰多，咽喉肿痛，肺痈等	5～10g，煎服
胖大海	甘，寒。归肺、大肠经	清肺利咽，润肠通便；用于咽喉疼痛，声哑，咳嗽，便秘等	2～4枚，煎服
昆布	咸，寒。归肝、胃、肾经	软坚散结，消痰，利水；用于瘿瘤，瘰疬，痰饮水肿等	6～12g，煎服
紫菀	辛、苦，微温。归肺经	润肺化痰止咳；用于咳嗽有痰	5～10g，煎服
款冬花	辛、微苦，温。归肺经	润肺下气，化痰止咳；用于咳嗽气喘，劳嗽咳血	5～10g，煎服
葶苈子	苦、辛，大寒。归肺、膀胱经	泻肺平喘，利水消肿；用于痰浊阻肺之喘咳实证，胸腹水肿，小便不利	5～10g，煎服
白芥子	辛，温。归肺、胃经	温肺化痰，行气散结；用于寒痰咳喘，悬饮，关节肿痛	3～6g，煎服，外用适量
天竺黄	甘，寒。归心、肝经	清热化痰，清心定惊；用于小儿惊风，中风癫痫，热病神昏，痰热喘满	3～6g，煎服
前胡	苦、辛，微寒。归肺经	散风清热，降气化痰；用于风热咳嗽痰多，痰热喘满	3～10g，煎服，外用适量
海藻	咸，寒。归肝、肾经	消痰软坚，利水消肿；用于瘿瘤，瘰疬，睾丸肿痛，水肿	6～12g，煎服
黄药子	苦，平，有毒。归肺、肝经	消痰软坚散结，清热解毒；用于瘿瘤，疮疡肿毒，咽喉肿痛	5～15g，煎服，外用研末调敷
蛤壳	苦、咸，寒。归肺、胃经	清肺化痰，软坚散结，制酸止痛；用于瘿瘤，瘰疬，睾丸肿痛，水肿	6～15g，煎服，外用适量

（续表）

药　名	性　味　归　经	功效与应用	用量用法
洋金花	辛，温，有毒。归肺、肝经	平喘止咳，麻醉镇痛，止痉；用于哮喘咳嗽，心腹疼痛，风湿痹痛	0.3～0.6g 入丸散
罗汉果	甘，凉。归肺、大肠经	清热润肺，滑肠通便；用于肺火燥咳，咽痛失音，肠燥便秘	9～15g，煎服
紫苏子	辛，温。归肺、大肠经	化痰止咳，润肠通便；用于痰壅气逆，咳嗽气喘，肠燥便秘	5～10g，煎服
百部	甘、苦，微温。归肺经	润肺止咳，杀虫灭虱；用于新久咳嗽，蛲虫，头虱及疥癣	5～15g，煎服，外用适量

第五节　理气药与理血类药

一、理气药

含义：凡能调理气分，消除气滞与气逆证为主要作用的药物，称为理气药，又谓行气药。其中行气力强者，又称为破气药。

性能特点：理气药大多味辛苦，性温，气味芳香，主归脾、肝、肺经。辛香行散走窜、苦能降泄、温能通行。具有理气健脾、疏肝解郁、顺气宽胸，行气止痛、降逆止呕、平喘等功效。

功效、适应证：见表9-10。

表9-10　理气药的功效与适应证

功　效	适　应　证
理气健脾	主要适用于脾胃气滞证：症见脘腹胀痛，嗳气吞酸，恶心呕吐，不思饮食，大便秘结或泻痢不爽等
疏肝解郁	主要适用于肝气郁滞证：症见胁肋疼痛，胸闷不舒，疝气疼痛，乳房胀痛或结块积聚以及月经不调、痛经等
理气宽胸	主要适用于肺气壅滞证：症见胸闷不畅，喘咳短气

使用注意：

(1) 理气药多芳香，辛散温燥，易于耗气伤阴，故临床应用时气虚阴亏者慎用。

(2) 作用峻猛的破气药更易耗气伤胎，孕妇则应慎用。

(3) 理气药含挥发性成分，入汤剂一般不宜久煎。

陈皮*

【来源】芸香科常绿小乔木植物橘及其栽培变种的干燥成熟果皮。

【性味归经】辛、苦，温。归脾、肺经。

【功效应用】

(1) 理气健脾：用于脾胃气滞证。本品性温，作用温和，长于行脾胃气滞，为治疗脾胃气滞湿阻要药。治疗寒湿阻中所致的脾胃气滞，湿浊困中，胸腹胀满，不思饮食，恶心呕吐，大便溏泻者，常与苍术、甘草、厚朴等配伍，以健脾和胃，燥湿消食，如平胃散。治疗中焦气滞所致脾胃虚弱，不思饮食，大便溏薄，胸脘痞闷者，常与人参、白术、茯苓配伍，以益气健脾，如异功散。

(2) 燥湿化痰：用于湿痰证。本品辛散温通，能行能降，既能燥湿化痰，又能宣降肺气，为治疗湿痰、寒痰咳嗽之要药。治疗痰湿证，见咳嗽痰多，色白量多，恶心呕吐，胸膈痞闷，肢体困重者，多与半夏、甘草、茯苓配伍，以化痰止咳燥湿，如二陈汤。治痰湿蒙蔽清窍所致痰厥头痛，咳痰稠粘，头晕目眩，多与半夏、天麻等化痰定惊药配伍，如半夏白术天麻汤

【用法用量】煎服，3～10g。

【现代研究】本品含挥发油，油中主要为 D-柠檬烯，β-月桂烯，α、β-蒎烯等，另含黄酮类成分：橙皮甙、新橙皮甙、柑橘素、二氢川陈皮素等。本品所含挥发油，对胃肠道有温和的刺激作用，可促进消化液的分泌；柠檬烯有刺激性被动祛痰作用；橙皮苷有维生素 P 样抗炎作用，可降低毛细血管通透性；增强纤维蛋白溶解、抗血栓形成，此外，还有利胆、抑菌作用。

沉香

【来源】瑞香科常绿乔木植物白木香含树脂的木材。

【性味归经】辛、苦，温。归脾、胃、肾经。

【功效应用】

(1) 行气止痛：用于胸腹胀闷疼痛。本品能散胸腹阴寒，行气而止痛，治寒凝气滞之胸腹胀痛，也可用于脾胃虚寒之脘腹冷痛，常与乌药、木香等同用。

(2) 温中止呕：用于胃寒呕吐呃逆。本品能散胃寒，降胃气，治疗寒邪犯胃之呕吐清水及脾胃虚寒所致呕吐、呃逆等证，常与陈皮、胡椒等同用，如沉香丸。

(3) 纳气平喘：用于肾虚喘急。常与肉桂、附子、补骨脂等补肾阳药同用。

【用法用量】煎服，1～3g。宜后下；或磨汁冲服，或入丸散剂，每次 0.5～1g。

【使用注意】气虚下陷，阴虚火旺者忌用。

香附

【来源】莎草科多年生草本植物莎草的干燥根茎。

【性味归经】辛、微苦、微甘，平。归肝、脾、三焦经。

【功效应用】

(1) 理气疏肝：用于气滞胁痛，腹痛。本品为疏肝解郁，行气止痛之要药，治疗肝气郁结之胁肋胀痛、寒凝气滞、肝气犯胃之胃脘疼痛，寒疝腹痛及气、血、火、痰、湿、食六郁所致胸膈痞满、脘腹胀痛等证，常与柴胡、川芎等同用。

(2) 调经止痛：用于肝郁月经不调，痛经，经闭，乳房胀痛。本品为妇科调经的要药，单用或与川芎、当归、柴胡等同用。

(3) 理气宽中：用于脾胃气滞证。用于脘腹胀痛、消化不良等，常与其他行气调中药同用。

与青木香、白附子、白芷等配成外用膏，敷面，可治肌肤皱；配熟地黄、茴香、川椒等可治肾气虚乏、面无颜色、眼目昏暗等。寻常疣、扁平疣可配乌梅，水煎外用。

【用法用量】煎服，6～12g。醋炙止痛力增强。

柴胡

【来源】伞形科多年生草本植物柴胡或狭叶柴胡的干燥根或全草。

【性味归经】苦、辛，微寒。归肝、胆经。

【功效应用】

(1) 和解退热：用于伤寒邪在少阳，半表半里之寒热往来及感冒发热。本品对于外感发热，无论风寒、风热，皆可使用，柴胡长于解半表里之邪，为治疗少阳证之要药。对伤寒邪在少阳，见寒热往来、胸胁苦满、口苦、咽干、目眩等症，本品用之最宜，常与黄芩、半夏等同用。现代用柴胡制成的单味或复方注射液，有较好的解表退热作用。

(2) 疏肝解郁：用于肝气郁结，月经不调。柴胡疏肝解郁作用较强，治肝气郁滞引起的眩晕、胸胁胀痛、月经不调、痛经等证，常作为主药使用。

(3) 升举阳气：用于气虚下陷之脱肛，脏器脱垂以及短气、神倦。本品长于升举脾胃清阳之气，善治气虚下陷所致病证，常与柴胡、升麻、黄芪、人参等补气升阳药同用，如补中益气汤。

【用法用量】煎服，3～10g。和解退热宜生用；疏肝解郁宜醋炙；升举阳气多用蜜炙；骨蒸劳热用鳖血拌炒。

【使用注意】其性升发，故有"柴胡劫肝阴之说"，肝阳上亢、肝风内动、阴虚火旺及气机上逆者忌用或慎用。

玫瑰花

【来源】蔷薇科植物玫瑰的干燥花蕾。

【性味归经】甘、微苦，温。归肝、脾经。

【功效应用】疏肝解郁，活血止痛。用于肝郁气滞证，胃痛，食少呕恶，月经不调，跌打损伤等。

【用法用量】煎服，3～6g。

甘松

【来源】本品为败酱科植物甘松的干燥根及根茎。

【性味归经】辛、甘，温。归脾、胃经。

【功效应用】理气止痛，开郁醒脾。用于脘腹胀满、食欲缺乏，呕吐。

【用法用量】煎服，3～10g。

檀香

【来源】檀香科植物的心材。

【性味归经】辛，温。归脾、胃、心、肺经。

【功效应用】行气温中，开胃止痛。用于寒凝气滞，胸痛，腹痛，胃痛食少。

【用法用量】煎服，2～5g，宜后下。

青木香

【来源】马兜铃科植物马兜铃的干燥根。

【性味归经】辛、苦，寒。归肝、胃经。

【功效应用】

(1) 行气止痛：用于肝胃气滞热证，常配川楝子、香附等，或单味制为散剂服用。

(2) 解毒消肿：用痈疮疔毒，皮肤湿疮，毒蛇咬伤。

【用法用量】煎服，3～10g。外用适量。

【使用注意】不宜多用，过量易引起恶心呕吐。肾病患者忌服。

其他理气药见表 9-11。

表 9-11　其他理气药

药名	性 味 归 经	功效与应用	用量用法
青皮	苦、辛，温。归肝、胆、胃经	疏肝破气，消积化滞；用于肝气郁滞证，食积腹痛等	3～10g，煎服
枳实	苦、辛，微酸，微寒。归脾、胃、大肠经	破气消积，化痰消痞；用于食积内停，痞满胀痛，泻痢后重，胸痹，心下痞满	3～10g，煎服
木香	辛、苦，温。归脾、胃、大肠经	行气止痛，健脾消食；用于多种气滞证，湿热泻痢	3～10g，煎服
川楝子	苦，寒，有小毒。归肝、胃、小肠、膀胱经	行气止痛，杀虫疗癣；用于肝郁气滞证或肝郁化火证，虫积腹痛，头癣等。	5～10g，煎服；外用适量
薤白	辛、苦，温。归肺、胃、大肠经	通阳散结，行气导滞；用于胸痹证，脘腹胀痛及泻痢后重	5～9g，煎服

（续表）

药名	性味归经	功效与应用	用量用法
乌药	辛，温。归肺、脾肾、膀胱经	行气止痛，温肾散寒；用于胸腹胀痛，气逆喘急，遗尿，痛经	3～10g，煎服
荔枝核	甘、微苦，温。归肝、肾经	行气散结，祛寒止痛；用于寒疝腹痛，睾丸肿痛	4.5～10g，煎服
佛手	辛、苦、酸，温。归肝、脾、肺经	疏肝理气，和胃止痛；用于肝胃气滞，胸胁胀痛，胃脘痞满	3～10g，煎服
大腹皮	辛，微温。归脾、胃、大肠、小肠经	下气宽中，行水消肿；用于湿阻气滞，脘腹胀闷，大便不爽	4.5～10g，煎服
柿蒂	苦、涩，平。归胃经	降逆下气；用于呃逆	4.5～10g，煎服

二、理血药

含义：理血药包括活血化瘀药、止血药两类。凡以通畅血行，消散瘀血，治疗瘀血证为主要作用的药物，称为活血化瘀药，又称活血祛瘀药，简称活血药或化瘀药。凡以制止体内外出血为主要作用的药物，称为止血药。

性能特点：活血药多辛、苦、温，辛散温通，苦以泄滞，而有活血化瘀的作用。部分药物性偏寒，味咸能软坚散癥，并通过活血化瘀作用，有止痛、调经、破血消癥、疗伤消肿、活血消痈的作用。因肝藏血，心主血，活血化瘀药主入肝、心二经。

止血药药性有寒、温、散、敛之异，故分别有凉血、温经、化瘀、收敛止血的作用。药性或苦寒，或辛温，或味涩性平，主要入肝、心经，具体药物的归经还可根据其止血部位的不同而互有差异。

功效、适应证：活血药具有活血行气止痛、祛瘀调经、消肿疗伤、破血逐瘀消癥的功效，用于气滞血瘀诸痛证、妇女经产诸证，瘀血痛证、癥瘕积聚、跌损、疮疡等证。止血药具有凉血、温经、化瘀、收敛止血的作用，适用于多种出血证，如吐血、咯血、衄血、尿血、便血、崩漏、紫癜及外伤出血等。

使用注意：活血化瘀药辛散苦泄，易耗血动血，月经过多者忌用，孕妇慎用或忌用。对于破血逐瘀之品，体虚而兼瘀者更应慎用。

使用止血药时应注意，大剂量使用收敛止血药或凉血止血药时，有止血而留瘀之弊。故不宜单独使用，应伍以行气活血之品。出血过多，气随血脱而亡阳，应首先考虑大补元气，以益气固脱以救其急。止血药炒炭多可以增强药效，但有时也应视具体药物而定，有些药物以生品或鲜品入药为佳，不宜炒炭。在出血证的初期，不宜过早使用收敛性较强的止血药，以免瘀血阻滞。

（一）活血药

川芎 *

【来源】伞形科多年生草本植物川芎的干燥根茎。

【性味归经】辛，温。归肝、胆、心包经。

【功效应用】

（1）活血行气：用于血瘀气滞诸痛证。本品既能活血化瘀，又能行气止痛，为"血中之气药"。治气滞血瘀之胸胁、腹部诸痛、胸痹心痛、胸闷憋气、跌打损伤、瘀伤疼痛等，常用作主药。治肝郁气滞，胁肋疼痛者，常配柴胡、香附、白芍等疏肝解郁药，如柴胡疏肝饮。治胸中瘀血，阻碍气机兼肝郁气滞所致瘀血证，可与桃仁、红花、柴胡等同用，以活血祛瘀，行气止痛，如血府逐瘀汤。

川芎能"下行血海"，为妇科要药，既能活血祛瘀以调经，又能行气解郁以止痛，可用治多种气滞血瘀引起的妇产科疾病，如月经不调、经闭、痛经等。凡妇女月经不调，经闭，痛经，常与熟地、当归、白芍、桃仁、红花等同用，以养血活血调经，如桃红四物汤。若产后瘀血腹痛，恶露不行，小腹冷痛，可配伍当归、桃仁、干姜等，以化瘀生新、温经止痛，如生化汤。近年以川芎为主的复方治冠心病心绞痛，疗效较好。

（2）祛风止痛：用于头痛，风湿痹痛等证。本品辛温升散，能"上行头目"，祛风止痛，为治头痛要药，无论风寒、风热、风湿、血虚、血瘀头痛均可随证配伍用之。故前人有"头痛不离川芎"之说。若外感风邪所致头痛，偏正头痛，常配白芷、细辛、防风等同用，如川芎茶调散。若风热头痛，眩晕恶风，常配伍菊花、石膏、羌活等，如芎芷石膏汤。若风湿头痛，可配伍羌活、独活防风、藁本等，如羌活胜湿汤。若血瘀头痛，可配伍当归、桃仁、红花等，如血府逐瘀汤。

配连翘、白芷等，可治粉刺、酒皶鼻；以川芎为主要原料制成的面膜，能防止粉刺和各种斑疾，并能使面部皮肤增白而润滑光泽；口臭齿痛可配白芷、橘皮。

【使用注意】本品温燥，凡阴虚火旺，多汗，月经过多者慎用。

【现代研究】本品主含挥发油如：藁本内酯、正丁烯酞内酯等；生物碱如：川芎嗪、佩洛里因等；酚酸类如：川芎酚、阿魏酸、咖啡酸等。川芎嗪能抑制血管平滑肌收缩、扩张冠状动脉、增加冠脉血流量、改善心肌缺氧；降低外周血管阻力和血小板表面活性，抑制血小板聚集、预防血栓形成。

郁金

【来源】姜科多年生草本植物温郁金、蓬莪术、广西莪术、或姜黄的干燥块根。

【性味归经】辛、苦，寒。归肝、胆、心经。

【功效应用】

（1）活血行气止痛：用于气滞血瘀痛证。本品既能活血又能行气，性寒能清热，治肝郁气滞之胸胁刺痛，心血瘀阻之胸痹心痛，气滞血瘀之痛经、乳房作胀及癥瘕痞块诸证。如治疗妇女气滞血瘀所致痛经，乳胀，常配伍白芍、柴胡、香附等，以疏肝泻火，理气调经。

(2) 解郁清心：用于热病神昏，癫痫痰闭。本品入心经，清心热，治疗痰浊蒙蔽心窍、热陷心包之神昏及癫痫痰闭之证，常与菖蒲、山栀、连翘等配伍。

(3) 清热凉血：用于吐血、衄血、尿血、血淋及妇女倒经。本品性寒清热，可治疗各种血热出血之证，尤以治血热妄行的出血证。常配伍生地、丹皮、山栀、牛膝等，以增强清热凉血而止血作用。

(4) 利胆退黄：用于肝胆湿热、胆结石。本品性寒入肝经，能清利肝胆湿热。凡肝胆湿热所致黄疸，常配伍茵陈蒿、山栀等，以增利湿退黄之功效；若胆结石症，常配伍金钱草、海金沙、鸡内金等，以利胆排石。

【用法用量】煎服，5～12g。研末服，2～5g。醋制疏肝止痛作用增强。

【使用注意】孕妇忌用。

姜黄

【来源】姜科多年生草本植物姜黄的干燥根茎。

【性味归经】辛、苦，温。归肝、脾经。

【功效应用】

(1) 活血行气：用于血瘀气滞或寒凝之心腹疼痛，胸胁痛，经闭，产后腹痛等。本品辛散温通，能活血行气，使瘀散滞通而痛解，常与延胡索、郁金、川芎等药同用。

(2) 通络止痛：用于跌打损伤，瘀肿疼痛，风湿肩臂疼痛。本品辛温而兼苦，能通经活络止痛，长于行肢臂而除痹痛，常与桑枝、桂枝等药同用。

【用法用量】煎服，3～10g。研末服，2～3g。外用适量，研末调敷。

【使用注意】血虚无气滞血瘀者慎用。孕妇忌用。

丹参

【来源】唇形科多年生草本植物丹参的干燥根及根茎。

【性味归经】苦，微寒。归心、肝经。

【功效应用】

(1) 活血调经：用于经产诸证。本品为妇科调经常用药，因其性寒凉，对血热瘀滞之证尤为适宜。症状较轻者，单用本品研末，酒调服有效，也可配伍当归、川芎、益母草、红花、桃仁等，以增强疗效。

(2) 祛瘀止痛：用于血瘀心痛，脘腹疼痛，癥瘕积聚，跌打损伤，风湿痹证。本品广泛应用于各种瘀血病证，常与行气、通经、祛风湿药配伍。如治血瘀气滞所致心胃诸痛，常配伍檀香、砂仁等疏肝理气药，如丹参饮。治气血瘀滞所致癥瘕积聚，常配乳香、没药。治跌打损伤瘀痛，常配伍当归、红花、桃仁、川芎、没药等活血祛瘀之品。治瘀血阻滞、血行不畅所致的风湿痹痛，常配伍防风、秦艽、牛膝等祛风湿药。

(3) 凉血消痈：用于疮疡痈肿。如治疗乳痈初起，疗疮痈肿，常配伍银花、连翘等清热解毒药。

(4) 除烦安神：用于热病烦躁神昏，心悸失眠。本品性微寒，入心经，治心神不安属热证者，无论实热、虚热，皆可随证配伍用之。治热入营分证所致心烦不寐，身热夜甚，时有谵语，可配伍犀角、生地、金银花、连翘、竹叶等，以清营解毒，透热养阴，如清营汤。用于阴虚血少，神志不安证所致虚烦神疲，梦遗健忘，则配伍生地、酸枣仁等，以凉血养心安神，如天王补心丹。

丹参广泛治疗各种瘀血病证，为活血化瘀之要药。前人有"一味丹参饮，功同四物汤"之说，从活血化瘀作用来说，作用相似，但"四物汤"既活血又补血，而丹参无补血作用，实为以通为补之意。其与人参、苦参、沙参、玄参等药研末内服，可治酒刺、面疮；以丹参和羊脂为原料制成外用膏剂，有润肤、灭瘢作用。

【用法用量】煎服，5～15g。生品清心除烦之力强，酒炙后寒凉之性有所缓和，能增强活血祛瘀调经之力。

【使用注意】孕妇慎用。反藜芦。

红花

【来源】菊科二年生草本植物红花的干燥管状花。

【性味归经】辛，温。归心、肝经。

【功效应用】活血祛瘀，通经止痛　用于血滞经闭痛经，产后瘀滞腹痛以及癥瘕积聚，心腹瘀痛，跌打损伤，疮疡痈肿等证。本品性味辛温，活血化瘀作用较强，为治瘀证的常用之品，尤长于通经、止痛。治疗血瘀所致的经闭，痛经等证，常配伍桃仁、当归、川芎等药，以养血活血通经，如桃红四物汤。治疗血瘀气滞所致胸痹心痛者，常与当归、生地、桃仁、红花、赤芍等配伍，以活血祛瘀，行气止痛，如血府逐瘀汤。治疗气血不调，癥瘕积聚，可与三棱、莪术、川芎、延胡索等配伍，以祛瘀散结。治疗跌打损伤，可与柴胡、当归、穿山甲、甘草等配伍，以活血祛瘀，疏肝通络，如复元活血汤。

以红花为主制成的面膜，有祛斑润肤泽面作用。

【用法用量】煎服，3～9g。外用适量。

【使用注意】孕妇及月经过多者忌用。

桃仁

【来源】蔷薇科落叶小乔植物木桃或山桃的干燥种仁。

【性味归经】苦、甘，平；有小毒。归心、肝、肺、大肠经。

【功效应用】

(1) 活血祛瘀：用于多种瘀血证。本品祛瘀力强，又称破血药，为治疗各种瘀血阻滞病证的常用药，每与红花相须为用。也常与清热解毒药配伍同用，用治肺痈、肠痈。治产后血瘀，恶露不行，小腹冷痛，常配当归、川芎、炮姜等，以化瘀生新，温经止痛，如生化汤。治疗下焦蓄血所致热结膀胱，少腹胀满谵语烦渴，可与桃仁、大黄、桂枝等配伍，如桃核承气汤。

(2) 润肠通便：用于肠燥便秘。本品富含油脂，能润燥滑肠。治疗津枯肠燥所致大便干结，以及年老和产后血虚便秘，常配伍杏仁、柏子仁、松子仁、郁李仁等，如五仁丸。

(3) 止咳平喘：用于咳嗽气喘。本品止咳平喘之功较弱，常与苦杏仁、苏子等止咳平喘药同用。

桃仁酒有益血长肌肉，除瘦弱，悦颜色作用；配贝母、荷叶等，可用于痰瘀凝结所致的痤疮。

【用法用量】煎服，5～15g。宜捣碎入煎。

【使用注意】本品有小毒，大量服用易引起中毒，出现头晕、心悸、甚至呼吸衰竭而死亡，故临床应用不可过量。孕妇忌用。

【现代研究】本品含苦杏仁苷、苦杏仁酶、挥发油、脂肪油等，油中主要含有油酸甘油酯和少量亚油酸甘油酯。桃仁乙醇提物有抗凝血及较弱的溶血作用；对二甲苯所致小鼠耳急性炎症反应，均有显著抑制作用；可扩张离体兔耳血管增加血流量。此外，还具有促进初产妇子宫收缩、镇咳、润肠通便、保肝等作用。

益母草

【来源】唇形科二年生草本植物益母草新鲜或干燥的地上部分。

【性味归经】苦、辛，微寒。归肝、心、膀胱经。

【功效应用】

(1) 活血调经：用于血滞经闭，经行不畅，痛经，产后恶露不尽，瘀滞腹痛等。本品治妇女血瘀经产诸证，为妇科经产之要药，故有"益母"之名。治疗妇人肝气郁结，症瘕腹痛，常配伍当归、白芍、牛膝、丹参等，以加强活血调经之功。用于气滞血瘀、痛经者，可与当归、川芎、木香等合用，如益母丸。亦可用于伤科、内科血瘀证。如跌打损伤，痈肿疮伤等，可与金银花、连翘等清热解毒之品配伍。

(2) 利尿消肿：用于水肿，小便不利。本品既能利水消肿，又能活血化瘀，尤宜治水瘀互阻的水肿，可单用，或配白茅根、泽兰等清热利水药使用。

其醋调涂可治粉刺。

【用法用量】煎服，10～30g。或熬膏。外用适量捣敷或煎汤外洗。

【使用注意】血虚无瘀者慎用，孕妇忌用。

牛膝

【来源】苋科多年生草本植物牛膝的干燥根。

【性味归经】苦、酸、甘，平。归肝、肾经。

【功效应用】

(1) 祛瘀通经：用于妇科经产诸证及伤科瘀血证。本品活血祛瘀力较强，性善下行，故其活血祛瘀作用有疏利降泄之特点，尤多用于妇科瘀阻经闭、痛经、月经不调、产后腹痛，以及跌打损伤、腰膝瘀痛等证。治疗闭经，痛经，胞衣不下，常配伍当归、赤芍、桃仁、红花等活血祛瘀。治疗跌打损伤，腰膝瘀痛者，常配伍续断、乳香、红花等。

(2) 补肝肾，强筋骨：用于肾虚腰痛，下肢痿软。本品既能活血祛瘀，又能补益肝肾、强筋健骨，兼能祛除风湿，性善下行，故善治下半身腰膝关节酸痛，腰痛膝软，足膝乏力，常配伍杜仲、续断、熟地等补肝肾强筋骨药。若湿热下注所致痹证，足膝肿痛，可配伍苍术、黄柏等，以清热燥湿。用于肝肾两亏，气血不足，风寒湿邪外侵所致腰膝冷痛，酸重无力，屈伸不利等，可配伍独活、桑寄生、杜仲、细辛等，以祛风除湿，活络通痹，如独活寄生汤。

(3) 利水通淋：用于淋证，水肿及小便不利等。本品性善下行，可用治热淋、血淋、砂淋，可配伍冬葵子、滑石等。治水肿小便不利，可配伍地黄、泽泻等。

(4) 引火(血)下行：用于头痛，眩晕，齿痛，口舌生疮，吐衄血。本品味苦善泄降，能导热下泄，引血下行，以降上炎之火。凡肝阳上亢所致头痛眩晕目赤，目胀耳鸣，常配伍代赭石、牡蛎、龟板等，以镇肝熄风，滋阴潜阳，如镇肝息风汤。若阴虚火旺，虚火上炎所致齿龈肿痛，口舌生疮，可配伍熟地、石膏、知母等，以清胃滋阴降火，如玉女煎。若血热妄行所致吐血、衄血，常与白茅根、山栀、代赭石等泻火凉血药同用。

此外，"能引诸药下行"，故临床用药欲其下行者，常用本品作身体下部疾病的引经药。可用于肾虚引起的早衰面黯、须发早白、头发脱落。

【用法用量】煎服，5～15g。引血下行、利尿通淋多生用。酒炙后增强活血祛瘀，通经止痛作用，盐炙后增强补肝肾、强筋骨之功。

【使用注意】孕妇及月经过多者慎用。肾虚滑精，脾虚溏泄者亦不宜用。

莪术

【来源】姜科多年生草本植物蓬莪术、广西莪术、或温郁金的干燥根茎。

【性味归经】辛、苦，温。归肝、脾经。

【功效应用】

(1) 破血行气：用于气滞血瘀，癥瘕积聚，经闭以及心腹瘀痛等。本品活血作用较强，用治经闭、癥瘕等较重的血瘀证，常与三棱相须为用。

(2) 消积止痛：用于食积脘腹胀痛。本品行气作用较强，治食积不化，脘腹胀痛，常配伍青皮、槟榔等以行气止痛。

【用法用量】煎服，3～10g。生用行气消积力强，醋制后止痛力加强。

【使用注意】月经过多者或孕妇忌用。

三棱

【来源】为黑三棱科多年生草本植物黑三棱的干燥块茎。

【性味归经】苦、辛，平。归肝、脾经。

【功效应用】本品功效、主治病证与莪术基本相同，且常相须为用。虽两者均有较强的破血祛瘀作用，然两相比较，相对而言，三棱破血作用胜于莪术，莪术破气作用强于三棱。

【用法用量】煎服，3～10g。醋炙后主入血分，增强破血止痛之力。

【使用注意】月经过多者及孕妇忌用。

(二) 止血药

地榆*

【来源】蔷薇科多年生草本植物地榆或长叶地榆的根。

【性味归经】苦、酸，微寒。归肝、胃、大肠经。

【功效应用】

(1) 凉血止血：用于血热出血证。本品长于凉血止血，又能收敛止血，治疗多种血热出血证，尤宜于下焦之便血、痔血、血痢、崩漏等。

(2) 解毒敛疮：用于烫伤、湿疮及疮疡肿毒。本品苦寒能泻火解毒，味酸敛疮，为治水火烫伤之要药。可单味研末麻油调敷，或配黄连、冰片研末调敷；治湿疹及皮肤溃烂，可与苦参、大黄同煎，以纱布沾药汁湿敷，或配煅石膏、枯矾研末加凡士林调涂。

【用法用量】煎服，10～15g。外用适量。凉血解毒宜生用，收敛止血宜炒炭用。

【使用注意】烧伤不宜使用地榆制剂大面积外涂，以防引起中毒性肝炎。

【现代研究】本品主要含鞣质和三萜皂苷。鞣质的主要成分为没食子儿茶精、地榆素等。三萜皂苷包括地榆皂苷等。本品煎剂可明显收缩血管、缩短出血时间；并有较强抗炎作用。水提物涂抹伤口，可促进愈合。外用炒地榆粉可使犬或家兔皮肤烫伤渗出减少，组织水肿减轻，感染与死亡率降低。本品对大肠杆菌、宋氏痢疾杆菌、变形杆菌、伤寒杆菌、副伤寒杆菌、金黄色葡萄球菌、绿脓杆菌、结核杆菌、霍乱弧菌等均有抑制作用。此外，本品还有镇吐、止泻、抗溃疡、抗氧化等作用。

槐花

【来源】豆科落叶乔木植物槐的干燥花及花蕾。

【性味归经】苦，微寒。归肝、大肠经。

【功效应用】

(1) 凉血止血：用于血热出血证，如吐血、衄血、便血及痔血等。本品寒凉苦降，善清大肠之火热而凉血止血，故擅治便血、痔血，常与地榆相须为用，以增强凉血止血之效，常与地榆、苍术叶等清热止血药同用，如槐花散。

(2) 清肝明目：用于肝火头痛目赤。可单用，或常与夏枯草、栀子、菊花等同用。现代用槐花煎汤代茶，治疗高血压和预防脑溢血有效。

【用法用量】煎服，10～15g。清肝泻火宜生用；止血宜炒用。

侧柏叶

【来源】柏科常绿小乔木植物侧柏的干燥嫩枝梢及叶。

【性味归经】苦、涩，微寒。归肺、肝、大肠经。

【功效应用】

(1) 凉血止血：用于各种出血证，尤以血热者为宜。治血热所致吐血、衄血，常与地黄、艾叶同用；治尿血、血淋，常与小蓟、白茅根同用。

(2) 祛痰止咳：用于肺热咳嗽、痰多。本品既清肺热，又祛痰止咳，治肺热咳嗽痰多者，单用或配伍贝母、半夏，近代以本品治慢性气管炎有效。

【用法用量】煎服，10～15g。外用适量。生品清热凉血、止血祛痰力胜，炒炭后寒凉之性趋于平和，专于收敛止血。

三七

【来源】五加科多年生草本植物三七的干燥根。

【性味归经】甘、微苦，温。归肝、胃经。

【功效应用】

(1) 化瘀止血：用于各种内外出血证。本品既善止血，又化瘀血，具有止血而不留瘀、化瘀而不伤正的特点。对人体内外各种出血，无论有无瘀滞，均可应用，尤以有瘀滞者为宜。单味内服外用均有良效，于收敛止血、温经止血等方中酌加本品，既可助其止血之效，又可防其留瘀之弊。如治疗咳血，吐血，衄血，二便下血，可配伍花蕊石、血余炭等。

(2) 活血定痛：用于跌打损伤，瘀滞疼痛，血瘀痹阻，胸痹绞痛。本品辛散而善化瘀止痛，药效卓著，为伤科要药。凡跌打损伤或筋骨折伤、瘀血肿痛等，本品皆为首选药。单味研末吞服或外用，均可奏效，亦可配伍入复方用。如治疗咳血，吐血，衄血，二便下血，可配伍花蕊石、血余炭等止血药，如《医学衷中参西录》化血丹。

【用法用量】煎服，3～10。研末吞服，每次1.5～3g。或入丸散剂。外用适量研末外掺或调敷。

【使用注意】孕妇慎用。

白及

【来源】兰科多年生草本植物白及的干燥块茎。

【性味归经】苦、涩、甘，微寒。归肺、胃、肝经。

【功效应用】

(1) 收敛止血：用于体内外诸出血证。本品质黏味涩，为收敛止血之要药，可治咳血、吐血，外伤出血等体内外诸出血证，尤以治疗肺胃出血效佳，不但能止血，而且可促进其病灶愈合。常单味研末，米汤调服，或与枇杷叶、阿胶等同用。

(2) 消肿生肌：用于疮疡痈肿，水火烫伤，手足皲裂，肛裂。疮痈者不论未溃已溃均可应用。水火烫伤、手足皲裂、肛裂等，亦可单用研末麻油调涂，以消肿生肌，促使裂口愈合；亦可配虎杖制成药膜外用。

【用法用量】煎服，6~15g。研末服，每次 2~5g。外用适量。

【使用注意】外感咯血、肺痈初起及肺胃有实热者慎用。反乌头。

艾叶

【来源】菊科多年生草本植物艾的干燥叶。

【性味归经】苦、辛，温。归肝、脾、肾经。

【功效应用】

(1) 温经止血：用于虚寒出血证。本品为温经止血之要药，适用于虚寒性出血病证，尤宜于下元虚冷、冲任不固所致的崩漏下血，可单用本品煎服或配伍其他止血药同用，常配伍阿胶、地黄、芍药等，以温经养血止血，如胶艾汤。

(2) 散寒止痛：用于痛经、宫冷腹痛，或脘腹冷痛。可单味艾叶煎服，或以之炒热熨敷脐腹。

(3) 调经安胎：用于月经不调，胎动不安，胎漏下血。本品为妇科安胎之要药，单用或与安胎药配伍。治妊娠下血，胎动不安，常配伍续断、桑寄生、人参等，以安胎养血益气，如桑寄生汤

【用法用量】煎服，3~12g。温经止血宜炒炭用；散寒止痛宜生用。治咳嗽入煎宜后下。外用适量，煎水熏洗、捣烂或捣绒作艾条、艾炷熏灸。

【使用注意】据报道，有毒副作用，超过 60g 对内脏(肝胆) 有损害作用。也不能生用。

其他理血药见表 9-12。

表 9-12 其他理血药

分类	药名	性 味 归 经	功效与应用	用量用法
活血药	延胡索	辛、苦，温。归肝、心、脾经	活血行气止痛；用于气血凝滞所致诸痛	3~12g，煎服
	乳香	辛、苦，温。归肝、心、脾经	活血行气止痛，消肿生肌；用于瘀血阻滞诸痛证，跌打损伤，疮疡痈肿	3~10g，煎服
	没药	辛、苦，平。归肝、心、脾经	活血行气，消肿生肌；用于瘀血阻滞诸痛证，跌打损伤，疮疡痈肿	3~10g，煎服
	鸡血藤	苦、甘，温。归肝、肾经	活血补血，调经，舒筋活络；用于血虚、血瘀所致的月经不调，痛经，闭经等	10~15g，煎服

(续表)

分类	药名	性 味 归 经	功效与应用	用量用法
活血药	水蛭	咸，苦，平，有小毒。归肝经	破血逐瘀消癥；用于癥瘕积聚，血瘀经闭及跌打损伤等	1.5～3g，入煎剂
	土鳖虫	咸，寒，有小毒。归肝经	续筋接骨，破血逐瘀；用于跌损骨折，血瘀经闭，癥积	3～10g，煎服
	马钱子	辛，苦，寒，有大毒。归肝经	活血通络止痛，攻毒散结消肿；用于跌打损伤，痈疽肿痛，风湿顽痹等	0.3～0.6g，煎服
	五灵脂	苦、咸、甘，温。归肝经	活血止痛，化瘀止血；用于瘀血阻滞痛证和瘀血阻滞出血证	3～10g，煎服，宜包煎
	王不留行	苦，平。归肝、胃经	活血通经，下乳消痈，利尿通淋；用于血瘀经闭，痛经，难产，乳痈	5～10g，煎服，外用适量
	自然铜	辛，平。归肝经	化瘀止痛，接骨疗伤；用于跌打损伤，骨折筋伤，瘀肿疼痛	10～15g，煎服，外用适量
	苏木	甘、咸、辛，平。归心、肝经	活血疗伤，祛瘀通经；用于跌打损伤，骨折筋伤，瘀滞肿痛	3～10g，煎服，外用适量
	骨碎补	苦，温。归肝、肾经	活血续伤，补肾强骨；用于跌打损伤，骨折筋伤，瘀滞肿痛	3～10g，煎服，外用适量
	血竭	甘、咸，平。归肝经	活血定肿，化瘀止血，敛疮生肌；用于跌打损伤，心腹疼痛，外伤出血	3～6g，研末服，外用适量
	儿茶	苦、涩，凉。归心、肺经	活血疗伤，止血生肌，收湿敛疮；用于跌打损伤疼痛，出血，痈疽疮疡	1～3g，宜包煎，外用适量
	斑蝥	辛，热，有大毒。归肝、肾、胃经	破血逐瘀，散结消癥，攻毒蚀疮；用于会癥瘕，经闭，痈疽恶疮，顽癣	0.03～0.06g，入丸散，外用适量
	穿山甲	咸，微寒。归肝、胃经	活血消癥，通经，下乳，消肿排脓；用于癥瘕，经闭，风湿痹痛，乳汁不下	3～10g，煎服
止血药	小蓟	苦、甘，凉。归心、肝经	凉血止血，散瘀解毒；用于血热出血证，用于热毒痈肿	5～12g，煎服
	大蓟	苦、甘，凉。归心、肝经	凉血止血，解毒消痈；用于血热出血证，热毒痈肿	10～20g，煎服
	白茅根	甘，寒。归肝、肺、胃、膀胱经	凉血止血，清热利尿，清肺胃热；用于血热出血证，热淋，水肿，黄疸，胃热呕吐，肺热咳喘	15～30g，煎服
	茜草	苦，寒。归肝经	凉血止血，化瘀通经；用于血热夹瘀出血证，血瘀经闭及跌打损伤及风湿痹痛等	6～15g，煎服
	蒲黄	甘，平。归肝、心包经	化瘀止血，利尿；用于各种内外出血证，血淋尿血	3～10g，煎服
	苎麻根	甘，寒。归心、肝经	凉血止血，安胎，清热解毒；用于血热出血证，胎动不安，热毒痈肿	10～30g，煎服，外用适量

(续表)

分类	药名	性 味 归 经	功效与应用	用量用法
止血药	仙鹤草	苦、涩，平。归心、肝经	收敛止血，止痢，截疟，补虚；用于出血证，腹泻，痢疾，疟疾寒热	3～10g，煎服外用适量
	棕榈炭	苦、涩，平。归肝、肺、大肠经	收敛止血；用于出血证	3～10g，煎服
	血余炭	苦，平。归肝、肾经	收敛止血，化瘀利尿；用于出血证，小便不利	6～10g，煎服外用适量
	藕节	甘、涩，平。归肝、肺、胃经	收敛止血；用于出血证	10～15g，煎服

第六节　开窍与安神类药

一、开窍药

含义：凡具辛香走窜之性，以开窍醒神为主要作用，常用以治疗闭证神昏的药物，称为开窍药。

性能特点：开窍药味辛芳香，具升浮之性，善于走窜。"心主神明"，邪气闭阻心窍则神昏，故主入心经，能通关开窍、启闭醒神。

功效与适应证：开窍药具有开窍醒神之功，适用于热陷心包、痰浊蒙蔽清窍所致的神昏谵语及中风、惊痫等出现的卒然昏厥之证(神昏闭证)。神志昏迷有虚实之分，实证即闭证。闭证，症见口噤、两手握固、脉来有力，治当通关开窍、醒神回苏，宜用开窍药。闭证有寒热之异，寒闭多见面青、身凉、苔白、脉迟；热闭多见面赤、身热、苔黄、脉数。

使用注意：①开窍药属于救急、治标之品，只宜暂用，不宜久服；②脱证宜回阳救逆、益气固脱，忌用开窍药；③由于本类药气味芳香，易挥发，故内服多入丸散，不宜入煎剂。

麝香*

【来源】鹿科动物林麝、马麝或原麝成熟雄体香囊中的干燥分泌物。

【性味归经】辛，温。归心、脾经。

【功效应用】

(1) 开窍醒神：用于闭证神昏。本品辛香走窜之性甚烈，开窍醒神作用极强，为醒神回苏之要药，最宜于治疗闭证神昏，可广泛用于温热病、小儿急惊风、中风等神昏，且无论热闭或寒闭，皆可应用，多入复方使用。治温热病入心包、高热神昏，中风痰厥，惊痫等，常与牛黄、冰片、朱砂等清心解毒、开窍化痰药配伍，组成凉开剂，用于热闭证；也可与苏合香、丁香、檀香等温里、化浊、开窍药配伍，组成温开剂，用于寒闭证。

(2) 活血通经：用于疮疡肿毒，经闭，癥瘕，心腹暴痛，跌打损伤，风寒湿痹。本品有较好的活血祛瘀、通经止痛之效。治血瘀经闭，癥瘕。常与桃仁、红花等配伍；治寒凝血瘀，心腹暴痛，常与木香、桃仁等配伍；麝香又为伤科要药，治跌打损伤、瘀血肿痛、风寒湿痹、骨折扭挫，不论内服、外用均有良效。

(3) 消肿止痛：用于疮疡肿毒，瘰疬，痰核，咽喉肿痛。内服、外用均有效。

(4) 催产下胎：用于难产，死胎，胞衣不下。

【用法用量】入丸散，每次 0.06～0.1g。不宜入煎剂。外用适量。

【使用注意】孕妇忌用。

【现代研究】本品所含成分可分为以下几类。麝香大环化合物：麝香酮、降麝香酮、麝香醇等；甾族化合物：3β-羟基-雄甾-5-烯-17 酮、5β-雄烷-3,17-二酮等；长链化合物：C14～C40 支链脂肪酸的胆固醇脂、甘油三酸脂等；含蛋白质约 25%，含多种氨基酸，其中以天门冬氨、丝氨酸、胱氨酸等含量最高。本品对中枢神经系统呈双向作用，小剂量兴奋，大剂量则可抑制，能增强中枢神经系统对缺氧的耐受性；有明显的强心作用；还能升高血压、抑制血小板聚集、抗血栓；麝香对离体及在体子宫均呈明显兴奋作用。此外，本品还有抗炎、抑菌、抗肿瘤作用。

冰片

【来源】

(1) 龙脑香科常绿乔木植物龙脑香树脂的加工品或树干经水蒸气蒸馏所得的结晶。习称"龙脑冰片"或"梅片"。

(2) 菊科多年生植物艾纳香的叶经蒸馏、升华的加工品。习称"艾片"。

(3) 现多由松节油、樟脑等用化学合成法加工所得物。习称"机制冰片"。

【性味归经】辛、苦，微寒。归心、脾、肺经。

【功效应用】

(1) 开窍醒神：用于闭证神昏。本品性偏寒，宜用于热闭神昏，治热入心包的神志昏迷，常与麝香、水牛角、牛黄配伍；若与辛温开窍药苏合香、安息香、沉香等配伍，可用于寒邪、痰浊内闭之神志昏迷。

(2) 清热止痛：用于疮疡，目赤肿痛，喉痹口疮，溃后不敛。可与朱砂、硼砂等配伍。若治目赤肿痛，单用点眼即有效；治疗咽喉肿痛、口舌生疮，可直接用于患处。

此外，本品用治冠心病心绞痛及齿痛，有一定疗效。

【用法用量】入丸散，每次 0.03～0.1g。不宜入煎剂。外用适量。

【使用注意】孕妇慎用。

苏合香

【来源】金缕梅科乔木植物苏合香树的树干渗出的香树脂经加工制成。

【性味归经】辛，温。归心、脾经。

【功效应用】

(1) 开窍醒神：用于寒闭神昏。本品辛温气香烈，善于温通，有辟秽化浊之长。既能开窍醒神、又能辟秽散寒，为治寒闭之要药，治中风痰厥、惊痫等属于寒邪、痰浊内闭者，即以本品与麝香、檀香等同用，以增强疗效，如苏合香丸。

(2) 辟秽止痛：用于胸腹冷痛，满闷。常与冰片等同用，以增强止痛之效。

【用法用量】入丸剂，每次 0.3～1g。不宜入煎剂，也不能为散剂。

二、安神药

含义：凡以安定神志为主要作用，用治心神不宁病证的药物，称为安神药。

性能特点：安神药物多以矿石、贝壳或植物的种子入药，前者质重沉降，以重镇安神为其特点，后者质润滋养，以养心安神为其所长。本类药物多入心、肝二经。主要用于心神不宁、惊悸、失眠、健忘、多梦及惊风、惊痫、癫狂等证。

分类、功效、适应证：见表9-13。

表9-13 安神药的分类、功效与适应证

分 类	功 效	适 应 证
重镇安神药	重镇安神，平惊定志，平肝潜阳	多用于阳气躁动，心神不安的实证
养心安神药	养心安神，滋阴补血，交通心肾	多用于心肝血虚，心神不宁的虚证

使用注意：矿石类安神药，如做丸、散服，易伤脾胃，故不宜长期服用，并须酌情配伍养胃健脾之品；入煎剂宜打碎久煎；个别药物有毒，须控制用量，以防中毒。

酸枣仁*

【来源】鼠李科落叶灌木或小乔木植物酸的干燥成熟种子。

【性味归经】甘、酸，平。归心、肝、胆经。

【功效应用】

(1) 养心益肝，安神：用于心肝血虚之心悸失眠。本品味甘平，既可宁心安神，又有滋养心肝阴血之功，为治疗阴血不足之心神不宁之要药。治阴血不足，心失所养之心悸、失眠，常与养阴、补血、安神之品配伍，如天王补心丹。若心脾两虚致体倦食少，多梦健忘者，宜与人参、茯神、远志等补益心脾、安神之品配伍。

(2) 敛阴止汗：用于体虚自汗，盗汗。本品可收敛止汗，最宜用治心神不安兼有体虚自汗、盗汗患者，宜与黄芪、白术、山茱萸、五味子等配伍。

【用法用量】煎服，10～20g。研末吞服，每次 1.5～3g。

【现代研究】含大量脂肪油，蛋白质和维生素 C，并含甾醇，三萜化合物类化合物。酸枣仁水煎液有镇静、催眠作用；亦有镇痛、抗惊厥、降温、降压、降血脂作用。其水提取物有对抗实验性心律失常的作用。此外对子宫有兴奋作用。

远志

【来源】远志科多年生草本植物远志或卵叶远志的干燥根。

【性味归经】苦、辛，微温。归心、肾、肺经。

【功效应用】

(1) 宁心安神：用于心悸怔忡，失眠多梦，健忘。本品既能开心气而宁心安神，又能通肾气而强志不忘，为交通心肾，安定神志，益智强识之佳品，治心肾不交之心神不宁、失眠、惊悸、健忘等证，为方中必备之药，常与石菖蒲同用。若心脾不足致梦寐不宁，健忘，或失眠、惊悸者，宜配伍人参、茯苓等补益心脾之药。

(2) 祛痰开窍：用于痰阻心窍，癫痫发作，咳嗽痰多。本品能祛痰止咳，常治痰多黏稠、咳吐不爽或外感风寒，咳嗽痰多等证，又能利心窍，逐痰涎，宜于痰浊闭阻心窍所致之癫狂发作，神志恍惚者，宜与石菖蒲、郁金等配伍。若治痫证抽搐，口吐涎沫，神昏者，可与天南星、石菖蒲等化痰开窍，息风止痉药物同用。

(3) 消散痈肿：用于痈疽疮毒，乳房肿痛，喉痹。本品单用为末酒送服或外用调敷，也可研末吹之，以涎出为度。

与白茯苓、熟地黄、地骨皮、麦门冬同用，可黑发驻颜，轻身明目。

【用法用量】煎服，5～15g。外用适量。

【使用注意】过量可致恶心、呕吐。胃炎及消化性溃疡者慎用。

灵芝

【来源】多孔菌科真菌赤芝或紫芝的干燥子实体。

【性味归经】甘，平。归心、肾、肺经。

【功效应用】

(1) 安神补虚：用于心气血虚或心脾两虚之心神失养，神疲体倦，心悸失眠，食欲缺乏。可单用研末吞服或配当归、酸枣仁、龙眼肉等补血养心安神药。

(2) 祛痰止咳：用于痰多咳嗽，喘促。可单用或配补气、敛肺化痰药同用。

【用法用量】煎服，3～15g。研末服，每次 1.5～3g，每日 2～3 次。

首乌藤（夜交藤）

【来源】蓼科多年生蔓生草本何首乌的干燥藤茎。

【性味归经】甘，平。归心、肝经。

【功效应用】

(1) 养心安神：用于虚烦不眠多梦，常与合欢皮相须为用；若阴虚阳亢，彻夜不眠者，常与柏子仁、珍珠母等同用。

(2) 祛风通络：用于血虚身痛，风湿痹痛，常与鸡血藤、当归等同用。

【用法用量】煎服，15～30g，外用适量。

其他安神药见表9-14。

表9-14　其他安神药

药名	性味归经	功效与应用	用量用法
朱砂	甘，寒，有毒。归心经	镇心安神，清热解毒；用于心火亢盛，心神不宁，心悸失眠，疮疡肿毒，咽喉肿痛，口舌生疮	0.1～0.5g，入丸散或研末冲服
琥珀	甘，平。归心、肝、膀胱经	镇惊安神，活血化瘀，利尿通淋；用于心神不宁，心悸失眠，惊风癫痫	1.5～3g，研末冲服
柏子仁	甘，平。归心、肾、大肠经	养心安神，润肠通便；用于阴血不足之心悸失眠，肠燥便秘	10～20g，煎服
龙骨	甘、涩，平。归心、肝、肾经	镇惊安神，平肝潜阳，收敛固涩；用于心神不宁，心悸失眠，惊痫癫狂	15～30g，煎服，外用适量
合欢皮	甘，平。归心、肝、肺经	安神解郁，活血消肿；用于心神不宁，忧郁失眠，肺痈疮肿	6～12g，煎服，外用适量

第七节　温　里　药

含义：凡以温里散寒，治疗里寒证为主要作用的药物，称为温里药，又称祛寒药。

性能特点：本类药物大多辛温大热，辛能散，性热祛寒，偏走在里脏腑，驱散在里寒邪，振奋阳气而奏温里散寒之功，故本类药物属升浮之性，多归脾胃经。又能温肾、暖肝、温心、温肺，也归肾肝心肺经。部分药物具有毒性。

归经、功效、适应证详见表9-15。

使用注意：

(1) 温里药性多辛热，易助火伤阴，故热证、阴虚忌用；孕妇及气候炎热者当慎用。

(2) 对真热假寒证，尤当明辨，不可误用温里药。

(3) 有毒药物，应注意炮制、剂量及用法，避免中毒。

表 9-15　温里药的归经、功效及适应证

归　经	功　效	适　应　证
脾胃	温中散寒止痛	脾胃受寒或中焦虚寒之脘腹冷痛，呕吐泻痢，舌淡苔白等
肝	温肝散寒止痛	肝经受寒之寒疝作痛，少腹痛或厥阴头痛等
肺	温肺化饮	肺寒痰饮证，痰鸣咳喘，痰白清稀，舌淡苔白滑等
肾	温肾助阳	肾阳不足之阳痿宫冷，腰膝冷痛，滑精遗尿等
心肾	温阳通脉、温阳利水	心肾阳虚之心悸怔忡，畏寒肢冷，小便不利及肢体浮肿等
	回阳救逆	亡阳证之汗出神疲，四肢逆冷，脉微欲绝或浮数而空等

附子*

【来源】毛茛科多年生草本植物乌头的子根的加工品。

【性味归经】辛、甘，大热；有毒。归心、肾、脾、经。

【功效应用】

(1) 回阳救逆：用于亡阳证。本品辛甘大热，为纯阳燥烈之品，上能助心阳以通脉，下能补肾阳以益火，挽救散失的元阳，为回阳救逆之要药。治疗亡阳所致亡阳虚脱，肢冷脉寒，心阳不足，胸痹心痛者，常与干姜、甘草配伍，以加强回阳救逆之功，如四逆汤。若阳衰气脱，大汗淋漓，气促喘急者，当与人参等大补元气之品配伍，以回阳益气，如参附汤。

(2) 补火助阳：用于阳虚证。本品大热，能补一身之阳气，凡阳虚者均可应用，尤善治肾阳虚，与肉桂、熟地、山茱萸等补肾助阳药同用，如右归丸。

(3) 散寒止痛：用于寒痹证。本品能温经通络，逐经络中风寒湿邪，凡风寒湿痹之周身骨节疼痛者均可用之，尤善治寒痹疼痛剧烈者，可与桂枝、白术、甘草等温经通脉、除风祛湿之品配伍，如甘草附子汤。

【用法用量】制用煎服，3~15g，因有毒，宜先煎 0.5~1 小时，至口尝无麻辣感为度。

【使用注意】本品辛热燥烈，凡阴虚阳亢及孕妇忌用。反半夏、瓜蒌、天花粉、贝母、白蔹、白及。若内服过量，或炮制、煎煮方法不当，可引起中毒，中毒的最初症状是唇舌发麻，严重者表现心脏毒性。

【现代研究】本品主含双酯型二萜类生物碱如乌头碱、中乌头碱和单酯型二萜生物碱如乌头碱胺，苯甲酰乌头胺等，另含脂类、有机酸及微量元素等。具有抗炎、降血压、强心、抗心律失常、抗心肌缺血缺氧、镇痛、抗凝、抗血栓、抑制中枢等作用。所含乌头碱有毒，中毒时会出现抽搐、昏迷症状，严重者可致死。久煎可破坏有毒成分。

肉桂

【来源】樟科常绿乔木植物肉桂的干燥树皮。

【性味归经】辛、甘，大热。归肾、脾、心、肝经。

【功效应用】

(1) 补火助阳：用于肾阳衰弱，阳痿宫冷。本品补阳作用温和持久，为治疗命门火衰的要药。肾阳不足症见气衰神疲、形寒肢冷、腰膝冷痛、阳痿宫冷、滑精遗尿、尿频便溏者，常与附子、熟地、山茱萸等温补肝肾药配伍，如肾气丸。

(2) 散寒止痛：用于心腹冷痛，寒疝腹痛，寒湿痹痛。本品治寒邪内侵或脾胃虚寒的脘腹冷痛，可单用研末，酒煎服；治寒湿痹痛，尤以治寒痹腰痛，本品颇为常用，常与独活、杜仲、桑寄生等同用；治寒疝腹痛，多与吴茱萸等药同用；胸阳不振，寒邪内侵之胸痹心痛，可与附子、干姜、川椒等温经散寒药同用。

(3) 温经通脉：用于寒凝血滞的痛经，经闭及阴疽。本品擅长行气血，通经脉，散寒止痛，无论实寒、虚寒所致诸痛证均可用之，用治冲任虚寒，寒凝血滞的痛经、经闭，常配伍当归、川芎、小茴香等，共奏温经散寒，活血止痛之效，如少腹逐瘀汤；治阳虚寒凝湿滞所致阴疽、流注，常配伍熟地黄、鹿角胶、麻黄等温阳补虚，散寒行滞之品，如阳和汤；治疗寒湿痹痛者，常与独活、杜仲、桑寄生等补肝肾、祛风湿、强筋骨药配伍，如独活寄生汤。

与蔓荆子、细辛、白术等，用于颜面枯槁、早衰、脱发。

【用法用量】煎服，2～5g，宜后下，或刨为薄片焗服；研末冲服，每次 1～2g。

【使用注意】有出血倾向及孕妇慎用。畏赤石脂。

花椒

【来源】芸香科植物青椒或花椒的干燥成熟果皮。

【性味归经】辛，温。归脾、胃、肾经。

【功效应用】

(1) 温中止痛：用于外寒内侵或脾胃虚寒引起的腹痛、呕吐、泄泻。治外寒内侵，常与生姜、豆蔻等同用。治脾胃虚寒，常与干姜、人参等同用，如大建中汤。

(2) 杀虫止痒：用于虫积腹痛证。单用花椒煎汤，保留灌肠，治小儿蛲虫引起的肛周瘙痒。若见腹痛，手足厥逆，烦闷吐蛔，常与乌梅、干姜、黄柏等同用，如乌梅丸。

与赤石脂、茯神等配伍，用于须发早白、脱发。

【用法用量】煎服，3～6g。外用适量。

山柰

【来源】姜科植物山柰的干燥根茎。

【性味归经】辛，温。归胃经。

【功效应用】温中行气，消食止痛。用于胸膈胀满，脘腹冷痛，饮食不消。

【用法用量】煎服，6～9g。

其他温里药见表 9-16。

表 9-16　其他温里药

药名	性 味 归 经	功效与应用	用量用法
干姜	辛，热。归脾、胃、心、肺经	温中散寒，回阳通脉，温肺化饮；用于脾胃虚寒证、亡阳证、寒饮咳喘证	3～10g，煎服
吴茱萸	辛、苦，热，有小毒。归肝、脾、胃、肾经	散寒止痛，温中止呕，助阳止泻；用于肝寒气滞诸痛证、虚寒呕吐、虚寒泄泻	1.5～6g，煎服
丁香	辛，温。归脾、胃、肾经	散寒止痛，温肾助阳，温中降逆；用于胃寒脘腹冷痛、呕吐，肾虚阳痿	3～6g，煎服
高良姜	辛，热。归脾、胃经	温胃散寒，消食止痛；用于脘腹冷痛，胃寒呕吐，嗳气吞酸	3～6g，煎服
小茴香	辛，温。归肝、肾、脾、胃经	散寒止痛，行气和中；用于寒疝腹痛，痛经或睾丸偏坠胀痛	3～10g，煎服
胡椒	辛，热。归胃、大肠经	温中散寒，下气消痰；用于胃寒呕吐，腹痛泄泻，食欲缺乏	2～4g，煎服，外用适量

第八节　补　益　药

含义：凡能补充人体气血阴阳之不足，提高机体抗病能力，消除虚证的药物，称为补虚药。

性能特点：本类药物大多味甘，有补虚的功效。补虚药在升降浮沉方面不具共性。补气、补阳药药性多偏温，温补温通，增强机体的活动能力。补气药主入脾肺经，补阳药主入脾肾经。补血药药性多甘温或甘平，质地滋润，以滋生血液为主，主入心肝经。补阴药多甘寒，质润或平和，能补阴、滋液、润燥、清热生津，主入心肝经。

分类、功效、适应证见表 9-17。

使用注意：应用补虚药，切忌误补或滥补。对于邪实而正不虚者，误补会致"闭门留寇"。对于体质强健，无病者滥用补虚药，可致阴阳气血失调。补虚药不能用于纯实无虚的病证，但在实邪未除，正气已虚的情况下，于祛邪之中，可适当选用补虚药，以"扶正祛邪"。部分补虚药滋腻，宜影响消化，不可过用，或适当配伍健运脾胃药同用。补虚药入汤剂，宜适当久煎，宜为丸、散、膏剂，以便于保存、服用。

表 9-17 补益药的分类、功效及适应证

分类	功效	适应证
补气药	以补脾益肺为主	适用于脾肺气虚证。症见神疲乏力，食欲缺乏，便溏，脏器下垂，少气懒言，语音低微，易出虚汗
补血药	以滋生血液为主	适用于心肝血虚证。症见面色萎黄，唇爪苍白，眩晕耳鸣，心悸怔忡，失眠健忘，或月经愆期，量少色淡
补阳药	以温补肾阳为主	适用于肾阳不足证。症见畏寒肢冷，腰膝酸软，阳痿早泄，宫冷不孕，尿频遗尿，眩晕耳鸣，须发早白，筋骨痿软，小儿发育不良，水肿，崩漏，带下清稀
补阴药	以滋养阴液生津润燥为主	适用于阴虚证。症见干咳少痰、咯血、虚热、口干舌燥，咽干口渴，大便燥结，两目干涩昏花、眩晕，腰膝酸软、手足心热、心烦失眠、遗精或潮热盗汗

一、补气药

黄芪*

【来源】豆科多年生草本植物蒙古黄芪或膜荚黄芪的干燥根。

【性味归经】甘，微温。归脾、肺经。

【功效应用】

(1) 补气升阳：用于脾胃气虚证及中气下陷证。本品补脾气力强，兼能升阳举陷，为补脾气要药。治脾胃气虚，食少便溏，倦怠乏力等，单用或常与白术、人参同用。治气虚血亏，常与当归等同用，可补气生血，如当归补血汤。治气虚阳衰，畏寒多汗，常配附子可补气助阳。治中气下陷，久泻脱肛，脏器下垂，常与人参、白术、升麻等同用，如补中益气汤。

(2) 益卫固表：用于肺气虚及表虚自汗，气虚外感诸证。本品能补肺气、益卫气，以固表止汗，常与白术、防风等药同用，如玉屏风散。用于阴虚盗汗，常与生地黄、黄柏等滋阴降火药同用。

(3) 利水消肿：用于气虚浮肿，小便不利。常与防己、白术等药同用。

(4) 托毒生肌：本品甘温升补，托毒生肌，为"疮家圣药"，善治气血亏虚之疮痈脓成不溃或溃后脓出清稀、久不收口，或阴疽流注，瘰疬痰核者。用于气血不足，脓成不溃，久溃不敛，常与人参、当归、升麻、白芷、穿山甲、皂刺等药同用。

配首乌、姜黄、丹参、防风，用于白癜风；黄芪桂枝汤可治银屑病。

【用法用量】煎服，10～30g。大剂量可用至 30～60g。益气补中宜蜜炙用，其他方面多生用。

【使用注意】凡表实邪盛，内有积滞，阴虚阳亢，疮疡阳证、实证等均不宜用。

【现代研究】本品主含多种黄芪多糖及皂苷。能提高免疫机能和应激能力，延缓衰老，

有强心、扩张血管、改善微循环、降低血压、抑制血小板聚集、促进骨髓造血及保肝、抗炎、抗菌、抗病毒等作用。

人参(神草)*

【来源】五加科多年生草本植物人参的干燥根。

【性味归经】甘、微苦,微温。归心、肺、脾经。

【功效应用】

(1) 大补元气:用于元气虚脱证。本品补气固脱之力最强,为治疗气虚欲脱,脉微欲绝之重危证候的要药。适用于因大汗、大泻、大失血或大病、久病所致元气虚极欲脱,气短神疲,脉微欲绝的重危证候。单用有效,如独参汤;若气虚欲脱兼见汗出,四肢逆冷之亡阳证,应与回阳救逆之附子同用,以补气固脱与回阳救逆,如参附汤。

(2) 补脾益肺:用于肺脾心肾气虚证。本品为补气要药,一切气虚证候均可为主药。治肺气虚弱之短气喘促,懒言声微,脉虚自汗或脾气不足之倦怠乏力,食少便溏证,疗效尤佳,常配黄芪、五味子同用。治心气虚心悸失眠、胸闷、健忘等证,可单用或常与黄芪、当归、白术等同用。治肺肾两虚之咳喘,则需补肺纳肾,常配伍蛤蚧、核桃仁同用。治脾气虚弱、倦怠乏力,食少便溏以及脏器下垂等,常配白术、茯苓、甘草等同用,如四君子汤。

(3) 生津止渴:用于热病气津两伤,身热口渴及消渴证。热邪不仅伤津,而且耗气,治热病气津两伤,身热汗多,口渴脉虚,常配石膏、知母等同用,如白虎加人参汤。治消渴证,可与生地、玄参、麦冬等养阴生津之品同用。

(4) 安神益智:用于心气虚弱的心悸自汗,健忘失眠。本品既能补心脾之气,又可安神益智。可单用,亦可配伍生地黄、丹参、酸枣仁等同用,如天王补心丹。

此外,本品还常与解表药、攻下药等祛邪药配伍,用于气虚外感或里实热结而实邪正虚之证,有扶正祛邪之效。与白术、熟地黄、白芍等配伍,可用于面容憔悴、须发早白、头发干枯易脱落。

【用法用量】煎服,5～10g,宜文火另煎兑服。用于急重证,剂量可酌增为 15～30g。研末吞服,每次 2g。

【使用注意】不宜与藜芦、五灵脂、皂荚、莱菔子同用。服用本品,不宜同时吃萝卜或喝茶,以免影响补力。

【现代研究】本品主要成分为多种人参皂苷,尚含挥发油、有机酸、多糖、多肽等。对中枢神经系统有兴奋和抑制双重作用,以兴奋作用更为明显;有益智作用,对大鼠和小鼠的学习与记忆障碍均有改善作用;能全面增强机体的免疫功能,其活性成分主要是皂苷和多糖;有强心、抗心肌缺血及扩张冠状动脉、脑血管等作用;能防止血液凝固,促进骨髓造血功能;适量人参能兴奋下丘脑—垂体—肾上腺皮质轴,使其功能加强;能增强性腺机能,有促性腺激素样作用。此外,尚能促进蛋白质、核酸代谢,降低血糖,抗休克、抗过敏、抗应激、抗肿瘤、抗疲劳及延缓衰老；其药理活性常因机体机能状态不同而呈双向作用。

西洋参（花旗参）

【来源】五加科多年生草本植物西洋参的干燥根。

【性味归经】苦、微甘，凉。归心、肺、胃经。

【功效应用】

(1) 补气养阴：用于气阴两虚证。本品补气作用弱于人参，但兼能清火养阴生津，最适用于气虚较轻而兼有阴虚的证候，常与麦冬、五味子等养阴生津，敛汗药同用。

(2) 清火生津：用于热病气虚津伤口渴及消渴证。本品养阴生津，还能清热，适用于热伤气津所致的身热汗多、口渴心烦、体倦少气、脉虚数者，常与竹叶、麦冬等同用，临床亦常配伍养阴、生津之品用于消渴病气阴两伤之证。

【用法用量】另煎兑服，3～6g。

【使用注意】中阳衰微，胃有寒湿者忌服。忌用铁器炒。另有口服西洋参 10g，而致过敏反应的报道，用当注意，不可滥用。不宜与藜芦同用。

党参

【来源】桔梗科多年生草本植物党参、素花党参或川党参的干燥根。

【性味归经】甘，平。归脾、肺经。

【功效应用】

(1) 补脾肺气：用于脾肺气虚证。本品性味甘平，主入脾肺二经，以补脾肺之气为主要作用。其补脾肺之气的功效似于人参，但弱于人参，多用于治疗轻证。又能治疗气虚不能生血，或血虚无以化气，而见面色苍白或萎黄、乏力、头晕、心悸之气血两虚证，常与白术、当归等药同用，以增强其补气补血效果；或能治疗肺气亏虚之咳嗽气促，语声低弱等证，宜与黄芪、五味子等益肺止咳平喘之品同用。

(2) 养血生津：用于气津两伤之气短口渴，及气血双亏的头晕心悸等。本品补气生血，补气生津，适用于气血两虚及气津两伤之轻证。治面色萎黄、头晕心悸，常与当归、熟地等同用。

配补血药，治面容憔悴、须发早白、头发干枯易脱落；配养血祛风药，治䵟黑斑、瘾疹、湿疮、皮炎等。

【用法用量】煎服 10～30g。

【使用注意】气滞、肝火盛者忌用；邪盛而正不虚者不宜。反藜芦。

白术

【来源】菊科多年生草本植物白术的干燥根茎。

【性味归经】苦、甘，温。归脾、胃经。

【功效应用】

(1) 补气健脾：用于脾胃气虚证。本品主归脾胃经，长于补脾气，以健脾燥湿为主要作用。凡脾虚湿盛之食少便溏或泄泻、痰饮、水肿、带下诸证，皆可用为主药，被前人誉之为"脾脏补气健脾第一要药"。常与人参、茯苓或干姜等药同用。治脾胃虚寒，脘腹冷痛，腹满泄泻，配伍人参、干姜、甘草同用，以温中健脾。

(2) 燥湿利水：用于脾虚痰饮，水肿，小便不利。常与茯苓、桂枝等药同用，如苓桂术甘汤。

(3) 固表止汗：用于脾虚自汗。本品能补脾益气，固表止汗。可单用或配黄芪等同用，如玉屏风散。

(4) 安胎：用于脾虚胎动不安。常配伍当归、白芍，如当归散，为安胎常用之剂；或配伍砂仁同用。

配白芷、白附子、白薇等，治疗鼾黑斑、湿疮、面游风、疱疹样皮炎。

【用法用量】煎服，5～15g。燥湿利水宜生用，补气健脾宜炒用，健脾止泻宜炒焦用。

【使用注意】阴虚内热或津液亏耗燥渴者慎用。气滞胀闷者忌用。

山药

【来源】薯蓣科多年生缠绕性藤本植物薯蓣的干燥根茎。

【性味归经】甘，平。归脾、肺、肾经。

【功效应用】

(1) 补脾益肺：用于脾胃虚弱及肺虚证。本品能补脾气、益脾阴，治脾气虚弱或气阴两虚，消瘦乏力、食少便溏或久泻不止，常与人参、白术、茯苓等同用，如参苓白术散。用于脾虚不运，湿浊下注之妇女带下，可亦食亦药。本品又能补肺气，滋肺阴，适用于肺虚咳喘，常与太子参、南沙参等同用。

(2) 补肾涩精：用于肺肾虚弱证。本品可补肾气、益肾阴，既可用于肾气虚弱证，又可用于肾阴不足证，常与熟地、山茱萸等同用，如六味地黄丸。

此外，本品常用治气阴两虚及消渴证。消渴一病，与脾肺肾有关，气阴两虚为其主要病机。本品补脾肺肾之气，又补脾肺肾之阴，常与黄芪、天花粉、知母等品同用。

单用久服能令人身体轻捷，固齿黑发，驻颜防衰。

【用法用量】煎服，10～30g，大剂量60～250g。研末吞服，每次6～10g。补阴生津宜生用；健脾止泻宜炒用。

【使用注意】湿盛中满而有积滞者忌服。

甘草（粉草、甜草）

【来源】豆科多年生草本植物甘草、胀果或光果甘草的干燥根及根茎。

【性味归经】甘，平。归心、肺、脾、胃经。

【功效应用】

(1) 补中益气：用于脾气虚证或心气不足的心悸动，脉结代。本品蜜炙，有较好的补益心气复脉的作用。单用即可治疗心气虚，脉结代；用于心气虚，气血不足，可配伍人参、阿胶、桂枝等同用，如炙甘草汤。用于脾气虚弱之食少便溏、倦怠乏力，本品补脾气作用缓和，常作辅助药，与党参、白术等补气药同用，如四君子汤。

(2) 祛痰止咳：用于痰多咳嗽诸证。轻证单用有效，亦可随证配伍用于寒热虚实多种咳喘，有痰无痰均宜。治风寒咳嗽，配伍麻黄、杏仁等同用。治肺热咳喘，配石膏、麻黄、杏仁，即麻杏石甘汤。治寒痰咳喘，配干姜、细辛。治湿痰咳嗽，配半夏，茯苓。

(3) 缓急止痛：用于脘腹四肢挛急作痛。本品味甘能缓，善于缓急止痛，对脾虚肝旺的脘腹挛急作痛或阴血不足之四肢挛急作痛，均常与白芍同用。治脾胃虚寒，营血不能温养所致疼痛者，常配桂枝、白芍、饴糖等，如小建中汤。

(4) 调和药性：本品在许多方剂中都可发挥调和药性的作用。通过解毒，可降低方中某些药的毒烈之性；通过缓急止痛，可缓解方中某些药刺激胃肠引起的腹痛；其甜味浓郁，可矫正方中药物的滋味；用于药性峻猛的方剂中，能缓和烈性，又可调和脾胃。如白虎汤中与石膏、知母同用，能缓和石膏、知母之寒，以防伤胃。

(5) 清热解毒：用于咽喉肿痛，热毒疮疡。本品性凉，能清热泻火、解毒，广泛用于各种热毒证，尤长于疮痈、咽喉肿痛等的治疗。治热毒疮痈，可单用生甘草煎汤浸渍，或熬膏内服，也可与金银花、连翘等同用。治咽喉肿痛，与桔梗同用，即桔梗汤；本品对多种药物和食物所致中毒，有一定解毒作用，可单用煎汤服，或与绿豆同用。

【用法用量】煎服，3～10g。清热解毒宜生用；补中缓急宜炙用。

【使用注意】湿盛胀满、浮肿者不宜用。反大戟、芫花、甘遂、海藻。久服较大剂量生甘草，可引起浮肿、高血压、头晕、体颤、甚至休克死亡等。

二、补阳药

鹿茸 *

【来源】鹿科动物梅花鹿或马鹿的雄鹿未骨化密生茸毛的幼角。

【性味归经】甘、咸，温。归肾、肝经。

【功效应用】

(1) 壮肾阳：用于肾阳虚诸证。本品能峻补肾中元阳，作用强且全面，并兼有益精血，固冲任等作用。为峻补元阳、益精血、固冲任的要药。治疗肾阳虚所致的阳痿早泄，宫寒不孕，尿频不禁，头晕耳鸣，腰膝酸痛，肢冷神疲等证。可单用研末服，或同山药浸酒服，亦可配伍肉桂等为丸服，如右归丸。

(2) 益精血，强筋骨：用于肝肾精血不足的筋骨痿软，小儿发育不良，囟门逾期不合，齿迟、行迟等，成人早衰，须发早白等。常配伍山茱萸、熟地黄等补肝肾、益精血之品同用。

(3) 调冲任：用于妇女冲任虚寒，崩漏带下证。常与乌贼骨、龙骨、川续断等药同用。

(4) 托疮毒：用于疮疡不敛或阴疽内陷不起。本品能补阳气、益精血，故而达到温补内托的目的。治正气虚不能托毒外出，疮顶塌陷不起，难溃难腐；或疮疡后期，气血不足，久溃不敛，常与黄芪、当归、肉桂等同用，以温补内托、生肌。

【用法用量】研末服，1～2g。一日 3 次分服。如入丸散，随方配制。亦可浸酒服。

【使用注意】服用本品宜从小量开始，缓缓增加，不宜骤用大量，以免阳升风动，头晕目赤，或助火动血，而鼻衄。凡阴虚阳亢，血分有热，胃火盛或肺有痰热，以及外感热病者均应忌用服。

【现代研究】本品含激素——鹿茸精，雄性激素及少量女性卵泡激素，又含胶质蛋白质、磷酸钙、碳酸钙等。能促进蛋白质、核酸合成，促进骨髓造血，增强免疫功能，提高机体工作效率，改善睡眠和食欲，延缓衰老，抗应激，并兼有雄激素和雌激素样作用。鹿茸多糖对实验性胃溃疡有保护作用。

紫河车

【来源】健康人胎盘的干燥加工品。

【性味归经】甘、咸，温。归肾、肺、心、脾经。

【功效应用】

(1) 温肾补精：用于肾阳不足，精血亏虚证。本品既能补肾阳，又能益肾精，兼能补血。以治疗肾阳不足，精亏血虚所致的生长发育不良和虚劳早衰见长。尤长于治生殖器官发育不良，及因此而致的女子不孕、男子不育。本品温而不燥，作用温和持久，需久服方能奏效。可单用或根据阴阳气血虚衰的具体情况作相应配伍。治阳痿遗精、不孕、腰酸耳鸣等，可单用或与鹿茸、人参、当归等同用。

(2) 补肺脾气：用于喘嗽日久，肺肾两虚证。本品能补肺气，益肾精，纳气平喘，单用有效，亦可配人参、蛤蚧、冬虫夏草、胡桃肉、五味子等补肺益肾，止咳平喘药同用。

(3) 养血：用于气血两虚证。本品既可补血，又能补气，常用于气血不足、面色萎黄消瘦、体倦乏力、产后缺乳者，可单用本品研粉服；或用鲜品煮烂食之；或配伍人参、黄芪、当归、熟地等同用。

【用法用量】研末或装胶囊吞服，每次 2～3g，每日 2～3 次。也可用鲜品煨食，每次半个或 1 个，1 周 2～3 次。现已制成片剂及注射液，直接应用于临床。

杜仲*

【来源】杜仲科植物杜仲的干燥树皮。

【性味归经】甘，温。归肝、肾经。

【功效应用】

(1) 补肝肾，强筋骨：用于肝肾不足之腰痛，阳痿，尿频。本品补肝肾，强筋骨，暖下元，又能止痛。治腰痛脚弱、配补骨脂、胡桃肉同用。治阳痿尿频，常与山茱萸、覆盆子、菟丝子等同用。治妇女行经腰痛，配桑寄生、当归、川芎等同用。

(2) 安胎：用于肾虚胎动不安。本品能补肝肾，调冲任，固经安胎。治肝肾不足、下元虚冷之胎动不安或习惯性流产，可单用本品或配续断研末，枣肉为丸服用；治习惯性流产，也可与桑寄生、山药等同用。

与补骨脂、胡桃肉配伍，用于须发早白，颜面无华。

【用法用量】煎服，10～15g。炒用疗效较生用为佳。

【使用注意】阴虚火旺者慎用。

【现代研究】本品含杜仲胶、杜仲苷、鞣质、黄酮类化合物等。本品有较好的降压作用，能减少胆固醇的吸收；能抑制子宫收缩，对实验性子宫痉挛性收缩也有拮抗作用；煎剂能明显增强家兔离体心脏心肌收缩力，并有镇静、镇痛、增强肾上腺皮质功能及免疫功能的作用。

补骨脂

【来源】豆科一年生草本植物补骨脂的干燥成熟果实。

【性味归经】辛、苦，温。归肾、脾经。

【功效应用】

(1) 补肾壮阳，固精缩尿：用于肾虚阳痿，腰膝冷痛。本品苦辛温燥，是作用较强的补肾壮阳药，具有补肾、固精、缩尿之效。治阳痿不育，精关不固之遗精、滑精等，常配菟丝子、沉香、胡桃肉等同用，如补骨脂丸。治腰膝冷痛，常配杜仲、胡桃肉等同用。治肾气虚冷之膀胱约束无力、遗尿、夜尿频多、小便无度等，常与菟丝子同用。

(2) 暖脾止泻：用于脾肾阳虚，五更泄泻。本品能壮肾阳、暖脾阳以止泻，为治脾肾阳虚腹泻要药。常与肉豆蔻、五味子、吴茱萸同用，即四神丸。

(3) 纳气平喘：用于肾不纳气的虚喘证。本品补肾助阳，纳气平喘，多配伍胡桃肉、蜂蜜等，可治虚寒性喘咳。或配人参、木香等，用治虚喘。

用于肾虚引起的须发早白、颜面无华，可与杜仲、胡桃肉合用。早衰发白、白驳风，可用其外涂。

【用法用量】煎服，6～15g。丸散，每次 1.5～3g。外用适量，多生用；内服宜炒用。

【使用注意】阴虚火旺及大便秘结者忌服。

菟丝子

【来源】旋花科寄生缠绕草本植物菟丝子的干燥成熟种子。

【性味归经】甘，温。归肝、肾、脾经。

【功效应用】

(1) 补肾固精：用于肾阳虚，固涩无力之证。本品补肾而又长于固精、缩尿、止带，为平补阴阳之品。治肾虚腰痛，常配杜仲同用；治阳痿遗精，常配五味子、覆盆子、枸杞子等。

治小便频数或不禁，常配伍桑螵蛸、附子、五味子、鹿茸等。治带下，常配伍莲子、芡实、茯苓等。

(2) 养肝明目：用于肝肾不足，目暗昏花。常与熟地黄、车前子等补虚药同用。

(3) 止泻：用于脾肾阳虚，便溏泄泻。本品能补肾益脾以止泻，常与人参、白术、补骨脂等补气、补阳药同用。

(4) 安胎：用于肝肾不足的胎动不安。本品有补肝肾，固胎元之效。常与续断、桑寄生、阿胶等同用。

其浸酒外擦，可治疗白癜风。

【用法用量】煎服，10～15g。外用适量。

【使用注意】阴虚火旺，大便秘结及小便短赤者忌服。

三、补血药

当归*

【来源】伞形科多年生草本植物当归的干燥根。

【性味归经】甘、辛，温。归肝、心、脾经。

【功效应用】

(1) 补血活血：用于血虚证。本品具有良好的补血作用，且补而不滞，为补血之圣药，适用于血虚诸证，又能活血，对血虚血滞之证有兼顾之效，常配熟地、白芍等同用，如四物汤。若气血两虚者，常与黄芪、人参等同用，如当归补血汤。

(2) 调经止痛：用于血虚而致血瘀，月经不调，经闭，痛经。本品既能补血活血，又能调经止痛，为调经要药。治月经不调，常配川芎、白芍、熟地同用，即四物汤。治经闭不通、气滞血瘀者，常配香附、桃仁、红花等。用于痛经者，加香附、延胡索等行气止痛药。当归还兼能散寒止痛，对于血滞或寒凝，以及跌打损伤、风湿痹阻所致的疼痛，本品可随证配伍应用。治跌打损伤，常配乳香、没药等。治风湿痹痛，肢体麻木，常配羌活、桂枝秦艽等祛风湿药同用。

(3) 润肠通便：用于血虚肠燥便秘。本品性甘滋润，补阴血而润肠燥，为治血虚肠燥便秘要药，常与火麻仁、肉苁蓉等同用。

与白芷、茯苓、当归、白及、杏仁、紫河车等量磨成粉，制成面膜外用，可除皱。

【用法用量】煎服，5～15g。一般生用，酒炒增强活血作用。通常补血用当归身，活血用当归尾，和血(补血活血) 用全当归。

【使用注意】湿盛中满，大便溏泄者忌服。

熟地黄

【来源】玄参科多年生草本植物地黄块根的加工制品。

【性味归经】甘，微温。归肝、肾经。

【功效应用】

(1) 补血滋阴：用于血虚证。本品为补血要药。治血虚面色萎黄、眩晕、心悸失眠、月经不调、崩漏等常与当归、川芎、白芍同用，即四物汤。

(2) 益精填髓：用于肾阴虚证及精血亏虚证。本品为滋阴要药。治肾阴不足的潮热骨蒸、盗汗、遗精、消渴等证，常与山茱萸、山药等同用，如六味地黄丸。本品亦能补精益髓，治精血亏虚之腰膝酸软、头昏眼花、眩晕耳鸣、须发早白、小儿发育迟缓等，常与制首乌、枸杞子、菟丝子等补精血、乌须发药同用。

【用法用量】煎服，10～30g。

【使用注意】脾胃虚弱，中满痰盛及食少便溏者慎用。

阿胶（驴皮胶）

【来源】马科动物驴的皮经煎煮、浓缩制成的固体胶。

【性味归经】甘，平。归肺、肝、肾经。

【功效应用】

(1) 补血：用于血虚证。本品甘平质润，为补血要药，可广泛用于血虚诸证，尤以治疗出血所致的血虚为佳。治血虚面萎黄、眩晕、心悸等，常与当归、黄芪、熟地等同用。亦可单味应用。

(2) 止血：用于多种出血证。本品味甘质黏，为止血要药，尤宜虚劳出血。治吐血、衄血、便血、崩漏等出血证，常配生地、黄芩、附子等同用。治崩漏、月经过多、妊娠下血等，常配伍白芍、生地、艾叶炭等同用。治脾气虚寒便血或吐血等证，可配用白术、灶心土、附子等药。

(3) 滋阴润燥：用于阴虚证及燥证。本品入肾滋阴，入肺润燥，是治阴虚及肺燥的常用药。治热病伤阴，心烦失眠，常配伍黄连、白芍等，如黄连阿胶汤。治肺虚火旺，喘咳咽干痰少或痰中带血，常与牛蒡子、杏仁等同用，如补肺阿胶汤；治燥热伤肺，干咳无痰或少痰，常配石膏、杏仁、桑叶、麦冬等同用，如清燥救肺汤。

【用法用量】煎服，5～15g。烊化兑服。

【使用注意】本品性滋腻，有碍消化，胃弱便溏者慎用。

白芍（芍药）

【来源】毛茛科多年生草本植物芍药的干燥根。

【性味归经】苦、酸，微寒。归肝、脾经。

【功效应用】

(1) 养血敛阴：用于血虚证。本品为妇科调经常用药。治月经不调，可配当归、熟地、川芎同用，即四物汤。治崩漏不止，可加阿胶、地骨皮、艾叶炭同用。治经期腹痛，可加香附、延胡索。

(2) 柔肝止痛：用于肝脾不和，胸胁脘腹疼痛，四肢挛急疼痛。本品能养肝血，敛肝阴，又能柔肝止痛，治肝脾不调、脘腹疼痛，常与白术、防风、陈皮同用。治手足挛急作痛，常配甘草缓急止痛。

(3) 平抑肝阳：用于肝阳上亢证。本品能养阴柔肝，平抑肝阳，缓急止痛。治肝阳上亢之头痛眩晕，多配伍生地、牛膝、代赭石等。治血虚肝郁，胁肋疼痛，常以本品配伍当归、白术、柴胡等同用，如逍遥散。治脘腹手足挛急疼痛，常与甘草同用，即芍药甘草汤。

与生地黄、熟地黄、首乌相配，能乌发生发，可用于斑秃、须发早白。

【用法用量】煎服，5～15g，大剂量可用至 15～30g。平肝敛阴多生用；养血调经多炒用或酒炒用。

【使用注意】阳衰虚寒之证不宜单独应用。反藜芦。

何首乌*

【来源】蓼科多年生缠绕草本植物何首乌的干燥块根。

【性味归经】苦、甘、涩，温。归肝、心、肾经。

【功效应用】

(1) 制用补益精血：用于肝肾精血亏虚，腰酸脚弱，头晕眼花，须发早白及肾虚无子。常与熟地黄、当归、枸杞、菟丝子等药同用；治血虚面萎黄、失眠健忘，常与熟地黄、当归、酸枣仁等药同用。

(2) 生用截疟解毒，润肠通便：用于体虚久疟，痈疽瘰疬，肠燥便秘。治瘰疬、痈疮、皮肤瘙痒，可配夏枯草、当归等药；治年老体弱之血虚肠燥便秘，常与肉苁蓉、当归、火麻仁等药同用；治久疟，常与人参等药同用。

【用法用量】煎服，10～30g。补益精血宜用制首乌；截疟、解毒，润肠通便宜用生首乌。

【使用注意】大便溏泄及湿痰较重者不宜服。

【现代研究】本品含蒽醌衍生物，主要为大黄酚、大黄素、及大黄酸、大黄素甲醚和大黄酚蒽酮；尚含磷脂类物质。能促进造血功能，增强免疫功能，降血脂、抗动脉粥样硬化及延缓衰老，并有保肝、抗菌、泻下及增加冠脉流量、抗心肌缺血等作用。生首乌经炮制后，糖含量增加，结合蒽醌衍生物含量降低，游离蒽醌衍生物含量显著增加，故泻下作用不再出现。

四、补阴药

百合

【来源】百合科多年生草本植物卷丹、百合或细叶百合的干燥肉质鳞叶。

【性味归经】甘，寒。归肺、心经。

【功效应用】

(1) 养阴润燥：用于肺阴虚燥咳，劳嗽咳血。本品微寒，作用平和，能补肺阴，兼能清肺热，润肺清肺之力虽不及北沙参、麦冬等药，但兼有一定的止咳祛痰作用。

(2) 止咳祛痰：用于劳嗽久咳。常与生地、川贝等药同用。

(3) 清心安神：用于心肺阴虚内热证，或热病余热未清，虚烦惊悸。本品既能养心肺之阴，又能清心肺之热，还有一定的安神作用。其作用平和，补虚不碍邪，去邪不伤正，故其可适用于虚不受补者，实为治百合病心肺阴虚内热证的主药。常与知母、生地黄等养阴清热之品同用，如百合知母汤。

【用法用量】煎服，10～30g。清心宜生用；润肺蜜炙用。

【使用注意】风寒咳嗽及中寒便溏者忌服。

麦冬*

【来源】百合科多年生草本植物麦冬的干燥块根。

【性味归经】甘、微苦、微寒。归心、肺、胃经。

【功效应用】

(1) 养阴润肺：本品适用于阴虚肺燥有热的鼻燥咽干，干咳痰少、咳血，咽痛音哑等症，宜与阿胶、石膏、桑叶、天冬等药配伍。

(2) 益胃生津：用于胃阴虚证。本品长于滋养胃阴，兼清胃热，临床广泛用于胃阴虚有热之舌干口渴、胃脘疼痛、饥不欲食、呕逆、大便干结等症。

(3) 清心除烦：用于心阴虚，心烦不眠。本品既能养心阴，又清心热以除烦，养心安神，治温热病热扰营血，身热夜甚，烦躁不安、舌绛而干等症，本品常与生地黄、酸枣仁、黄连、竹叶等药同用，如天王补心丹。

【用法用量】煎服，10～15g。

【使用注意】感冒风寒或有痰饮湿浊的咳嗽，以及脾胃虚寒泄泻者均忌服。

【现代研究】本品含多种沿阶草甾体皂苷、β-谷甾醇、氨基酸、及葡萄糖苷等。能增强垂体肾上腺皮质系统功能，提高机体适应性；增强网状内皮系统吞噬能力，升高外周白细胞，提高免疫功能；有抗菌、抗缺氧、降血糖、抗心律失常及扩张外周血管等作用。

天冬

【来源】百合科多年生攀援草本植物天冬的干燥块根。

【性味归经】甘、苦，寒。归肺、肾经。

【功效应用】

(1) 养阴润燥：用于肺阴虚燥咳或劳嗽咳血。其养肺阴、清肺热作用强于麦冬、玉竹等同类药物。

(2) 清火生津：用于肾阴不足，阴虚火旺诸证。本品适宜于肾阴亏虚之眩晕、耳鸣、腰膝酸痛及阴虚火旺之骨蒸潮热，内热消渴，常与熟地、牛膝等滋肾益精、强筋健骨之品同用。

【用法用量】煎服，10～15g。亦可熬膏或入丸散。

【使用注意】脾胃虚寒，食少便溏忌用。咳嗽暴起，阴液未伤者亦不宜过早用，否则恋邪生变。

石斛

【来源】兰科多年生草本植物环草石斛、马鞭石斛、黄草石斛、铁皮石斛或金钗石斛的新鲜或干燥茎。

【性味归经】甘，微寒。归胃、肾经。

【功效应用】

(1) 益胃生津：用于热病伤津，低热烦渴，口燥咽干，舌红苔少。本品滋养胃阴、生津止渴，兼能清胃热，常与天花粉、鲜生地黄、麦冬、黄芩等药同用。

(2) 养阴清热：用于肾虚目暗，视力减退，内障失明及肾虚痿痹，腰脚软弱。常与菊花、枸杞子、熟地、黄柏、胡黄连等滋肾阴、退虚热药同用。

【用法用量】煎服，10～15g。鲜用 15～30g。复方宜先煎，单用可久煎。

【使用注意】温热病不宜早用；湿热尚未化燥者忌服。

玉竹

【来源】百合科多年生草本植物玉竹的干燥根茎。

【性味归经】甘，微寒。归肺、胃经。

【功效应用】

(1) 养阴润燥：用于肺阴虚燥咳证。本品能养肺阴，并略能清肺热，适用于阴虚肺燥有热的干咳少痰、咳血、声音嘶哑等证，常与沙参、麦冬、川贝母等同用。

(2) 生津止渴：用于热病伤津，消渴。本品又能养胃阴，清胃热，适用于胃阴虚有热之口干舌燥、纳差、消渴、呕吐、肠燥便秘等证，常与生地黄、天花粉等同用。

【用法用量】煎服，5～15g。

【使用注意】脾虚而有湿痰者忌服。

枸杞子*

【来源】茄科落叶灌木植物宁夏枸杞的干燥成熟果实。

【性味归经】甘，平。归肝、肾经。

【功效应用】滋补肝肾，益精血明目。用于肝肾不足、精血亏虚诸证。本品用治肝肾精血不足所致的视力减退、腰膝酸软、头晕目眩、遗精滑精、耳聋耳鸣、牙齿松动、须发早白、失眠多梦，并且在肝肾阴虚、潮热盗汗、消渴等证的方中，颇为常用。可单用，或与补肝肾、益精补血之品配伍。如与牛膝、制首乌、菟丝子等补肝肾、益精补血之品同用。因其还能明目，故尤多用于肝肾阴虚或精血亏虚之两目干涩，内障目昏，常与生地黄、麦冬、天花粉、山茱萸、山药、菊花等药同用，如杞菊地黄丸。治肝肾精血亏虚的须发早白、遗精、腰膝酸软、视力减退、耳聋、齿松等早衰症状，可单用，或配熟地黄、天门冬、沙苑子等同用。治消渴，可配生地黄、麦冬、天花粉等同用。

【用法用量】煎服，10～15g。亦可熬膏、浸酒或入丸散。

【使用注意】外有表邪，内有实热及脾虚便溏者不宜用。

【现代研究】枸杞可以促进各种免疫功能，同时具有免疫调节作用；本品浸膏有降血糖、降血脂作用。枸杞多糖有抗肿瘤作用；甜菜碱有保肝作用；煎剂和醇提取物有降压、护衰老、抗缺氧、抗疲劳、抗氧化、抗辐射作用。现代以本品当茶冲服，治肥胖症；以本品配女贞子制成冲剂，治高脂血症；以本品研末，麻油调涂，治褥疮、烫伤等疾患，均有较好疗效。

女贞子

【来源】木犀科常绿乔木植物女贞的干燥成熟果实。

【性味归经】甘、苦，凉。归肝、肾经。

【功效应用】补肝肾阴，乌须明目。用于肝肾阴虚之目暗不明，须发早白，视力减退，腰酸耳鸣，及阴虚发热证。常与墨旱莲、熟地、菟丝子、桑椹等滋阴清肝明目之品同用。

补阴药中可治疗须发早白的药有：墨旱莲、女贞子、桑椹、黑芝麻。

【用法用量】煎服，10～15g。

【使用注意】脾胃虚寒泄泻及阳虚者忌服。

墨旱莲

【来源】菊科一年生草本植物鳢肠的干燥地上部分。

【性味归经】甘、酸，寒。归肝、肾经。

【功效应用】

(1) 补肝肾阴：用于肝肾阴虚之须发早白，头晕目眩，失眠多梦，腰膝酸软，遗精耳鸣。可单用或与滋养肝肾之品配伍，如常与女贞子同用。

(2) 凉血止血：用于阴虚血热的失血证。适用于上下内外多种出血证，以其长于补益肝肾之阴，又能凉血，故尤宜于阴虚血热的出血证。可单用或与生地、阿胶、蒲黄滋阴凉血止血药同用。

【用法用量】煎服，10～15g。外用适量。

【使用注意】脾胃虚寒，大便泄泻者忌用。

其他补虚药见表 9-18。

表9-18　其他补虚药

分类	药名	性 味 归 经	功效与应用	用量用法
补气	太子参	甘、微苦，平。归脾、肺经	益气健脾，生津润肺；用于脾虚体倦，食欲缺乏，气阴不足	9～30g，煎服
	刺五加	辛、微苦，温。归脾、肾、心经	益气健脾，补肾安神；用于脾肾阳虚，体虚乏力，食欲缺乏	9～27g，煎服
	绞股蓝	甘、苦，寒。归脾、肺经	益气健脾，化痰止咳，清热解毒；用于脾胃气虚，体倦乏力，肺中燥热，咳嗽痰粘	10～20g，煎服或泡茶服
	红景天	甘、苦，平。归肺、心经	益气活血，通脉平喘；用于气虚血瘀，胸痹心痛，中风偏瘫，倦怠气喘	3～6g，煎服
	蜂蜜	甘，平。归肺、脾、大肠经	补中，润燥，止痛，解毒；用于脘腹虚痛，肺燥干咳，肠燥便秘。外治疮痈不敛，水火烫伤	15～30g，煎服，外用适量
	饴糖	甘，温。归脾、胃、肺经	补中益气，缓急止痛，润肺止咳；用于脾胃虚寒证、肺虚咳嗽证	30～60g，烊化冲服
补阳	韭菜子	辛、甘，温。归肾、肝经	补肝肾，暖腰膝，壮阳固精；用于肝肾不足证，肾阳虚证	3～10g，煎服
	核桃仁	甘，温。归肾、肺、大肠	补肾，温肺，润肠；用于腰膝酸软，阳痿遗精，虚寒咳喘	6～10g，煎服
	冬虫夏草	甘，平。归肺、肾经	补肺益肾，止血，化痰；用于久咳虚喘，劳嗽咯血，阳痿遗精	3～10g，煎服
	肉苁蓉	甘、咸，温。归肾、大肠经。	补肾阳，益精血，润肠通便；用于阳痿，不孕，筋骨无力，肠燥便秘	6～10g，煎服
	蛤蟆油	甘、咸，平。归肺、肾经	补肾益精，养阴润肺；用于阴虚体弱，神疲乏力，食少，燥咳	5～15g，炖服或做丸散服
补血	龙眼肉	甘，温。归心、脾经。	补益心脾，养血安神；用于气血不足，心悸怔忡，健忘失眠	9～15g，煎服
	鸡子	甘，平。归脾、胃、肺经	滋阴润燥，养血安胎；用于热病烦闷，燥咳声哑，目赤咽痛，	1～3枚，煮、炒或生服
补阴	褚实子	甘，寒。归肝、脾、肾经	健脾益肾，明目；用于肝肾不足，虚劳骨蒸	5～10g，煎服
	北沙参	甘、微苦，微寒。归肺、胃经。	养阴清肺，益胃生津；用于肺阴虚、肺热燥咳或痨嗽久咳等	10～15g，煎服
	南沙参	甘，微寒。归肺、胃、脾经。	养阴清肺，化痰止咳，益气；用于肺阴虚证	9～15g，煎服

（续表）

分类	药名	性味归经	功效与应用	用量用法
补阴	黄精	甘，平。归肺、脾、胃、肾经	补气养阴，润肺，健脾，益肾；用于脾胃虚弱，体倦乏力，食少，燥咳，内热消渴	9～15g，煎服
	桑椹	甘、酸，寒。归心、肝、肾经	补血滋阴，生津润燥；用于眩晕耳鸣，心悸失眠，津伤口渴	9～15g，煎服
	黑芝麻	甘，平。归肝、肾、大肠经	补肝肾，益精血，润肠燥；用于肝肾精血不足证	10～30g，煎服
	鳖甲	咸，微寒。归肝、肾经	滋阴潜阳，软坚散结；用于肝肾阴虚诸证，癥瘕积聚等	15～30g，煎服
	龟甲	甘、咸，寒。归肝、肾、心经	滋阴潜阳，益肾健骨，固经止血；用于肝肾阴虚诸证，小儿发育不良等	9～24g，煎服
	松子仁	甘，温。归肺、肝、大肠经	润肠通便，润肺止咳；用于肠燥便秘，肺燥干咳	5～10g，煎服或入膏、丸剂

第九节　消食药与驱虫类药

一、消食药

含义：凡以消积导滞，促进消化，治疗饮食停滞为主要作用的药物，称为消食药。

性能特点：消食药多味甘性平，性平作用和缓，味甘则能和中。主归脾胃二经。其适用于脾胃功能失常导致的诸证。

功效与适应证：消食药具有消食化积，开胃和中的作用，治疗饮食不消所致的脘腹胀闷、恶心呕吐、嗳气吞酸、大便失常等脾胃虚弱的消化不良证。

使用注意：

(1) 消食药药性虽缓，但有些药物也不乏耗气之弊，不宜久服，以免耗伤正气。

(2) 对于气虚食滞者，需与健胃补脾药配伍，以调养脾胃为主，不能单纯使用消食药，以免耗伤脾气。

(3) 此外，对暴饮暴食，食积时短，证情急重者，当用涌吐法尽快吐出胃中宿食，消食药则缓不济急。

山楂*

【来源】蔷薇科落叶灌木或小乔木植物山里红或山楂的干燥成熟果实。

【性味归经】酸、甘，微温。归脾、胃、肝经。

【功效应用】

(1) 消食化积：用于肉食积滞证。本品酸甘微温，能治各种饮食积滞，尤为消化油腻肉食积滞之要药，单用煎服有效。治泻痢腹痛，单用或配白术、茯苓、木香等药同用。焦山楂常与焦神曲、焦麦芽配伍，合称为"焦三仙"。若脾虚食积不消者，可与人参、白术等补气健脾药合用，如消食健脾丸。

(2) 行气止痛：用于泻痢腹痛，疝气作痛。本品入肝经，能行气散结止痛，炒用兼能止痛止痢。治泻痢腹痛，可单用焦山楂水煎服，或用山楂炭研末服；治疝气痛，常与橘核、荔枝核等药同用。治疗疝气偏坠胀痛，可与小茴香、荔枝核、橘核等理气散结止痛药同用。

(3) 活血散瘀：用于瘀阻胸腹痛，痛经。本品性温，入肝经血分，能通行气血，治疗瘀滞胸胁痛及产后瘀阻腹痛、恶露不尽或痛经、经闭，可单用或配伍当归、川芎、益母草等活血行气通经药，如山楂益母草汤。

【用法用量】煎服，10～15g；大剂量30g。生山楂用于消食散瘀；焦山楂用于止泻止痢。

【现代研究】本品含有机酸类，如山楂酸、熊果酸、齐墩果酸等；黄酮类，如牡荆素、芦丁、槲皮素等。山楂能增加胃消化酶的分泌，对紊乱的胃肠功能有调节作用；能增加冠脉流量，降低心率，增强心输出量；减少家兔胆固醇在动脉壁上的沉积，具有降血脂的作用。此外，尚有抗菌、抗癌、收缩子宫及促进免疫功能等作用。

沙棘

【来源】胡颓子科植物沙棘的干燥成熟果实。

【性味归经】酸、涩，温。归脾、胃、肺经。

【功效应用】止咳祛痰，消食化滞，活血散瘀　用于咳嗽痰多，消化不良，食积腹痛，瘀血经闭，跌扑瘀肿。

【用法用量】煎服，3～9g。

其他消食药见表9-19。

表9-19　其他消食药

药名	性 味 归 经	功效与应用	用量用法
神曲	甘、辛，温。归脾、胃经	消食和胃；用于饮食积滞	6～15g，煎服
麦芽	甘，平。归脾、胃、肝经	消食健胃，回乳消胀；用于饮食积滞，断乳、乳房胀痛	10～15g，煎服，大剂量30～120g
谷芽	甘，平。归脾、胃经	消食健胃；用于饮食积滞	10～15g，煎服
鸡内金	甘，平。归脾、胃、小肠、膀胱经	消食健胃，涩精止遗，通淋化石；用于饮食积滞，小儿疳积，肾虚遗精，遗尿，石淋	3～10g，煎服，研末服，每次1.5～3g
莱菔子	辛、甘，平。归脾、胃、肺经	消食除胀，降气化痰；用于食积气滞证，咳嗽痰多，胸闷食少	3～10g，煎服

二、驱虫药

含义：凡以驱除或杀灭人体寄生虫为主要作用，用以治疗虫证的药物，称为驱虫药。

性能特点：驱虫药的性味多结合兼有功效而确定，与其杀虫功效无明显相关性，主归脾、胃、大肠经，多有毒性；可麻醉、分解虫体或刺激虫体使其逃逸而排出体外，起到驱虫的作用。此外，部分驱虫药具甘温之性，既能驱虫，又能健脾和胃、消积化滞。

功效与适应证：驱虫药具有毒杀麻痹虫体的作用，促使其排出体外，治疗肠道寄生虫病(如蛔虫病、绦虫病、蛲虫病、钩虫病、姜片虫病等)。肠道寄生虫多由饮食不洁，食入虫卵或蚴虫侵入人体所致。虫居肠道，壅滞气机，久则伤及气血，损伤脾胃。其症状表现为绕脐腹痛、不思饮食或多食善饥、嗜食异物，迁延日久则可见面色萎黄、形体消瘦、浮肿乏力，青筋暴露等症状。也有部分病人症状较轻，只在查验大便时才发现患有肠寄生虫病。部分药物具有健脾、消积、疗疳的作用，用于治疗潮热体瘦，腹部膨大，多食不化的小儿疳积证。

使用注意：驱虫药一般应在空腹时服，使药力较易于作用于虫体，以收驱虫之效。对毒性较大的药物，应注意剂量、用法，以免中毒或损伤正气。孕妇及老弱患者应慎用。

使君子

【来源】使君子科落叶攀援状灌木植物使君子的干燥成熟果实。

【性味归经】甘，温。归脾、胃经。

【功效应用】

(1) 杀虫：用于蛔虫病、蛲虫病。本品为驱蛔要药，既可驱杀蛔虫，又能滑利肠道，尤宜于小儿蛔虫、蛲虫病，单用本品炒香嚼服或研末冲服。

(2) 消疳：用于小儿疳积。治疗小儿疳积之面色萎黄、形体消瘦、不思饮食或多食善饥、腹部胀大、腹部有虫，常与槟榔、神曲、麦芽等药同用。

【用法用量】捣碎煎服，10～15g。炒香嚼服，6～9g。小儿每岁，每日1～1.5粒，总量不超过节20粒。空用服用，每日1次，连用3天。

【使用注意】大量服用可致呃逆、眩晕、呕吐、腹泻等反应。若与热茶同服，亦能引起呃逆、腹泻，故服用时当忌饮茶。

苦楝皮

【来源】为楝科乔木植物楝树和川楝树的干燥树皮及根皮。

【性味归经】苦，寒；有毒。归肝、脾、胃经。

【功效应用】

(1) 杀虫：用于蛔虫、蛲虫、钩虫病，虫积腹痛。本品有较强的杀虫作用，单用或配伍使君子、槟榔等使用。

(2) 疗癣：用于疥癣，湿疮等。单用研末，用醋或皂角以猪脂调涂患处，可治疥疮、头癣、湿疮、湿疹瘙痒等。

【用法用量】煎服，6～9g。鲜品用量 15～30g。外用适量，煎水洗或研末调涂患处。

【使用注意】本品有毒，不宜过量或持续服用。体虚者慎用，肝炎及肾炎患者忌服。

槟榔

【来源】棕榈科常绿乔木植物槟榔的干燥成熟种子。

【性味归经】苦、辛，温。归大肠、胃经。

【功效应用】

(1) 杀虫：用于多种肠道寄生虫病。本品为广谱驱虫药，对绦虫、蛔虫、蛲虫、钩虫、姜片虫等肠道寄生虫都有驱杀作用，兼有泻下之功，既能驱杀虫体，又能促使虫体排出。尤其绦虫病疗效最佳，可单用或与南瓜子同用。

(2) 消积：用于食积。常以焦槟榔配伍焦神曲、焦麦芽、焦山楂同用，合称为"焦四仙"。

(3) 利水：用于水肿，脚气肿痛。常与泽泻、木瓜等同用。

(4) 行气：用于气滞。本品善行胃肠之气，可随证配伍他药治疗胃肠气滞之腹胀便秘及湿热泻痢等证。

【用法用量】煎服，6～15g。单用驱杀绦虫、姜片虫时，60～120g。

【使用注意】脾虚便溏或气虚下陷者忌用。

雷丸

【来源】白蘑科真菌雷丸的干燥菌核。

【性味归经】苦，寒；有小毒。归胃、大肠经。

【功效应用】杀虫。用于绦虫，钩虫，蛔虫病。单用研末吞服。驱杀钩虫、蛔虫病，常与槟榔、牵牛子、苦楝皮等药配伍；驱杀蛲虫，可与大黄、牵牛子共用。此外，本品亦可用治脑囊虫病，常与半夏、茯苓等同用。

【用法用量】入丸散，每次 6～15g。驱绦虫单用研末吞服，每次 12～18g。日服 3 次，冷开水调服，连用 3 天，多数病例在第 2～3 日全部或分段排下。

【使用注意】不入煎剂。因本品含蛋白酶，加热 60℃ 左右易于破坏而失效。

鹤虱

【来源】菊科多年生草本植物天名精实的干燥成熟果实。

【性味归经】苦、辛，平；有小毒。归脾、胃经。

【功效应用】杀虫消积。用于虫积腹痛。本品具有杀虫消积之功。对蛔虫、蛲虫、绦虫等引发之虫积腹痛均有效。可单味做丸、散服用；亦可与槟榔、苦楝皮、使君子等药同用，如化虫丸。

【用法用量】煎服，5～15g。或入丸散。

【使用注意】孕妇及体弱者慎用。

榧子

【来源】红豆杉科常绿乔木植物榧子干燥成熟种子。

【性味归经】甘，平。归肺、胃、大肠经。

【功效应用】

(1) 杀虫消积：用于虫积腹痛。对蛔虫、蛲虫、绦虫病等引发之虫积腹痛均效，且能润肠通便，驱虫时不必加服泻药。治蛔虫病，常与使君子、苦楝皮配伍。

(2) 润肠通便：用于肠燥便秘。常与火麻仁、郁李仁、瓜蒌仁等药同用。

(3) 润肺止咳：用于肺燥咳嗽。本品常与川贝母、瓜蒌仁、炙桑叶等润肺止咳药配伍。

【用法用量】煎服 15～30g。或炒熟嚼服，每次服用 15g。

【使用注意】大便溏薄者不宜用。

第十节　平肝熄风与收涩类药

一、平肝熄风药

含义：凡以平肝潜阳，熄风止痉为主要作用，主治肝阳上亢或肝风内动病证的药物，称为平肝熄风药。

性能特点：平肝熄风药以动物药为主，有"介类潜阳，虫类搜风"之说；其药性多偏寒凉，少数偏温燥。部分药物性平，应用广泛，不论寒热虚实之肝风内动证均宜。"诸风掉眩，皆属于肝"，其主治病证病位在肝，故本类药物主入肝经。因其有熄风止痉之效，故有沉降之性。

分类、功效、适应证见表9-20。

表9-20　平肝熄风药的分类、功效及适应证

分　类	作　用	适　应　证
平抑肝阳药	平肝潜阳，兼能清肝热，安心神	肝阳上亢，头晕目眩，兼治肝火上攻诸证及心悸失眠等
熄风止痉药	熄肝风、止痉挛抽搐，兼能清肝、平肝、化痰	肝风内动，惊痫抽搐，兼治肝火上攻，肝阳眩晕及痰热咳嗽等

使用注意：

(1) 对脾虚慢惊者，使用平肝熄风药不宜用寒凉之品。

(2) 对阴虚血亏者，使用平肝熄风药当忌温燥之品。

珍珠母*

【来源】蚌科动物三角帆蚌、褶纹冠蚌的蚌壳或珍珠贝科动物马氏珍珠贝等的贝壳。

【性味归经】咸，寒。归肝、心经。

【功效应用】

(1) 平肝潜阳：用于肝阳眩晕。本品性能及潜阳功效均与石决明相似，既能平肝潜阳，又可清肝热，还有安神之功，故肝阳上亢、肝热内盛而见心神不宁，烦躁失眠者，更为适宜，常与石决明、白芍等配伍。

(2) 清肝明目：用于目赤肿痛，视物昏花。目赤肿痛，目生翳膜者，常与石决明、夏枯草、谷精草同用。若肝肾阴虚之视物昏花者，可与菟丝子、枸杞子配伍。

(3) 镇心安神：用于惊悸失眠，心神不宁。治心悸失眠，宜与朱砂、龙骨配伍。治疗癫狂，抽风，宜与天麻、天南星等同用。

【用法用量】煎服，15～30g。宜打碎先煎。外用适量，研细末用。

【现代研究】含碳酸钙90%以上，有机质约0.34%，并含多种氨基酸、磷酸酰乙醇胺、半乳糖神经酰胺、羟基脂肪酸、蜗壳朊等。此外，尚含少量镁、铁、硅酸盐、硫酸盐、磷酸盐和氧化物等。珍珠层粉有镇静、抗惊厥、减少胃酸分泌、促进溃疡愈合、抗缺氧等作用；珍珠层粉角质蛋白水解液有对抗实验性白内障的作用；其盐酸或硫酸的水解物，能抑制离体肠肌收缩和子宫收缩，有抗过敏性休克等作用。

牛黄

【来源】牛科动物黄牛干燥的胆结石。

【性味归经】苦，凉。归肝、心经。

【功效应用】

(1) 熄风止痉：用于小儿惊风，壮热神昏，热极生风，手足抽搐。本品有较强的清心，凉肝及息风止痉作用。故宜于热盛动风之痉挛抽搐者，常与全蝎、钩藤、朱砂等清热息风止痉、开窍化痰药同用。

(2) 化痰开窍：用于温热病热入心包或中风，惊风癫痫等痰热蒙蔽心窍之神昏，口噤，痰鸣等症。单用本品为末，淡竹沥服即效，或配麝香、黄连等同用。

(3) 清热解毒：用于火热内盛，咽痛口疮，牙龈肿痛。本品为清热解毒之良药，治火毒郁结所致的咽痛口疮、牙龈肿痛及其他热毒痈肿，常与珍珠、冰片同用。

【用法用量】入丸散，每次0.2～0.5g。外用适量，研细末敷患处。

【使用注意】孕妇慎用。

珍珠

【来源】为珍珠贝科动物珍珠贝、马氏珍珠贝或蚌科动物三角帆蚌、褶纹冠蚌、背角无齿蚌等贝类动物珍珠囊中形成的无核珍珠。

【性味归经】甘、咸，寒。归肝、心经。

【功效应用】安神定惊，明目退翳，解毒生肌。用于惊悸失眠，惊风癫痫，疮疡不敛。

【用法用量】煎服，0.1～0.3g,多入丸散用。外用适量。

其他平肝熄风药见表9-21。

表9-21　其他平肝熄风药

药名	性 味 归 经	功效与应用	用量用法
石决明	咸，寒。归肝经	平肝潜阳，清肝明目；用于肝阳眩晕，目赤、翳障、视物昏花	15～30g，煎服
牡蛎	咸、涩，微寒。归肝、肾经	平肝潜阳，软坚散结，收敛固涩；用于阴虚阳亢证，痰核、瘰疬、癥瘕积聚，滑脱诸证	10～30g，煎服
钩藤	甘，微寒。归肝、心包经	熄风止痉，清热平肝；用于肝风内动证，肝火、肝阳上亢证	10～15g，煎服
天麻	甘，平。归肝经	熄风止痉，平抑肝阳，祛风通络；用于肝风内动证，风痰上扰证	3～10g，煎服
全蝎	辛，平，有毒。归肝经	熄风止痉，攻毒散结，通络止痛；用于痉挛抽搐，风湿顽痹之偏正头痛	2.5～4.5g，煎服
蜈蚣	辛，温，有毒。归肝经	熄风止痉，攻毒散结，通络止痛；用于痉挛抽搐，疮疡肿毒，风湿痹证	1～3g，煎服
地龙	咸，寒。归肝、脾、膀胱经	清热熄风，通络，平喘，利尿；用于热盛所致的肝风内动，高热惊痫，半身不遂等	5～15g，煎服
罗布麻	甘、苦，凉。归肝经	平抑肝阳，清热，利尿；用于头痛目眩，水肿，小便不利	6～15g，煎服

二、收涩药

含义：凡以收敛固涩为主要作用的药物，称为收涩药，又称固涩药。

性能特点：收涩类药大多酸涩，性温或平，主入肺、脾、肾、大肠经。

分类、功效、适应证见表9-22。

表9-22　收涩药的分类、功效及适应证

分 类	功 效	适 应 证
固表止汗药	固表止汗	气虚自汗、阴虚盗汗
敛肺涩肠药	敛肺止咳涩肠止泻	肺虚久咳、久泻久痢
固精缩尿止带药	固精缩尿止带	遗精、滑精、遗尿、尿频、带下

使用注意：

(1) 收涩药性涩易敛邪，使用时应注意勿使"闭门留寇"。

(2) 凡表邪未解所致的汗出，或内有湿热所致的泻痢、带下，血热之出血以及郁热未清者，当以祛邪为主，不宜使用收涩药。

麻黄根

【来源】麻黄科草本状小灌木植物草麻黄、中麻黄或木贼麻黄的干燥根及根茎。

【性味归经】甘，平。归肺经。

【功效应用】敛肺止汗。用于自汗，盗汗。本品可内服，也可外用。治气虚自汗，常与黄芪、白术等药配伍；治阴虚盗汗，可与生地黄、五味子、牡蛎同用；治产后虚汗不止，常与当归、黄芪配伍，如麻黄根散。

此外，治虚汗，以本品配牡蛎，共研细末，外扑身上，也有止汗功效。

【用法用量】煎服，3～9g。内服外用均可。

【使用注意】有表邪汗出者忌用。

浮小麦

【来源】禾本科一年生草本植物小麦干燥的未成熟的颖果。

【性味归经】甘，凉。归心经。

【功效应用】

(1) 敛汗益气：用于自汗，盗汗。气虚自汗，阴虚盗汗，可单用炒焦研末，米汤调服；治自汗，可与煅牡蛎、麻黄根、黄芪等药同用，以益卫固表止汗；治盗汗，可与五味子、麦冬、地骨皮等药同用，以养阴敛汗。

(2) 养阴除热：用于骨蒸劳热，阴虚发热等证。常与玄参、麦冬、生地黄、地骨皮等药同用，以养阴清热，敛汗除蒸。

【用法用量】煎服，15～30g。研末服，3～5g。

【使用注意】表虚汗出者忌用。

五味子*

【来源】木兰科多年生落叶木质藤本植物五味子的干燥成熟果实。

【性味归经】酸、甘，温。归肺、心、肾经。

【功效应用】

(1) 敛肺滋肾：用于久咳虚喘。治肺虚久咳者，常与敛肺止咳的罂粟壳同用。治肺肾两虚喘咳者，常与山茱萸、熟地、山药等滋补肺肾之品同用。治寒饮咳喘者，可与辛温宣散的麻黄、细辛、干姜等同用。

(2) 生津敛汗：用于津伤口渴，自汗，盗汗。本品甘以益气，酸能生津，最适于气阴两虚见口渴症状者，常与人参、麦冬等补气生津药同用，如生脉散。治阴虚内热，口渴多饮之消渴，多与知母、天花粉、山药等同用，如玉液汤。

(3) 涩精止泻：用于遗精滑精及久泻。本品能补肾涩精。治肾虚精关不固之遗精、滑精者，可与桑螵蛸、龙骨、金樱子等同用。治脾肾阳虚之久泻者，常与补骨脂、吴茱萸、肉豆蔻同用，如四神丸。

(4) 宁心安神：用于心悸，失眠，多梦。本品既能补益心肾，又能宁心安神。治阴血亏虚，心神不安之心悸、失眠、多梦等，常与远志、麦冬、酸枣仁、丹参等同用。

【用法用量】煎服，2～6g。研末服，每次 1～3g。

【使用注意】凡表邪未解，内有实热，咳嗽初起，麻疹初期，均不宜用。

【现代研究】本品主含挥发油、有机酸、鞣质、维生素、糖及树脂等；挥发油中的主要成分为五味子素。本品有明显的镇静作用，对大脑皮质的兴奋和抑制过程有调整作用，能改善人的智力活动，提高工作效率。有扩血管作用，能提高心肌代谢酶活性，改善心肌的营养和功能；对免疫功能有双向调节作用；能促进肝糖原及肝细胞蛋白质合成，对肝细胞损伤有明显保护作用，并可抑制转氨酶的释放。尚有祛痰、镇咳、抗溃疡及延缓衰老作用。

乌梅

【来源】蔷薇科落叶乔木植物梅的干燥近成熟果实。

【性味归经】酸、涩，平。归肝、脾、肺、大肠经。

【功效应用】

(1) 敛肺止咳：用于肺虚久咳或无痰之证。本品酸涩收敛，能敛肺止咳。治肺虚久咳少痰或干咳无痰之证，常与罂粟壳、杏仁等同用。

(2) 涩肠止泻：用于久泻久痢。本品有良好的涩肠止泻痢作用，为治疗久泻久痢之常用药，常与罂粟壳、诃子等同用。单用乌梅肉水煎服，亦可治久痢不止。

(3) 安蛔止痛：用于蛔厥腹痛，呕吐。本品味酸，具有安蛔止痛，和胃止呕之功，是重要安蛔药。治蛔厥腹痛呕吐，常与细辛、川椒、附子、黄连等同用，如乌梅丸。

(4) 生津止渴：用于虚热消渴。本品味酸生津，止烦渴，治虚热消渴，可单用煎服，或与天花粉、麦冬、人参等药同用，如玉泉散。

此外，本品炒炭，可止血，用治便下脓血及崩漏下血。

【用法用量】煎服，6～12g。大剂量可用至少 30g。外用适量，捣烂或炒炭研末外敷。止泻止血宜炒炭用。

【使用注意】外有表邪或内有实热积滞者均不宜服。

诃子

【来源】使君子科落叶乔木植物诃子或绒毛诃子的干燥成熟果实。

【性味归经】苦、酸、涩，平。归肺、大肠经。

【功效应用】

(1) 涩肠止泻：用于久泻久痢，脱肛。本品苦酸涩，能涩肠止泻，可单用。治虚寒久泻，久痢或脱肛者，常与干姜、罂粟壳、陈皮同用。

(2) 敛肺利咽：用于久咳，失音。本品既能下气止咳，又能清肺利咽开音。治肺虚久咳，失音者，可与人参、五味子等药同用。治痰热郁肺，久咳失音者，常与桔梗、甘草等药同用。

【用法用量】煎服，3～9g。涩肠止泻宜煨用；敛肺清热，利咽开音宜生用。

【使用注意】凡外有表邪，内有湿热积滞者忌用。

五倍子

【来源】漆树科落叶灌木或乔木植物盐肤木、青麸杨或红麸杨叶上的虫瘿。

【性味归经】酸、涩，寒。归肺、大肠、肾经。

【功效应用】

(1) 敛肺降火：用于肺虚久咳或肺热咳嗽。本品酸涩收敛，寒能清热，既能敛肺止咳，又有清热降火之功。治肺虚久咳者，常与五味子、罂粟壳等敛肺止咳药同用；治肺热痰咳者，可与瓜蒌、黄芩、贝母等清热化痰药同用。

(2) 涩肠止泻：用于久泻久痢。可与诃子、五味子同用，以增强涩肠之功。

(3) 固精止遗：用于遗精、滑精。常与龙骨、茯苓等药同用。

(4) 敛汗止血：用于自汗，盗汗，或崩漏下血。敛汗可单用研末或与荞面等分作饼，煨熟食之；治崩漏下血，常与棕榈炭、血余炭等药同用；治便血痔血，常与槐花、地榆等药同用。

【用法用量】煎服，3～9g。入丸散服，每次数 1～1.5g。外用适量。研末外敷或煎汤熏洗。

【使用注意】湿热泻痢者忌用。

石榴皮

【来源】石榴科植物石榴的干燥果皮。

【性味归经】酸、涩，温，有毒。归大肠经。

【功效应用】涩肠止泻，止血，驱虫。用于久泻，久痢，便血，脱肛，滑精，崩漏，带下，虫积腹痛。

【用法用量】煎服，3～9g。

山茱萸*

【来源】山茱萸科落叶小乔木植物山茱萸的干燥成熟果肉。

【性味归经】酸、涩，微温。归肝、肾经。

【功效应用】

(1) 补益肝肾：用于肝肾亏虚证。本品补益肝肾，既能益精，又可助阳，为平补阴阳之要药。治肝肾阴虚，腰膝酸软，头晕耳鸣及命门火衰、腰膝冷痛、小便不利、阳痿等证，常与熟地、山药等药同用，如六味地黄丸。

(2) 收敛固涩：用于遗精，遗尿尿频，崩漏，月经过多，或虚汗不止。本品既能补益，又能固涩，善治上述肾虚不固诸证，常为方中主药；也常与黄芪、白术、五味子等补气固表止汗之品同用。

配伍菊花、荆芥、栀子等，可用于面色无华、粉刺、酒皶鼻、皮肤瘙痒、黄褐斑。

【用法用量】煎服，5～15g。大量可用至 30g。

【使用注意】因其温补收涩，故凡相火亢盛，肝阳上亢及湿热内蕴小便不利者，均忌用。

【现代研究】本品含山茱萸苷、皂苷、鞣质、糖苷、熊果酸、没食子酸、苹果酸、维生素 A. 及挥发油等。对免疫功能有调节作用，并能抗菌、抗炎、降血糖、升高白细胞、抗失血性休克、抗实验性肝损害、抑制血小板聚集。其煎剂体外能杀灭小鼠腹水癌细胞。连续服用本品能明显增加血红蛋白含量，增强小鼠体力、抗疲劳、耐缺氧、增强记忆力。本品注射液能增强猫心肌收缩性，提高心脏效率，扩张外周血管。

莲子

【来源】睡莲科多年生草本植物莲的干燥成熟种子。

【性味归经】甘、涩，平。归脾、肾、心经。

【功效应用】

(1) 益肾固精：用于肾虚遗精，遗尿，带下。本品能补肾固肾，但药力和缓，须配伍其他补肾健脾药同用，如芡实、龙骨等。

(2) 补脾止泻：用于脾虚泄泻。本品能补脾涩肠，脾虚所致慢性腹泻者，可每日服用作保健食品。症状较重者，须与人参、白术、山药等补气健脾药同用，如参苓白术散。

(3) 养心安神：用于心悸，失眠。本品能养心血、益肾气、交通心肾，治心肾不交虚烦失眠者，常与酸枣仁、茯神、远志等药同用。

【用法用量】煎服，6～15g。去心打碎用。

【使用注意】便秘或湿热泻痢者忌用。

其他收涩药见表 9-23。

表 9-23　其他收涩药

药名	性味归经	功效与应用	用量用法
肉豆蔻	辛，温。归脾、胃、大肠经	涩肠止泻，温中行气；用于脾胃虚寒久泻，胃痛，食少呕吐	3～10g，煎服
罂粟壳	酸、涩，平，有毒。归肺、大肠、肾经	涩肠止泻，敛肺止咳，止痛；用于久泻，久痢，肺虚久咳，疼痛	3～6g，煎服
覆盆子	甘、酸，温。归肾、膀胱经	益肾，固精，缩尿；用于肾虚不固之遗精，滑精，遗尿	5～10g，煎服
金樱子	酸、甘、涩，平。归肾、膀胱、大肠经	固精缩尿，涩肠止泻；用于肾虚不固之遗精遗尿、带下	5～12g，煎服
鸡冠花	甘、涩，凉。归肝、大肠经	收涩止血，止带，止痢；用于吐血，崩漏，便血，痔血，带下	5～10g，煎服

（续表）

药名	性味归经	功效与应用	用量用法
桑螵蛸	甘、咸，平。归肝、肾经	固精缩尿，补肾助阳；用于遗精滑精，遗尿尿频，肾虚阳痿	5～10g，煎服
海螵蛸	咸、涩，微温。归肝、肾经	固精止带，止血，止痛，收湿敛疮；用于遗精，带下，出血、湿疮、湿疹	5～10g，煎服，外用适量
芡实	甘、涩，平。归脾、肾经	益肾固精，健脾止泻，除湿止带；用于肾虚遗精，遗尿，脾虚久泻	10～15g，煎服

第十一节　外用类中药

含义：主要包括解毒杀虫、燥湿止痒药和拔毒化腐、生肌敛疮药。

凡以解毒疗疮，攻毒杀虫，燥湿止痒为主要作用的药物，称为解毒杀虫燥湿止痒药。

凡以拔毒化腐，生肌敛疮为主要作用的药物，称为拔毒化腐生肌药。

功效与适应证：解毒杀虫燥湿止痒药具有解毒疗疮、攻毒杀虫、燥湿止痒的作用，主要适用于疥癣、湿疹、痈疽疔毒、麻风、梅毒、毒蛇咬伤等病证。

拔毒化腐生肌药具有拔毒化腐，生肌敛疮的作用，适用于痈疽疮疡，溃后不敛，伤口难以愈合之证。某些药物兼能解毒明目退翳，可用治目赤肿痛、目生翳膜等。

使用注意：①本类药物大多有毒或药物作用峻猛，体质虚弱及妇女胎前产后均当忌用；②注意用法用量，一般宜以小量渐增的方法，防其中毒或涌吐太过；③中病则止，不可连服、久服；④具有毒性的药物，应严格按照剂量服用，且不宜长期服用，以免蓄积中毒；⑤注意用法(包括炮制)。

胆矾

【来源】天然的硫酸盐类矿物胆矾，或为人工制成的含水硫酸铜($CuSO_4 \cdot 5H_2O$)。

【性味归经】酸、涩、辛，寒，有毒。归肝、胆经。

【功效应用】

(1) 涌吐痰食：用于风痰壅塞，喉痹，癫痫，误食毒物。本品有强烈的涌吐作用。治风痰所致的癫痫惊狂，可单用研末，温醋汤调下；治喉痹，可配伍僵蚕研末吹；治误食毒物，可单用，温水化服，以催吐排毒。

(2) 解毒收湿：用于风眼赤烂，口疮，牙疳。本品小量外用，有解毒收湿作用。治风眼赤烂，可将本品煅研，水溶洗目；治口疮牙疳，可配伍胡黄连、儿茶研末外敷患处，如胆矾散。

(3) 祛腐蚀疮：用于肿毒不溃，胬肉疼痛。本品外用尚能祛腐蚀疮。治肿毒不溃，可将本品与雀屎同用，研末点疮；治胬肉疼痛，可单用本品煅研，外敷患处。

【用法用量】温水化服，0.3～0.6g。外用适量。研末撒或调敷；或以水溶化后外洗。

【使用注意】体虚者忌服。

雄黄

【来源】硫化物类矿物雄黄，主含二硫化二砷(As_2S_2)。

【性味归经】辛，温，有毒。归肝、大肠经。

【功效应用】

(1) 解毒杀虫：用于蛔虫等肠道寄生虫病引起的虫积腹痛。常与槟榔、牵牛子等驱虫药同用。

(2) 燥湿祛痰：用于痈肿疔疮，湿疹疥癣，蛇虫咬伤。

(3) 截疟：用于疟疾。

【用法用量】入丸散剂，0.05～0.1g。外用适量。研末撒，或烧烟熏涂患处，或香油调敷。

【使用注意】本品毒性较强，内服时不可过量久服。久用时不宜大面积涂擦及长期持续使用。孕妇禁用。切忌火煅。

硫黄

【来源】自然元素类矿物硫族自然硫或用含硫矿物经加工制得。

【性味归经】酸，温，有毒。归肾、大肠经。

【功效应用】

(1) 外用杀虫止痒：用于湿疹、疥癣、皮肤瘙痒等。本品外用，能治疗多种皮肤病，也为治疥疮的要药，可单用研末，麻油调涂患处，现用硫黄软膏治疗；治干湿癣，可配石灰、铅丹等同用，研细粉外撒，可增强收湿止痒功效；治湿疹瘙痒，可单用硫黄粉外敷，或与明矾、蛇床子同用。

(2) 内服补火助阳：用于肾虚喘息、阳痿及虚寒便秘。本品内服有补火助阳，温阳通便作用。治肾虚、下元虚寒所致喘息，常与附子，肉桂等同用，如黑锡丹；治肾阳虚、阳痿、尿频，可与鹿茸、补骨脂等补阳之品同用；治虚寒便秘者，常与半夏同用，如半硫丸。

【用法用量】外用适量，研末撒或油调涂，或烧烟熏。内服入丸散，1.5~3g。

【使用注意】阴虚火旺及孕妇忌用。畏朴硝。

白矾

【来源】硫酸盐类矿物明矾石经加工提炼制成。主含含水硫酸铝钾[$KAl(SO_4)_2 \cdot 12H_2O$]。

【性味归经】酸、涩，寒。归肺、肝、脾、大肠经。

【功效应用】

(1) 外用解毒杀虫，燥湿止痒：用于湿疮湿疹，痈肿恶疮，疥癣，耳流脓，毒蛇咬伤。多外用，尤以创面湿烂瘙痒者尤宜。

(2) 内服止血止泻，清热消痰：用于久泻久痢，无论新久皆可使用。用于便血，崩漏及创伤出血，吐血，衄血，外伤出血。还可用于痰热内郁，痰迷癫狂。

【用法用量】研末内服，或入丸散剂，0.6～1.5g。外用适量，研末撒，或吹喉，或调敷。

【使用注意】本品内服过量易致呕吐。

蛇床子

【来源】伞形科一年生草本植物蛇床的干燥成熟果实。

【性味归经】辛、苦，温。归肾经。

【功效应用】

(1) 杀虫止痒：用于阴部湿痒，湿疹，疥癣。本品辛苦温燥，有杀虫止痒，燥湿的作用。为皮肤及妇科病常用药，常与苦参、黄柏、白矾等配伍，且较多外用；治阴部瘙痒，与白矾煎汤频洗，现临床治滴虫性阴道炎较常用；还可单用本品研粉，猪脂调之外涂，治疗疥癣瘙痒。

(2) 祛风燥湿：用于寒湿带下，湿痹腰痛。本品性温热可助阳散寒，辛苦又具燥湿祛风之功。治带下，腰痛尤宜于寒湿兼肾虚所致者，常与山药、杜仲、牛膝等药同用。

(3) 温肾壮阳：用于肾虚阳痿，宫冷不孕。本品温肾壮阳之功亦佳。治肾虚阳痿精冷方中，常用蛇床子，且内服、外用均有。亦常配伍当归、枸杞、淫羊藿、肉苁蓉等，治疗阳痿无子，如赞育丹。

【用法用量】外用 15～30g，煎汤外洗。也可研末外掺；或制定栓剂、油膏、软膏外用。煎服，3～10g。

【使用注意】阴虚火旺或下焦有湿热者不宜内服。

蟾酥

【来源】蟾蜍科动物中华大蟾蜍或黑眶蟾蜍的干燥分泌物。

【性味归经】辛，温，有毒。归心经。

【功效应用】

(1) 开窍醒神：用于痧胀腹痛，吐泻神昏，常配麝香、丁香等，如蟾酥丸。

(2) 止痛解毒：用于恶疮瘰疬，咽喉肿痛及各种牙痛，外用或内服皆可。

【用法用量】入丸、散，每次 0.015～0.03g。外用适量。

【使用注意】有毒，内服切勿过量。外用不可入目。孕妇忌用。

土荆皮

【来源】松科落叶乔木金钱松的干燥根皮或近根树皮。

【性味归经】辛，温，有毒。归肺、脾经。

【功效应用】杀虫止痒。用于体癣，头癣，手足癣等。有较强的祛湿止痒，杀虫疗癣作用。

【用法用量】外用适量。捣敷或煎水洗。醋或酒浸涂擦，或研末调涂患处。

【使用注意】只供外用，不宜内服。

蜂房

【来源】胡蜂科昆虫果马蜂、日本长脚胡峰或异腹胡蜂的巢。

【性味归经】甘，平，有毒。归肝、胃经。

【功效应用】

(1) 攻毒杀虫：用于痈疽，瘰疬，癣疮。治痈疽初起，可配天南星、赤小豆等为末，米醋调涂；瘰疬，可配玄参等外用；疥疮、头癣，可单味研末猪油调涂，或煎水外洗。

(2) 祛风止痛：用于风湿痹痛，瘾疹瘙痒，牙痛。治风湿痹痛，常配桂枝、蜈蚣等同用；瘾疹瘙痒，可配蝉蜕、白鲜皮等同用；牙痛，可单用或配花椒、细辛煎水含漱。

【用法用量】煎服，3～5g。外用适量，研末猪油调敷患处，或煎水漱口，或洗患处。

大蒜

【来源】百合科多年生草本大蒜的干燥鳞茎。

【性味归经】辛，温。归脾、胃、肺经。

【功效应用】

(1) 解毒杀虫：用于痈肿疮毒，疥癣。大蒜外用或内服，均有良好的解毒，杀虫，消肿作用。治疮疖初发，可用独头蒜切片贴肿处；亦常用大蒜切片外擦或捣烂外敷，治疗皮肤或头癣瘙痒。治蛲虫病可将大蒜捣烂，加茶油少许，睡前涂于肛门周围。

(2) 消肿止痢：用于肺痨，百日咳，泻痢。可单独或配伍入复方中用。如验方以大蒜煮粥送服白及粉治肺痨咯血；治泻痢，或单用，或以10%大蒜浸液保留灌肠。大蒜还可防治流感、流脑、乙脑等流行性传染病。

此外，大蒜还能健脾温胃而用治脘腹冷痛，食欲减退或饮食不消。

【用法用量】外用适量，捣敷；切片擦；或隔蒜灸。煎服，5～10g。或生食。或捣汁。或制成糖浆服。

【使用注意】外敷不可过久，以免皮肤发红、灼热、起泡。灌肠法孕妇不宜用。阴虚火旺者及有目、舌、喉、口齿诸疾者均不宜服。

升药

【来源】为水银、火硝、明矾各等分混合升华而成。

【性味归经】辛，热，有大毒。归肺、脾经。

【功效应用】拔毒化腐。用于痈疽溃后，脓出不畅，或腐肉不去，新肉难生。常配煅石膏研末外用。病情不同，其配伍比例有异。煅石膏与升药比例为9：1者，称九一丹，功善拔毒生肌，治疮疡后期，脓毒较轻，疮口不敛之症；二者比例为5：5者，称五五丹，拔毒化腐排脓力较强，治疮疡中期，脓毒较盛之症；二者比例1：9者，称九转丹，拔毒化腐排脓力最强，冶疮疡初溃，脓毒盛，腐肉不去之证。用时将药物撒于患处，或将药物黏附于纸捻上插入脓腔内。

【用法用量】外用适量。不用纯品,多与煅石膏配伍研末外用。

【使用注意】本品有毒,只可外用,不可内服。外用亦不可大量持续使用。本品拔毒化腐作用强烈,故外疡腐肉已去或脓水已尽者,均不宜用。孕妇及体虚患者忌用。

砒石

【来源】天然砷华矿石、或由毒砂(硫砷铁矿,FeAsS)雄黄加工制成。

【性味归经】辛,热,有大毒。归肺、肝经。

【功效应用】

(1) 蚀疮祛腐:外用治癣疮,瘰疬,牙疳,痔疮,溃疡腐肉不脱。外用有强烈的攻毒杀虫,蚀疮去腐作用。治瘰疬,可为末,合浓墨汁为丸,如梧桐子大,先用针破瘰,再用药半丸外贴,蚀尽为度;疥癣恶疮,可单用研细末,米汤调涂患处,或与硫黄、轻粉等为末,湿者以末掺之,干者以生油调涂;走马牙疳,将枣去核,包裹砒石,煅炭研末,外敷患处;痔疮,多配白矾、硼砂等制成外用药,如枯痔散;溃疡腐肉不脱,形成瘘管,可配明矾、雄黄制成药线插入瘘管中,共奏解毒去腐、生肌敛疮之效。

(2) 劫痰平喘:内服治寒痰哮喘久治不愈。每与淡豆豉为丸服,紫金丹。

(3) 截疟:用于疟疾,内服外用均效。内服可用醋煮砒石、雄黄、绿豆等份为末,空腹服;外用单研细末,每用 0.3g 置于膏药中心,于发作前 24 小时贴在背部第 3 椎上。

【用法用量】外用适量,研末撒、调敷或入膏药中贴之。入丸散服,每次 0.002~0.004g。

【使用注意】本品有剧毒,内服宜慎,不能持续服用,孕妇忌服。不能作酒剂内服。外用也不可过量,以防局部吸收中毒。畏水银。

轻粉

【来源】用升华法制成的氯化亚汞(Hg_2Cl_2)结晶。

【性味归经】辛,寒,有大毒。归肺、大肠经。

【功效应用】

(1) 攻毒杀虫敛疮:外用治疥癣,梅毒,疮疡溃烂。本品外用有较强的以毒攻毒,杀虫止痒,生肌敛疮作用。治疥疮,与硫黄、吴茱萸等研末,油调外搽患处;治梅毒,多与大风子等份为末外涂;治疮疡久溃不敛,常配当归、血竭等制成膏药外贴,如生肌玉红膏。

(2) 利水通便:内服治水肿膨胀,二便不利。可与甘遂、大戟、大黄等同用,如舟车丸。

【用法用量】外用适量,研末调涂;或制膏药外贴。入丸散服,每次 0.1~0.2g。

【使用注意】本品毒性强,外用亦不可过量或久用;内服宜慎,以防中毒。服后要及时漱口,以免口腔糜烂或损伤牙齿。体弱者、孕妇及肾炎水肿患者忌服。

铅丹

【来源】纯铅经加工炼制而成四氧化三铅(Pb_3O_4)。

【性味归经】辛，微寒，有毒。归心、肝经。

【功效应用】

(1) 拔毒生肌，杀虫止痒：外用治疮疡溃烂，湿疹湿疮，为外科之常用药，常与煅石膏研末外用，如桃红散。本品亦为制备外贴膏药的重要原料，常与植物油熬制成膏药，或配入解毒、活血、止痛、生肌的药物，制成各种不同的膏药，以供外用。

(2) 截疟：内服治疟疾。本品内服有截疟作用，可单用，或配伍常山研末为丸内服。

此外，本品内服尚能镇惊坠痰，用于惊痫癫狂。但因其有毒，现代已很少应用。

【用法用量】外用适量，研末撒、调敷；或熬膏贴敷。入丸散服，每次 0.3～0.6g。

【使用注意】本品有毒，不可过量或持续服用，以防蓄积中毒。

炉甘石

【来源】碳酸盐类矿物方解石族菱锌矿，主含碳酸锌。

【性味归经】甘，平。归肝、胃经。

【功效应用】

(1) 解毒明目退翳：用于目赤翳障，烂弦风眼兼收湿止泪止痒，为眼科外用之要药。可配海螵蛸、硼砂等份研末点眼；或与乌梅、冰片等制成眼药水点眼；目赤暴肿，可配风化硝等份研末，化水点眼；目生翳膜，多配青矾、朴硝等份，沸水化开，温洗患处；目赤肿痛，眼睑赤烂，翼状胬肉遮睛等，常配硼砂、玄明粉等研细末点眼，如白龙丹。近代用本品与十大功劳制成眼膏外用，治各种睑缘炎。

(2) 收湿生肌敛疮：用于溃疡不敛，皮肤湿疮。可配龙骨研细末，干掺患处，再用膏药外贴；或与青黛、黄柏、煅石膏等研末外用。

【用法用量】外用适量，水飞点眼；研末外撒或调敷。

【使用注意】本品宜炮制后使用，专作外用，不作内服。

硼砂

【来源】天然硼酸盐类硼砂族矿物硼砂经提炼精制而成的结晶体。

【性味归经】甘、咸，凉。归肺、胃经。

【功效应用】

(1) 清热解毒：外用治咽喉肿痛，口舌生疮，目赤翳障。本品为五官科之常用药。治咽痛口疮，常配冰片，玄明粉等研末吹敷患处，如冰硼散；鹅口疮，可与雄黄、冰片等共为细末，干掺或用蜜水调涂，如四宝丹；目赤肿痛、目生翳障，单用其水溶液洗眼，或与冰片、玄明粉等制成点眼液点眼，如白龙丹。

(2) 清肺化痰：内服治肺热咳嗽。本品内服有清肺化痰作用，治痰热壅滞之痰黄黏稠、咯吐不爽，可单用含化咽津，或配伍贝母、瓜蒌等药同用。

【用法用量】外用适量，研末外撒或调敷；或外洗；或配制成眼剂外用。入丸散服，每次 1.5～3g。

密陀僧

【来源】粗制氧化铅。

【性味归经】咸、辛，平；有毒。归肝、脾经。

【功效应用】消肿杀虫，收敛，镇惊。用于疮疡肿毒，湿疹等。

【用法用量】内服：研末，1～3分；或入丸、散。外用：研末撒或调涂。

皂荚

【来源】豆科植物皂荚的棘刺。

【性味归经】辛、咸，温；有小毒。归肺、大肠经。

【功效应用】祛顽痰，通窍开闭，祛风杀虫。用于顽痰阻肺，咳喘痰多，中风，痰厥，癫痫，喉痹痰盛等。

【用法用量】煎服，1～5g，研末服，1～1.5g。

蓖麻子

【来源】大戟科植物蓖麻的种子。

【性味归经】甘、辛，平，有毒。归肺、大肠经。

【功效应用】消肿拔毒，泻下通滞。用于痈疽肿毒，瘰疬，喉痹，水肿腹满，大便燥结。

【用法用量】1～5g，入丸散；外用适量。

自 我 检 测

一、选择题

(一) 单项选择题

1. 下列药物中，入汤剂需要先煎的是(　　)。
　　A. 知母　　　　B. 薄荷　　　　C. 牡蛎　　　　　D. 芒硝　　　　　E. 大黄

2. 下列有"呕家圣药"之称的是(　　)。
　　A. 柴胡　　　　B. 升麻　　　　C. 细辛　　　　　D. 生姜　　　　　E. 白芷

3. 下列除(　　)外均不是甘味药物的作用。
　　A. 能和能缓　　B. 能软能下　　C. 能行能散　　　D. 能收能涩　　　E. 能燥能泄

4. 下列药物中，既能祛风湿，又能消骨鲠的是(　　)。
　　A. 防己　　　　B. 蚕砂　　　　C. 威灵仙　　　　D. 桑寄生　　　　E. 秦艽

5. 下列具有清热泻火，除烦止渴功效的药物是(　　)。

　　A. 夏枯草　　　　B. 决明子　　　　C. 石膏　　　　　D. 蔓荆子　　　　E. 柴胡

6. 下列能利水湿，分清浊而止泻，尤宜于小便不利之水泻的药物是(　　)。

　　A. 滑石　　　　　B. 木通　　　　　C. 金钱草　　　　D. 车前子　　　　E. 小蓟

7. 既可治疗下焦湿热，又可用于骨蒸劳热的药物是(　　)。

　　A. 黄芩　　　　　B. 黄柏　　　　　C. 苦参　　　　　D. 龙胆　　　　　E. 知母

8. 善于下气除胀，为消除胀满的要药是(　　)。

　　A. 苍术　　　　　B. 厚朴　　　　　C. 砂仁　　　　　D. 豆蔻　　　　　E. 藿香

9. 下列具有疏肝解郁功效的药物是(　　)。

　　A. 蝉蜕　　　　　B. 薄荷　　　　　C. 菊花　　　　　D. 白芷　　　　　E. 桑叶

10. 为了增强药物的活血作用，宜采用(　　)。

　　A. 蜜炙　　　　　B. 酒炙　　　　　C. 醋炙　　　　　D. 姜炙　　　　　E. 盐炙

11. 下列除(　　)外，均是大黄的功效。

　　A. 泻下攻积　　　B. 清热泻火　　　C. 凉血解毒　　　D. 逐瘀通经　　　E. 利尿通淋

12. 下列既能清热解毒，又能凉血止痢的药物是(　　)。

　　A. 大青叶　　　　B. 连翘　　　　　C. 板蓝根　　　　D. 青黛　　　　　E. 金银花

13. 寒凉药的作用是(　　)。

　　A. 暖肝散结　　　B. 温里散寒　　　C. 清热解毒　　　D. 补火助阳　　　E. 回阳救逆

14. 下列除(　　)外，均为白芷的功效。

　　A. 宣通鼻窍　　　B. 消肿排脓　　　C. 祛风止痛　　　D. 透疹止痒　　　E. 燥湿止带

15. 下列药物中，可用于治疗寒凝血滞诸痛证的药物是(　　)。

　　A. 紫苏　　　　　B. 防风　　　　　C. 桂枝　　　　　D. 白芷　　　　　E. 细辛

16. 下列入汤剂宜包煎的药物是(　　)。

　　A. 红花　　　　　B. 月季花　　　　C. 马钱子　　　　D. 五灵脂　　　　E. 骨碎补

17. 治疗外感风寒，内兼脾胃气滞者，常选用的药物是(　　)。

　　A. 紫苏　　　　　B. 防风　　　　　C. 麻黄　　　　　D. 藿香　　　　　E. 细辛

18. 下列既能补血又能止血的药物是(　　)。

　　A. 鸡血藤　　　　B. 当归　　　　　C. 阿胶　　　　　D. 五灵脂　　　　E. 何首乌

19. 醋炙香附的目的是(　　)。

　　A. 增强疗效　　　B. 减低毒性　　　C. 改变药性　　　D. 便于服用　　　E. 有利贮藏

20. 下列药物中，解生半夏毒首选的药物是(　　)。

　　A. 麻黄　　　　　B. 柴苏　　　　　C. 生姜　　　　　D. 白芷　　　　　E. 白及

21. 下列除(　　)外，均具有明目功效。

　　A. 菊花　　　　　B. 苍术　　　　　C. 牛蒡子　　　　D. 蝉蜕　　　　　E. 桑叶

22. 具有沉降趋势的药物性味是( )。
　　A. 苦温　　　　B. 辛温　　　　　C. 苦寒　　　　　D. 甘寒　　　　E. 咸温

23. 下列属于十九畏的配伍药对是( )。
　　A. 川乌与草乌　　　　　B. 桃仁与红花　　　　C. 人参与五灵脂
　　D. 三棱与莪术　　　　　E. 甘草与甘遂

24. 前人称为"疮家圣药"的药物是( )。
　　A. 金银花　　　B. 板蓝根　　　C. 连翘　　　　　D. 天花粉　　　E. 蒲公英

25. 治疗热闭神昏, 常与麝香相须为用的是( )。
　　A. 苏合香　　　B. 石膏　　　　C. 大黄　　　　　D. 冰片　　　　E. 石菖蒲

26. 具有补血、活血、止痛、润肠作用的药物是( )。
　　A. 熟地　　　　B. 白芍　　　　C. 当归　　　　　D. 何首乌　　　E. 阿胶

27. 气虚欲脱、脉微欲绝证时, 应首选( )。
　　A. 人参　　　　B. 党参　　　　C. 西洋参　　　　D. 太子参　　　E. 黄芪

28. 下列药物中, 具有润肠通便作用的是( )。
　　A. 党参　　　　B. 黄芪　　　　C. 蜂蜜　　　　　D. 甘草　　　　E. 山药

29. 补血活血, 调经止痛, 为妇科调经要药的是( )。
　　A. 熟地　　　　B. 白芍　　　　C. 阿胶　　　　　D. 当归　　　　E. 何首乌

30. 既能补气健脾利水, 又能止汗安胎的药物是( )。
　　A. 黄芪　　　　B. 人参　　　　C. 甘草　　　　　D. 何首乌　　　E. 白术

(二) 多选题

1. 桔梗的功效包括( )。
　　A. 润肠　　　　B. 宣肺　　　　C. 祛痰　　　　　D. 利咽　　　　E. 排脓

2. 既能安神, 又能活血的药物是( )。
　　A. 朱砂　　　　B. 龙骨　　　　C. 琥珀　　　　　D. 合欢皮　　　E. 丹参

3. 半夏可用于治疗( )。
　　A. 胸痹　　　　B. 湿痰证　　　C. 呕吐　　　　　D. 瘿瘤　　　　E. 梅核气

4. 人参的功效是( )。
　　A. 大补元气　　B. 滋补阴血　　C. 补脾益肺　　　D. 生津　　　　E. 安神益智

5. 白术与苍术均具有的功效是( )。
　　A. 祛风除湿　　B. 利尿　　　　C. 燥湿　　　　　D. 止汗　　　　E. 健脾

6. 下列药物中, 有毒的药物是( )。
　　A. 朱砂　　　　B. 蜈蚣　　　　C. 僵蚕　　　　　D. 全蝎　　　　E. 刺蒺藜

7. 下列病证中, ( )为龙骨的主治证。

A. 肝阳眩晕　　B. 惊痫癫狂　　C. 肠燥便秘　　D. 心神不宁　　E. 湿疮痒疹

8. 鹿茸可用于治疗的病证是(　　)。

A. 肾阳虚衰　　B. 崩漏带下　　C. 肾虚骨弱　　D. 肺虚咳喘　　E. 脾虚泄泻

9. 下列入汤剂宜后下的药物是(　　)。

A. 沉香　　　B. 天麻　　　C. 檀香　　　D. 钩藤　　　E. 砂仁

10. 下列药物中，善治疗热痰证的是(　　)。

A. 竹茹　　　B. 浙贝母　　C. 栝楼　　　D. 胆南星　　E. 禹白附

11. 下列能补肝肾之阴的药物是(　　)。

A. 墨旱莲　　B. 女贞子　　C. 枸杞子　　D. 鳖甲　　　E. 黄精

12. 下列药物中，具有固精止遗功效的有(　　)。

A. 补骨脂　　B. 金樱子　　C. 覆盆子　　D. 桑螵蛸　　E. 益智仁

13. 下列药物中，兼能平肝阳的药物是(　　)。

A. 枸杞　　　B. 龟甲　　　C. 鳖甲　　　D. 白芍　　　E. 黄精

14. 以下药物中(　　)宜打碎先煎。

A. 石决明　　B. 珍珠　　　C. 代赭石　　D. 滑石　　　E. 珍珠母

15. 以下对麝香的描述中，正确的是(　　)。

A. 开窍醒神　　　　B. 不宜入煎剂　　　C. 每次 0.03～0.1g

D. 可消肿止痛　　　E. 孕妇禁用

二、简答题

1. 中药的性能是什么？掌握中药的性能在临床上有何意义？

2. 四气是如何形成的？有何临床指导意义？

3. 五味包括哪些内容？它们各有何作用？

4. 配伍的方式有哪几种？

5. 汤剂是如何煎煮的？注意什么问题？

6. 试比较羌活、白芷、细辛、藁本四药功效、主治病证的共同点与不同点。

7. 从主要性能特点，论述石膏、知母的效用异同。

8. 比较黄芩、黄连、黄柏的功效主治异同点。

9. 板蓝根、大青叶与青黛同出一源，三者之性能、效用有何不同？

10. 大黄泻下攻积，临床是如何应用的？如何配伍？

11. 祛风湿药有哪些共同性能？应用时须注意些什么？

12. 为什么说厚朴为消除胀满的要药？

13. 半夏为什么能治心下痞、结胸、梅核气等证？其常用的炮制品有几种？作用有何不同？

14. 比较橘皮与青皮的功效主治异同点。

15. "上行头目，下入血海"的药物是哪味？其功效应用如何？

16. 地榆、白及、艾叶、三七均可止血，其功效有何不同？各用于何种出血？

17. 麝香、冰片、石菖蒲各自的功效主治如何？

18. 朱砂最长于用治哪种心神不宁？为什么？其用量、使用注意如何？

19. 如何解释"附子无姜不热"？

20. 试比较肉桂与桂枝、干姜与生姜两组药物的性味、功效及应用的异同。

21. 试述人参、鹿茸的用量用法和使用注意。

22. 白术、续断、杜仲、桑寄生、砂仁、黄芩、苏梗均能安胎，怎样区别使用？

23. 比较人参、西洋参、党参三者性能、效用的异同。

24. 为何说当归是"血中圣药"？

25. "焦三仙"是指哪三味药物？为何临床放在一起使用？

26. 比较龙骨与牡蛎、全蝎与蜈蚣、天麻与钩藤的功效应用之异同。

27. 莲子有何性能特点？它在什么情况下不宜使用？

28. 何谓解毒杀虫燥湿止痒药，适应证与使用注意是什么？

29. 试比较雄黄与硫黄的功效应用异同点。

30. 雄黄与硫黄各含什么成分？试述拔毒化腐生肌药的含义、适应证、使用方法及使用注意。

31. 升药与煅石膏按比例配伍应用有几种情况？各自的适应证是什么？

第十章 中医美容学常用方剂

🔵 **目标要求**

掌握：重点方剂(后带＊号)的组成、功效及主治。

熟悉：方剂的组方变化；方剂的运用变化；其他常用方剂的功效主治。

了解：方剂常用剂型。

第一节 方剂学基础知识

方剂，是通过辨证确定治法之后，选择合适的药物，酌定用量，根据组方原则，妥善配伍而成。组方的目的是：综合药物作用，以提高疗效；扩大治疗范围，以适应病情需要；制约药物的毒烈偏性，以消除对人体的不利影响。

一、组方原则

方剂的组成不是药物的简单堆砌，而是有一定的原则和规律。组方原则最早源于《内经》："主病之谓君，佐君之谓臣，应臣之谓使。"即用"君、臣、佐、使"概括，说明药物配伍的主从关系。"君臣佐使"是药物在方剂中的组方原则。李杲在《脾胃论》阐述："君药分量最多，臣药次之，使药又次之。不可令臣过于君，君臣有序，相与宣摄，则可以御邪除病矣。"

1. 君药　针对主病或主证起主要治疗作用的药物，通常在方中用药量较大。

2. 臣药　辅助君药加强治疗作用或针对兼病或兼证的药物。

3. 佐药　配合君、臣药以加强治疗作用或降低、消除君、臣药的毒烈之性的药物。

(1) 佐助药：协助主药治疗兼证。

(2) 佐制药：消减君臣药毒烈性的药物。

(3) 反佐药：对主药起抑制作用，减轻或消除主药的副作用。

4. 使药　指缓和药性，调和诸药的药物。

(1) 引经药：引诸药直达病所之药。

(2) 调和药：调和方中诸药作用的药物。

如：病人恶寒发热、头痛、无汗而喘、脉浮紧。经辨证属外感风寒表实证。用麻黄汤治疗，方中麻黄为君药，辛温，发汗解表，除其病因(风寒)而治主证；桂枝为臣药，温经解肌，协助麻黄增强发汗解表之力；杏仁为佐药，助麻黄宣肺平喘，治疗兼证咳喘；甘草为使药，调和诸药。

二、组方变化

应用成方时，应根据病人的病情变化而灵活加减，通过灵活变化来适应具体病情的需要。方剂的运用变化主要有以下形式：

1. 药味增减的变化　指为了适合变化了的病情需要，在主病、主证以及君药不变的前提下，改变方中的次要药物，以适应变化了的病情需要，即"随证加减"。如桂枝汤是由桂枝、芍药、生姜、大枣、甘草五味药组成的，具有解肌发表、调和营卫的作用，主治外感风寒表虚证，即头痛、发热、汗出恶风、舌苔薄白、脉浮缓。若在上述表现的基础上，兼有宿疾喘息，则加入厚朴、杏仁以下气除满，降逆平喘(即桂枝加厚朴杏子汤)。

2. 药量增减的变化　指方剂中药物组成不变，通过用量增减的变化改变方剂的配伍关系，从而可能改变该方功用和主治证。如四逆汤与通脉四逆汤，均由附子、干姜、炙甘草三味药物组成。但四逆汤方中附子、干姜用量较小，主治阳微寒盛而致四肢厥逆、恶寒蜷卧、下利、脉微细或沉迟细弱的证候，有回阳救逆的作用；通脉四逆汤中附子、干姜用量比较大，主治阴寒极盛格阳于外而致四肢厥逆、身反不恶寒、下利清谷、脉微欲绝的证候，有回阳逐阴、通脉救逆的作用。

3. 剂型更换的变化　指同一方剂，药物组成和剂量完全相同，但剂型改变，方剂的作用可能也会发生改变。如人参汤与理中丸中均由人参、干姜、白术、炙甘草组成。用量也完全相同，但人参汤为汤剂，主治中焦虚寒之胸痹，虚寒证重者；理中丸为丸剂，用于中焦虚寒，脘腹疼痛等虚寒证较轻，病势较缓者。

三、方剂的常用剂型

方剂组成以后，还要根据病情与药物的特点制成一定的形态，称为剂型。方剂的剂型历史悠久，《黄帝内经》中就有汤、丸、散、膏、酒、丹等剂型。明代《本草纲目》所载剂型已有40余种。随着制药工业的发展，片剂、冲剂、注射剂等新的剂型不断出现。现将常用剂型简要介绍如下：

1. 汤剂　古称汤液，是将药物饮片加水或酒浸泡后，再煎煮一定时间，制成的液体剂型。既可内服又可用作洗浴、熏蒸及含漱等。汤剂吸收快、显效快，且可随证加减，适用于病证较重或病情不稳定的患者。正如古人所云"汤者荡也，去大病用之"。汤剂的不足之处是服用量大，不便于携带。

2. 丸剂　将药物研成细粉或药材提取物，加适宜的黏合剂制成球形的固体剂型。丸剂吸收慢，药效长，便于服用与携带。李东垣说："丸者缓也，舒缓而治之也"，适用于慢性、虚弱性疾病。但也有丸剂药性比较峻猛者如安宫牛黄丸等。常用的丸剂有蜜丸、水丸、糊丸、浓缩丸等。

3. 散剂　将药物粉碎，混合均匀，制成粉末状制剂，分为内服和外用两类。散剂制作简便，吸收较快，便于服用及携带。李东垣说："散者散也，去急病用之。"外用散剂一般作为外敷，掺散疮面或患病部位；亦有作点眼、吹喉等用。

4. 膏剂　将药物用水或植物油煎熬去渣而制成的剂型，有内服和外用两种。内服膏剂有流浸膏、浸膏、煎膏三种；外用膏剂分软膏、硬膏两种。

5. 酒剂　又称药酒，古称酒醴。它是将药物用白酒或黄酒浸泡，或加温隔水炖煮，去渣取液，供内服或外用。酒可活血通络、易于发散和助长药效，故常在祛风通络和补虚剂中使用。外用酒剂尚可祛风活血、止痛消肿。

6. 丹剂　有内服和外用两种。内服丹剂没有固定剂型，每以药品贵重或药效显著而名之曰丹。外用丹剂亦称丹药，是以某些矿物类药经高温烧炼制成的不同结晶形状的制品。常研粉涂撒疮面，治疗疮疡痈疽，亦可制成药条、药线和外用膏剂应用。

7. 茶剂　是将药物经粉碎加工而制成的粗末状制品，或加入适宜黏合剂制成的方块状制剂。用沸水泡汁或煎汁，不定时饮用。

8. 露剂　亦称药露，多用新鲜含有挥发性成分的药物，用蒸馏法制成的芳香气味的澄明水溶液。一般作为饮料及清凉解暑剂。

9. 锭剂　是将药物研成细粉，或加适当的黏合剂制成规定形状的固体剂型，有纺锤形、圆柱形、条形等，可供外用与内服。

10. 条剂　亦称药捻，是将药物细粉用桑皮纸粘药后搓捻成细条，或将桑皮纸捻成细条再粘着药粉而成。用时插入疮口或瘘管内，能化腐拔毒、生肌收口，如红升丹药条等。

11. 线剂　亦称药线，是将丝线或棉线置药液中浸煮，经干燥制成的外用制剂。用于治疗瘘管、痔疮或赘生物，通过所含药物的轻度腐蚀作用和药线的机械紧扎作用，使其引流通畅，或萎缩、脱落。

12. 栓剂　古称坐药或塞药，是将药物细粉与基质混合制成一定形状的固体制剂，用于腔道并在其间融化或溶解而释放药物，有杀虫止痒、润滑、收敛等作用。栓剂可用以治疗全身性疾病。通过直肠(或阴道)黏膜吸收减少药物在肝脏中的"首过效应"，也减少了药物对肝脏的毒性和副作用。婴幼儿直肠给药尤为方便，常用的有小儿解热栓、消痔栓等。

13. 冲剂　将药材提取物加适量赋形剂或部分药物细粉制成的干燥颗粒状或块状制剂，用时以开水冲服。冲剂作用迅速、味道可口、体积较小、服用方便。

14. 片剂　是将药物细粉或药材提取物与辅料混合压制而成的片状制剂。片剂用量准确，体积小。味苦或有异味的药物片剂可再包衣。此外还有肠溶衣片、口含片、泡腾片等。

15. 糖浆剂　将药物煎煮、去渣取汁、浓缩后，加入适量蔗糖溶解制成的浓蔗糖水溶液。

糖浆剂味甜量小、服用方便、吸收较快，适用于儿童服用。

16. 口服液　是将药物用水或其他溶剂提取，经精制而成的内服液体制剂。口服液剂量较少、吸收较快、服用方便、口感适宜。尤其是保健与滋补性口服液日益增多。

17. 注射液　亦称针剂，是将药物经过提取、精制、配制、灭菌等制成的无菌溶液、无菌混悬液或供配制成液体的无菌粉末，供皮下、肌肉、静脉等注射的一种制剂。具有剂量准确、药效迅速、适于急救、不受消化系统影响的特点，对于神志昏迷，难于口服用药的患者尤为适宜。

以上诸种剂型，各有特点，临证应根据病情与方剂特点酌情选用。此外，尚有胶囊剂、灸剂、熨剂、灌肠剂、搽剂、气雾剂、滴丸剂等，临床中都在广泛应用，随着科技的发展，新的剂型会不断出现，使药物更加安全、有效，便于临床使用。

第二节　解　表　剂

以解表药为主组成，具有发汗、解肌、透疹等作用，用以解除表证的一类方剂，称为解表剂。解表法属于八法中的"汗法"。解表剂除适用于外感六淫所致的表证外，还有于麻疹初起，疮疡初起，水肿初起，风湿在表等邪在卫表者。

解表剂多用辛散轻扬之品，不宜久煎，以免药性耗散，攻效减弱。使用解表剂取汗以微汗出为宜，若汗出不彻，则病邪不解；汗出过多，必致耗气伤津。药后应忌食生冷、油腻之品，以免影响药物的药效发挥。病邪已入里，麻疹已透，或疮疡已溃，则不宜使用解表剂。

一、银翘散＊

【方歌】银翘散主上焦痾，竹叶荆蒡豉薄荷，甘桔芦根凉解法，发热咽痛均能除。

【组成】连翘 15g，银花 15g，苦桔梗 6g，薄荷 6g，竹叶 4g，生甘草 5g，荆芥穗 4g，淡豆豉 5g，牛蒡子 6g，以鲜芦根汤煎。

【功效】辛凉透表，清热解毒。

【主治】风热表证。证见发热无汗，或有汗不畅，微恶风寒，头痛口渴，咳嗽咽痛，舌尖红，苔薄白或微黄，脉浮数而滑。可用于瘾疹、荨麻疹、麻疹初起。

【方解】本方主治证为风热表证。表证宜散，热邪宜清，治以辛凉解表，清热解毒。风热邪气或温热病的疫疠毒气，从皮毛或口鼻而入，卫气被郁，开合失司，故发热、微恶风寒、无汗或有汗不畅；肺气失宣，则见咳嗽；温邪上受，壅滞咽喉，则见咽喉红肿疼痛；热毒伤津，故口渴；舌尖红，苔薄白或微黄，脉浮数均为温病初起之佐证。治宜辛凉透表，清热解毒。

君药：金银花、连翘，既疏散风热，清热解毒，又辟秽化浊，二药相须为用。

臣药：薄荷、牛蒡子，辛凉，疏散风热，清利头目，解毒利咽；荆芥穗、淡豆豉辛而微温，解表散邪，两药辛温，但辛而不烈，温而不燥，用于辛凉解表剂中，增强辛散透表之力。

佐药：竹叶，清热除烦，清上焦之热，且可生津；芦根清热生津；桔梗可宣肺止咳。

使药：甘草，既调和药性，护胃安中，又合桔梗利咽止咳。

二、桑菊饮

【方歌】桑菊饮中菊杏翘，芦根甘草薄荷绕，清疏肺卫轻宣剂，风温咳嗽服之消。

【组成】桑叶 7.5g，菊花 3g，杏仁 6g，连翘 5g，薄荷 2.5g，桔梗 6g，生甘草 2.5g，芦根 6g。

【功效】疏风清热，宣肺止咳。

【主治】风温初起，表热轻证。症见咳嗽，身热不甚，微渴，舌尖红苔薄黄，脉浮数。可用于风热型的瘾疹。

【方解】本方治证为风温初起，表热轻证。邪犯肺络，肺失清肃，故咳嗽；因邪郁肺卫，感邪较轻，病势不甚，故身热不甚，微渴。治宜疏风清热，宣肺止咳。

君药：桑叶、菊花，辛甘性寒凉，既疏散上焦风热，又能清宣肺热而止咳嗽，二药协同为用，直走上焦，标本兼治，以疏散肺中风热见长。

臣药：桔梗，辛散宣肺利气止咳，杏仁，苦降，肃降肺气，一升一降共为臣药。

佐药：连翘，清热解毒，薄荷，疏散风热，芦根，清热生津而止渴共为佐药。

使药：甘草，调和诸药为使。

诸药相伍，使上焦风热得以疏散，肺气得以宣降，则表证解、咳嗽止。

三、败毒散

【方歌】人参败毒茯苓草，枳桔柴前羌独芎，薄荷少许姜三片，时行感冒有奇功。

【组成】羌活、独活、柴胡、前胡、川芎、枳壳、人参、茯苓、桔梗各 9g，甘草 5g。

【功效】散寒除湿，益气解表。

【主治】气虚外感证。症见恶寒发热，无汗，头项强痛，肢体酸痛，胸膈痞满，鼻塞身重，咳嗽有痰，舌苔白腻，脉浮而按之无力。可用于荨麻疹、湿疹、皮肤瘙痒症等属风寒夹湿证。

【方解】本方治证为正气素虚，又外感风寒湿邪所致的气虚外感证。风寒湿邪袭于肌表，卫阳被遏，正邪交争，故见恶寒发热、无汗；客于肢体，气血运行不畅，故头项强痛、肢体酸痛；风寒犯肺，肺气郁而不宣，津液聚而不布，故咳嗽有痰、鼻塞声重、胸膈痞闷；舌苔白腻，脉浮按之无力，治之当以散寒除湿，益气解表。

君药：羌活、独活，辛温发散，祛寒除湿，通治一身上下之风寒湿邪，并可止痛。

臣药：川芎，活血行气，祛风止痛；柴胡，解表退热，二药既可助君药解表逐邪，又可行气活血加强宣痹止痛之力。

佐药：桔梗宣肺，枳壳降气，前胡祛痰，茯苓渗湿，共奏宣肺理气，止咳化痰之效。人参，扶助正气，鼓邪随汗而解。

使药：甘草调和药性，兼以益气和中，生姜、薄荷为引，以助解表。

诸药合用正气足，外邪解，诸症缓解。

四、防风通圣散

【方歌】防风通圣大黄硝，荆芥麻黄栀芍翘，甘桔芎归膏滑石，薄荷芩术力偏饶，表里交攻阳热盛，外科疮毒总能消。

【组成】防风、川芎、当归、芍药、大黄、薄荷、麻黄、连翘、芒硝各6g，甘草10g，石膏、黄芩、桔梗各12g，滑石20g，荆芥、白术、栀子各3g。

【功效】疏风解表，清热通便。

【主治】风热壅盛，表里俱实证。临床表现为憎寒壮热无汗，头目昏眩，目赤睛痛，口苦舌干，咽喉不利，涕唾稠粘，小便赤涩，大便秘结，舌苔黄腻，脉数有力。并治疮疡肿毒，肠风痔漏，鼻赤瘾疹等证。

【方解】本方治证为风热壅盛，表里俱实证。外感风邪，邪正交争，故见憎寒壮热无汗；风热上攻，表现为头目昏眩，目赤睛痛；内有蕴热，故口苦舌干，咽喉不利，涕唾稠粘，小便赤涩，大便秘结。治宜疏风解表，清热通便。

君药：防风，通治一切风邪。

臣药：麻黄、荆芥、薄荷，宣肺解表，使在表之风邪随汗而解。大黄、芒硝，泻热通便；滑石、栀子，清热利湿，使里热从二便分消。石膏、黄芩、连翘、桔梗，清热泻火解毒，以清肺胃之热。君臣药相配，使上下分消，表里并治。

佐药：当归、白芍、川芎，养血和血；白术，益气和中，健脾燥湿。

使药：甘草，调和药性。

诸药合用，汗下清利四法具备，上中下三焦并治。

第三节　清　热　剂

凡以清热药为主组成，具有清热、泻火、凉血、解毒等作用，用以治疗里热证的方剂，统称为清热剂。清热法属于"八法"中的"清法"。

清热剂应在表证已解，里热炽盛，但尚未结实的情况下使用。若邪热在表，应当解表；里热已成腑实，则宜攻下；表邪未解，热已入里，又宜表里双解，气血俱热，应以清气凉血为主。

清热剂用于治疗里热证，治法分为：清气分热，清营凉血，清热解毒，清脏腑热，清热祛暑、清虚热等。清气分热，适用于气分热证，热在气分以壮热、多汗、口渴、脉洪大等为主要表现。清营凉血，适用于邪热传营，热入血分之证。清营的作用是清热养阴，解毒透热。营分有热，多由气分传变而来，故清营透热的功用，是清除由浅入深的邪热。凉血的作用，是清血分之热以止血，散血分之瘀以消瘀。热入营分症见身热夜甚，时有谵语，舌绛而干，脉象细数，或见斑疹隐隐。热入血分症见神昏谵语，出血、发斑舌质深绛等症。清热解毒，适用于瘟疫、温毒所致的烦躁狂乱等热毒病症，具有清热泻火、清热解毒的作用，适用于三焦火毒热盛；上中二焦邪郁生热，胸膈热盛；或风热疫毒发于头面等证。清脏腑热，适用于热邪偏盛于某一脏腑而产生的火热证，以清除一脏或一腑热证或实热证为主。清虚热，适用于热病后期，余邪未尽，阴液已伤，热留阴分所致，症见暮热朝凉，舌红少苔；或由阴虚邪伏所致，症见骨蒸潮热，盗汗面赤，久热不退等。

一、白虎汤*

【方歌】白虎膏知甘草粳，气分大热此方清，热渴汗出脉洪大，加入人参气津生。

【组成】石膏 50g，知母 18g，甘草 6g，粳米 9g。

【功效】清热生津。

【主治】阳明气分热盛证。壮热面赤，烦渴引饮，汗出恶热，脉洪大有力或滑数。

【方解】本方主治阳明气分热盛证。里热炽盛，故壮热不恶寒；热灼津伤，故见烦渴引饮；里热蒸腾，迫津外泄，故汗出；脉洪大有力，为热盛于里所致。

君药：石膏辛甘大寒，善清解，透热出表，以除阳明气分之热，又能除烦生津以止渴。

臣药：知母，苦寒质润，寒助石膏清肺胃之热，润助石膏滋阴润燥救已伤之阴津。与石膏相须为用，增强清热生津之力。

佐药：粳米、炙甘草益胃生津，防止君臣药之大寒伤中。

使药：炙甘草，调和诸药。

四药相配，共奏清热生津，止渴除烦之功。

二、清营汤

【方歌】清营汤治热传营，脉数舌绛辨分明，犀地丹玄麦凉血，银翘连竹气也清。

【组成】水牛角 30g，生地 15g，玄参 9g，竹叶心 3g，麦冬 9g，丹参 6g，银花 9g，连翘 6g。

【功效】清营解毒，透热养阴。

【主治】热入营分证。症见身热夜甚，心烦不眠，时有谵语，口渴或不渴，斑疹隐隐，脉细数，舌绛而干。可用于头疔、丹毒、药疹、红斑狼疮等热入营分，邪毒内陷者。

【方解】本方证乃温热之邪由气入营，耗伤营阴所致。邪热传营，伏于阴分，故身热夜甚，舌红绛而干；营气通于心，热扰心营，故心烦不眠、时有谵语；热入营血，血热妄行，溢于肌肤则斑疹隐隐；舌为心之窍，营阴热伤故舌绛而干。治以咸寒清泄营分之热为主，辅以透热养阴。

君药：水牛角清解营分之热毒。

臣药：生地黄，凉血滋阴；麦冬，清热养阴生津；玄参，滋阴降火解毒，三药共助君药清营凉血解毒。

佐药：金银花、连翘，清热解毒，轻宣透邪，使营分之邪透出气分而解，此即"入营犹可透热转气"之意。竹叶，专清心热；黄连苦寒，清心泻火；丹参清热凉血、活血化瘀，不但助君药清热凉血，而且可防热与血结。

本方的配伍特点是以清营解毒为主，配以养阴生津和"透热转气"，使入营之邪透出气分而解。

三、犀角地黄汤

【方歌】犀角地黄芍药丹，血热妄行吐衄斑，蓄血发狂舌质绛，凉血散瘀病可痊。

【组成】水牛角 30g，生地黄 24g，芍药 12g，牡丹皮 9g。

【功效】清热解毒，凉血散瘀。

【主治】热入血分证。症见身热谵语，斑色紫黑，舌绛起刺，脉细数，或喜忘如狂，漱水不欲咽，大便色黑等。

【方解】本方治为热毒深陷于血分所致。温热之邪燔灼血分，扰于心神，致神昏谵语；热盛迫血妄行，离经之血致瘀阻而发斑。治宜清热解毒，凉血散瘀。

君药：水牛角，清心肝解热毒。

臣药：生地黄，清热凉血，养阴生津；白芍，养血敛阴，助生地黄凉血泄热；牡丹皮，清热凉血，活血散瘀。

四药合用，共奏清热解毒，凉血散瘀之功。

四、黄连解毒汤

【方歌】黄连解毒汤四味，黄芩黄柏栀子备，躁狂大热呕不眠，吐衄斑黄均可为。

【组成】黄连 9g，黄芩、黄柏各 6g，栀子 9g。

【功效】泻火解毒。

【主治】三焦火毒热盛证。症见大热烦躁，口燥咽干，错语不眠；或热病吐血，衄血；或热甚发斑，身热下利，湿热黄疸；外科痈疡疔毒，小便黄赤，舌红苔黄，脉数有力。可用于酒皶鼻。

【方解】本方证由热毒壅盛于三焦所致。火毒炽盛，内外皆热，上扰神明，故烦热错语；火毒迫血上逆，则为吐衄；热伤络脉，血溢肌肤，则为发斑；热盛则津伤，故口燥咽干；火毒热壅肌肉，则生疮肿疔毒；舌红苔黄，脉数有力，皆为火毒炽盛之证，治宜泻火解毒。

君药：黄连，清泻心火。

臣药：黄芩，清上焦之火。

佐药：黄柏泻下焦之火。

使药：栀子通泻三焦，导热下行，是火热从下(小便)而去。

四药合用，苦寒直折，泻火泄热，使三焦之火邪直趋于下，则火邪去而热毒解。

五、仙方活命饮

【方歌】仙方活命金银花，防芷归陈草芍加，贝母花粉兼乳没，穿山角刺酒煎佳。

【组成】白芷、贝母、防风、赤芍、当归尾、甘草、皂角刺、穿山甲、天花粉、乳香、没药各 6g，金银花 25g，陈皮 9g。

【功效】清热解毒，消肿溃坚，活血止痛。

【主治】阳证痈疡肿毒初起。症见红肿焮痛，或身热微恶寒，苔薄白或黄，脉数有力。

【方解】本方主治疮疡肿毒初起而属阳证者。阳证痈疡多为热毒壅聚，气滞血瘀痰结而热毒壅聚，营气郁滞，聚而成形，故见局部红肿；气滞血瘀，则疼痛；邪正交争于表，故可伴身热微恶寒；正邪俱盛，相搏于经，则脉数有力。阳证痈疮初起，治宜清热解毒为主，配合理气活血散结。

君药：金银花性味甘寒，清热解毒、消肿疗疮。

臣药：当归尾、赤芍、乳香、没药、陈皮行气通络，活血祛瘀，消肿止痛，共为臣药。

佐药：白芷、防风，辛散，二药相配透达营卫，疏风解表，又可散结消肿，使热毒从外透解；贝母、花粉，清热化痰、散结排脓，可使脓未成即消；山甲、皂刺活血通络，透脓溃坚，可使脓成即溃。

使药：甘草清热解毒，调和诸药。

本方以清热解毒，活血化瘀，通经溃坚为主，佐以透表、行气、化痰散结。前人称本方为"疮疡之圣药，外科之首方"，适用于阳证而体实的各类疮疡肿毒。若用之得当，则"脓未成者即消，已成者即溃"。

六、龙胆泻肝汤*

【方歌】龙胆泻肝栀芩柴，生地车前泽泻偕，木通甘草当归合，肝经湿热力能排。

【组成】龙胆 6g，黄芩 9g，栀子 9g，柴胡 6g，泽泻 9g，木通 6g，当归 3g，生地 6g，生甘草 6g，车前子 6g。

【功效】清肝胆实火，泻下焦湿热。

【主治】

（1）肝胆实火上炎证。症见头痛目赤，胁痛，口苦，耳聋，耳肿等，舌红苔黄，脉弦数有力。

（2）肝胆湿热下注证。症见阴肿，阴痒，阴汗，小便淋浊，或妇女带卜黄臭等，舌红苔黄腻，脉弦数有力。

可用于湿疹、丹毒、足癣继发感染、接触性皮炎、蛇丹等。

【方解】本证由肝胆经实火上炎，或湿热循经下注所致。治宜清肝胆实火，泻下焦湿热。

君药：龙胆草大苦大寒，能上清肝胆实火，下泻肝胆湿热。

臣药：黄芩、栀子苦寒，归肝胆三焦经，泻火解毒，燥湿清热，助君药以泻肝胆实火。

佐药：车前子、木通、泽泻，渗湿泻热，导湿热下行，使邪有出路，则湿热无留。当归、生地，养血滋阴，使邪去而阴血不伤。柴胡，疏畅肝胆气机，并能引诸药归于肝胆经。

使药：甘草，一则缓苦寒之品防其伤胃，二则调和诸药。

本方的配伍特点是泻中有补，清中有利，降中寓升，祛邪而不伤正，泻火而不伐胃，使火降热清，湿浊得利，循经所发诸症皆可相应而愈。

七、青蒿鳖甲汤

【方歌】青蒿鳖甲知地丹，阴虚发热服之安，夜热早凉无汗出，养阴透热服之安。

【组成】青蒿 6g，鳖甲 15g，生地 12g，知母 6g，丹皮 9g。

【功效】养阴透热。

【主治】温病后期，邪伏阴分证。症见夜热早凉，热退无汗，舌红苔少，脉细数。

【方解】本方所治证候为温病后期，阴液已伤，邪热留于阴分所致。温病后期，阴分本有伏热，入夜阳气入阴则助长邪热，两阳相加，阴不制阳，故入夜身热。早晨卫气由阴出阳，不与邪争，则热退身凉；温病后期，久热伤阴，汗本于阴，阴液耗伤，无以作汗，故见热虽退，但无汗；病久伤阴耗血，故形体消瘦，舌红少苔，脉象细数。

君药：鳖甲入至阴之分，滋阴退热，入络搜邪；青蒿芳香，清热透络，引邪外出，两味相合，滋阴清热，内清外透，而达到透热而不伤阴，滋阴而不恋邪，使阴分伏热有外达之机，共为君药。

臣药：生地甘凉，滋阴凉血；知母苦寒，滋阴降火。二药共助青蒿、鳖甲以退虚热。

佐药：丹皮辛苦性凉，泻阴中之伏火，以助青蒿清透阴分伏热。

诸药合用，共奏养阴透热之功。

第四节　泻　下　剂

凡以泻下药为主组成，具有通导大便，排除胃肠积滞、荡涤实热、攻逐水饮、寒积等作用，治疗里实证的方剂，称泻下剂。泻法属于八法中的"下法"。

泻下剂适用于病变部位在肠胃，形成里实证的病因不一，证候表现多异，有因热、因寒、因燥、因水而结者之别。其中，因热而结者宜使用寒下剂，其有泻除宿食、燥屎、水饮与荡涤实热的作用，适用于无形邪热与有形积滞互结所致的大便秘结，或热结旁流，或下痢后重，脘腹痞满胀痛拒按，身热不恶寒，或潮热汗出，舌苔黄腻，脉数而有力之里实证；因燥而结者宜使用润下剂，其适用于肠燥津亏，大便秘结之证，具有润燥通便的功能，主要用于热邪伤津，或素体火盛，肠燥便秘者。症见大便秘结，小便短赤，或有身热，腰膝酸软口干，手足不温、腹胀或痛，舌红苔黄，脉滑数等。

使用泻下剂，应辨证准确，必待表邪已解，里实已成的情况下使用。若表证未解，里实已成，亦不可纯用泻下剂，应先治表后治里，或表里双解。若兼瘀血、虫积、痰浊，则宜配合活血祛瘀、驱虫、化痰等法治之。因泻下剂药性较峻猛，年老体弱、孕妇、产后或月经期、病后伤津、失血者，均应慎用或禁用，必要时宜配伍补益药。泻下剂多易伤胃气，使用时应得效即止，慎勿过剂。同时，服药期间应注意调理饮食，忌油腻或生冷等难以消化的食物，防止伤胃气。

一、大承气汤

【方歌】大承气汤用硝黄，枳朴同用泻力强，痞满燥实四症见，峻下热结宜此方。

【组成】大黄 12g，芒硝 6g，厚朴炙 24g，枳实 12g。

【功效】峻下热结。

【主治】

(1) 阳明腑实证：大便不通，矢气频转，脘腹痞满，腹痛拒按，按之则硬，神昏谵语，手足溅然汗出，舌苔黄燥起刺或焦黑燥裂，脉沉实。

(2) 热结旁流：下利清水，其气臭秽，脐腹疼痛，按之坚硬有块，口舌干燥，脉滑数。

(3) 里实热证之四肢厥冷、痉病或发狂。

可用于阳明腑实之肥胖症。

【方解】本方治证为阳明腑实证。由于伤寒之邪传阳明之腑，入里化热，与肠中燥屎相结成实，阻塞肠道，腑气不通，故见大便不通，频转矢气，脘腹痞满，腹痛拒按，按之则硬，舌苔黄燥起刺，脉沉实等。"热结旁流"证，实为肠中实热积结较重，机体为排出热结，逼迫粪水从旁而下。当实热积滞闭阻于内，阳气受遏，不能布达四肢时，可见四肢不温之热厥证；热盛伤津，筋脉失养、可见抽搐之痉病；热扰神明，心神浮越，则见神昏，甚至发狂。

前人将阳明腑实证归纳为"痞、满、燥、实"。"痞"，是指自觉胸脘有闷塞压重感；"满"，是指脘腹胀满，按之有抵抗；"燥"，是指肠中燥屎，干结不下；"实"，是指腹痛拒按，大便不通或下利清水而腹痛不减，以及谵语，潮热，脉实有力等。

君药：大黄苦寒，泄热通便、荡涤肠胃积滞，治"实"。

臣药：芒硝咸寒，软坚润燥通便，治"燥"。与大黄一攻一润，相须为用，清泻热结力强，燥、实并治。

佐使药：厚朴下气除满，治"满"；枳实行气导滞，治"痞"。

诸药合用，泻下以助行气，行气以助泻下，行气则胃气下降，腑气通，痞满消。泻下则燥屎去，大便通而积滞除。

二、麻子仁丸＊

【方歌】麻子仁丸治脾约，大黄枳朴杏仁芍，胃热津枯便难解，润肠通便功效高。

【组成】麻子仁20g，白芍9g，枳实9g，大黄12g，厚朴9g，杏仁10g。

【功效】润肠泄热，行气通便。

【主治】脾约证，即肠胃燥热之便秘证。症见大便秘结，小便频数，苔微黄，脉细涩。

【方解】本方治证为脾约便秘证。脾主为胃行其津液，今胃中燥热，脾受约束，津液不得四布，但输膀胱，而致小便频数，肠失濡润，故见大便干结。治法以润肠通便为主，兼以泄热行气。

君药：麻子仁，质润多脂，润燥通便。

臣药：大黄苦寒泄热，攻积通便；杏仁宣肺降气，润燥通便；白芍养阴敛津，柔肝理脾。

佐药：枳实、厚朴消痞除满，以加强降泄通便之力。

使药：蜂蜜，润燥滑肠，调和诸药。

诸药相合，共奏润肠泻热，行气通便之功，具有下不伤正，攻润相合的特点。

第五节 和 解 剂

凡具有和解少阳、调和肝脾、调和肠胃、表里双解等作用，用于治疗少阳病、肝脾不和及肠胃不和等证的方剂，称为和解剂。和解法属于"八法"中的"和法"。

和解剂虽然比较平稳，但也必须掌握其适应证，凡邪在肌表或已完全入里，而不在半表半里，或不属于脏腑不和者，不宜使用和解剂。若因劳倦内伤，饮食失调，气血不足而致寒热往来者，亦非和解剂所宜。

和解剂根据其治疗范围的不同，一般分为和解少阳、调和肝脾、调和肠胃，以及治症四类。其中，和解少阳，适用于少阳病，症见往来寒热，心烦喜呕，默默不欲饮食，口苦咽干，目眩，脉眩等；调和肝脾，适用于肝气郁结，横犯脾胃或脾虚不运，影响肝之疏泄，而致肝脾不和，症见情致抑郁，胸闷胁痛，脘腹胀痛，不思饮食，大便泄泻，或寒热往来，妇女月经不调，脉弦而缓等；调和肠胃，适用于邪犯肠胃，寒热夹杂，升降失常，而致脘腹痞满，恶心呕吐，腹胀食少，肠鸣下利等症；表里双解，适用于治疗表里同病的方剂，表里同病临床证候表现非常复杂，有表实里虚，表虚里实，表里俱实，表里俱虚，以及表寒里热，表热里寒，表里俱寒，表里俱热等证。

一、小柴胡汤*

【方歌】小柴胡汤和解供，半夏人参甘草从，更用黄芩加姜枣，少阳百病此为宗。

【组成】柴胡24g，黄芩9g，人参9g，炙甘草6g，半夏9g，生姜9g，大枣4枚。

【功效】和解少阳。

【主治】

(1) 伤寒少阳证。往来寒热恶寒发热交替进行，胸胁苦满，默默不欲饮食，心烦喜呕，口苦，咽干，目眩，舌苔薄白，脉弦者。

(2) 热入血室，以及黄疸、疟疾以及内伤杂病而见少阳证者。

【方解】本方为和解少阳的代表方剂。少阳经脉位于太阳、阳明表里之间。伤寒邪犯少阳，邪正相争，正胜欲拒邪出于表，邪胜欲入里并于阴，故往来寒热；邪在少阳，经气不利，郁而化热，胆火上炎，而致胸胁苦满、心烦、口苦、咽干、目眩；胆热犯胃，胃失和降，气逆于上，故默默不欲饮食而喜呕；若妇人经期，感受风邪，邪热内传，热与血结，血热瘀滞，疏泄失常，故经水不当断而断、寒热发作有时。此邪既不在表，又不在里，而在表里之间，宜用和解之法。

君药：柴胡，透泄与清解少阳之邪，并能疏泄气机之郁滞，使少阳之邪得以疏散。

臣药：黄芩苦寒，清泄少阳半里之热。其与柴胡相配，用于疏散半表半里之邪。其中，柴胡偏于透散半表之邪；黄芩偏于清除半里之热邪。柴胡升散之性，得黄芩之清泄，共奏和解少阳之功。

佐药：半夏、生姜和胃降逆止呕，以治心烦喜呕，默默不欲饮食等症；人参、大枣益气健脾，扶正以祛邪，使正气旺盛，则邪无内向之机。

使药：调和诸药，并助参、枣扶正。

诸药合用，而有和解少阳，兼补胃气，扶正祛邪的作用，可使"上焦得通，津液得下，胃气因和，身濈然汗出而解。"所以被喻为"少阳机枢之剂，和解表里之总方"。

二、逍遥散*

【方歌】逍遥散用归芍柴，苓术甘草姜薄偕，疏肝养血兼理脾，丹栀加入热能排。

【组成】炙甘草4.5g，当归、茯苓、芍药、白术、柴胡各9g，烧生姜一块。

【功效】疏肝解郁，养血健脾。

【主治】肝郁血虚脾弱证。两胁胀痛，头痛目眩，口燥咽干，神疲食少，或往来寒热，或月经不调，乳房胀痛，脉弦而虚者。可用于乳癖、粉刺、黧黑斑等属肝气郁结者。

【方解】本方治证为肝郁血虚脾弱证。肝主疏泄，肝郁则阴血暗耗，亦可乘脾，影响脾的运化而致脾虚，导致生化之源不足，均可造成血虚。肝郁血虚症，见于上则头痛目眩，口燥咽干，见于中则胁痛乳胀，见于下则月经不调，发于外则寒热往来。肝木乘脾，脾失健运，故见神疲食少脉弦而虚。治宜疏肝解郁，养血健脾。

君药：柴胡疏肝解郁，使肝气条达。

臣药：白芍酸苦微寒，养血敛阴，柔肝缓急；当归甘辛温，养血和血略有轻微的活血之功，且气香可理气，为血中之气药；归、芍与柴胡同用，意在补肝之阴，和肝之血，和肝之气，共为臣。

佐药：白术、茯苓、炙甘草，健脾益气，不但可实脾土以抑木，且使营血生化有源。

使药：薄荷，疏散肝经郁遏之气，透达肝经郁热；烧生姜降逆和中，且能辛散达郁。

诸药合用，使肝郁得解，血虚得养，脾虚则补，则诸症自愈。本方为调肝养血之代表方，又是妇科调经的常用方。

三、加味逍遥散

【组成】当归、茯苓、芍药、白术、柴胡各 6g，牡丹皮、山栀、甘草各 3g。

【功效】养血健脾，疏肝清热。

【主治】肝郁血虚生热证。症见或烦躁易怒，或自汗盗汗，或头痛目涩，或颊赤口干，或月经不调，少腹胀痛，或小便涩痛，舌红苔薄黄，脉弦虚数。本方多用于肝郁血虚有热所致的月经不调，以及经期吐衄等。

【方解】本方是在逍遥散的基础上加牡丹皮、栀子而成，故又名丹栀逍遥散、八味逍遥散。因肝郁血虚时久，则生热化火，故在逍遥散的基础上，加牡丹皮以清血中之伏火，炒山栀善清肝热，并导热下行。

第六节 温 里 剂

凡以温里药为主要药物组成，具有温中散寒、温经通脉、回阳救逆等作用，用于治疗里寒证的方剂，称为温里剂。

里寒证主要以但热不寒，畏寒喜温，肢冷蜷卧，口淡不渴，小便清长，脉沉迟为主要表现。其病因主要有寒从内生和外寒直中两个方面：寒从内生，多为虚寒，治疗时方中当用辛热药和甘温益气药配伍；外寒直中，多为实寒，治疗时方中当用大辛大热药和少量补气药配伍。

　　里寒证的病位有脏腑经络之异，病情有轻重缓急之别，其治法有所区别，分为温中散寒、温经通脉、回阳救逆三法。其中，温中散寒法，治疗中焦虚寒所致脘腹冷痛，喜温喜按，手足不温，呕吐下利，吞酸吐涎，不思饮食，口淡不渴，舌苔白滑，脉沉细或沉迟等证；温经通脉法，治疗中气虚弱，寒邪侵袭经脉，血行不畅所致手足不温，肢体痹痛，肌肤麻木不仁，关节屈伸不利，或发阴疽等证；回阳救逆法，治疗心肾阳气衰微，外寒直中，阴盛格阳所致四肢厥逆，畏寒蜷卧，呕吐腹痛，下利清谷，脉微欲绝；或干呕烦躁，两颧淡红，真寒假热证等。

　　温里剂大多由辛温燥热药组成，使用时当辨明寒热虚实，真热假寒证应禁用。若病人机体有火旺、阴虚、失血，当轻用温里剂，以免重伤其阴，寒去热生，伤阴动血。若阴寒太盛，服药入口即吐者，可配伍些寒凉药，或热药凉服。

一、理中丸*

　　【方歌】理中丸主理中乡，甘草人参术干姜，呕利腹痛阴寒盛，或加附子总扶阳。

　　【组成】人参、干姜、炙甘草、白术各 90g。

　　【功用】温中散寒，补气健脾。

　　【主治】脾胃虚寒证。症见腹痛喜温，呕吐下利，腹满不食，口淡不渴，舌淡苔白，脉沉迟；或阳虚失血；或小儿慢惊，病后喜唾涎沫，胸痹等。可用于肥胖属中焦虚寒者。

　　【方解】本方治证为脾胃虚寒证。脾胃虚弱，中阳不足，或寒邪入侵，或饮食过冷，而使寒从中生，寒性凝滞，阳气凝结，不能温煦四肢，故见畏寒肢冷，腹痛喜温；脾主运化，胃主降浊，现脾胃虚寒，升降失常，故腹满不食，呕吐泄泻；舌淡苔白润，口不渴，脉沉细或沉迟无力皆为虚寒之象。治宜温中祛寒，益气健脾。

　　君药：干姜，大辛大热，专入脾胃经，长于祛中焦脾胃寒邪，扶阳抑阴。

　　臣药：人参甘温，补气健脾，气充盈则阳气生。

　　佐药：白术，健脾燥湿。脾为湿土，喜燥而恶湿，脾气不足，则易内生湿浊。

　　佐使药：甘草甘温，合人参、白术以助补脾益气之效，与干姜相伍，可助温中散寒之功，又能调和药性。

　　诸药合用，使中气旺盛，阴浊得降，中焦得以调理。

二、小建中汤

　　【方歌】小建中汤芍药多，桂姜甘草大枣和，更加饴糖补中脏，虚劳腹冷服之瘥。

　　【组成】芍药 18g，桂枝、生姜 9g，甘草 6g，大枣 4 枚，饴糖 30g。

　　【功用】温中补虚，和里缓急。

　　【主治】虚劳里急证。腹中时痛，喜温欲按，舌淡苔白，脉细弦；或虚劳而心中悸动，虚烦不宁，面色无华，或手足烦热，咽干口燥等。

【方解】本方虚劳里急证，由中焦虚寒，肝脾失调所致。肝脾失调，故腹痛喜温欲按；中虚则化源不足，无以奉尽，则虚烦心悸；营卫不和则虚劳发热。治当温中补虚。

君药：饴糖益脾气并养脾阴，温中焦而缓急止痛。

臣药：芍药养阴而缓肝急，桂枝温阳而祛虚寒，二药为臣。

佐使药：炙甘草甘温益气，既助饴糖、桂枝辛甘养阳，益气温中缓急，又合芍药酸甘化阴，柔肝益脾和营。生姜温胃，大枣补脾，合用以升腾中焦生发之气而调营卫。

诸药合用，于辛甘化阳之中，又具酸甘化阴之用，共奏温中补虚，缓急止痛之效。

三、当归四逆汤

【方歌】当归四逆桂芍枣，细辛甘草与通草，血虚肝寒手足冷，煎服此方乐陶陶。

【组成】当归 12g，桂枝、芍药(去皮)各 9g，炙甘草、通草各 6g，细辛 3g，大枣(擘)8 枚。

【功用】温经散寒，养血通脉。

【主治】血虚寒厥证。手足厥寒，或腰、股、腿、足、肩臂疼痛，或局部青紫，口不渴，舌淡苔白，脉沉细或细而欲绝。可用于冻疮初起未溃者。

【方解】本方证乃营血虚弱，寒凝经脉，血液运行不利所致。素体营血亏虚，寒邪乘虚侵袭经脉，寒邪凝滞，血行不畅，阳气不能温煦四末，故手足厥寒；寒滞筋络，不通则痛，则腰、股、腿、足、肩臂疼痛；舌淡苔白，脉沉细为营血亏虚寒凉之象。

君药：当归，味甘性温，养血和血，为补肝养血之要药；桂枝味辛性温，温经散寒，温通经脉，二者共为君药。

臣药：细辛味辛性热，通达表里，温经散寒，助桂枝以温通血脉；白芍味酸性凉，养血和营，助当归以补营血之虚，二者共为臣药。

佐药：通草通经脉，以畅血行。

使药：大枣、甘草，既可益气健脾养血，又可调和诸药，以防桂枝、细辛燥烈伤阴。

纵观全方，温阳与散寒并用，养血与通脉兼施，温经而不燥，补血而不滞，诸药合用，共奏温经散寒，养血通脉之功。

四、阳和汤

【方歌】阳和汤法解寒凝，贴骨流注鹤膝风，熟地鹿胶姜炭桂，麻黄白芥甘草从。

【组成】熟地 30g，肉桂、甘草各 3g，麻黄 2g，鹿角胶 9g，白芥 6g，姜炭 2g。

【功用】温阳补血，散寒通滞。

【主治】阴疽。漫肿无头，皮色不变，酸痛无热，口中不渴，舌淡苔白，脉沉细或迟细。或贴骨疽、脱疽、流注、痰核、鹤膝风等属于阴寒证者。

【方解】阴疽多由素体阳虚，营血不足，寒凝湿滞，痹阻于肌肉、筋骨、血脉所致，故局部或全身见一系列虚寒表现。治宜温阳补血，散寒通滞。

君药：熟地，滋补阴血，填精益髓；鹿角胶，补肾助阳，强壮筋骨，二药全用，养血助阳，以治其本。

臣药：姜炭温中，破阴通阳；肉桂入营，温通血脉。

佐药：麻黄，辛温达卫，宣通经络，引阳气，开寒结；白芥子祛寒痰湿滞，可达皮里膜外，两药合用，既能使血气宣通，又可令熟地、鹿角胶补而不滞。

使药：甘草，解毒而调诸药。

本方配伍特点是补血药与温阳药合用，辛散与滋腻之品同用，宣化寒凝而通经络，补养精血而扶阳气，化阴凝而布阳气，使筋骨、肌肉、血脉、皮里膜外凝聚之阴邪，皆得尽去。

第七节 补 益 剂

以补益药为主配伍组成，具有补养人体气、血、阴、阳等作用，主治各种虚证的方剂，统称补益剂。属于"八法"中的"补法"。

补益剂为治疗虚证而设，虚证有气虚、血虚、阴虚、阳虚之分，故补虚剂也有补气、补血、补阴、补阳之分。其中，补气剂适用于脾肺气虚证。症见神倦肢软，食欲缺乏，腹胀便溏，甚至全身虚浮，中气下陷，脏器下垂。或因肺气不足而见少气懒言，动则气促，易出虚汗，均可用补气剂治之，而尤应补脾肺之气；补血剂适用于血虚证。症见面色萎黄，唇色苍白，头晕眼花，心悸乏力，健忘失眠，多梦易惊，舌淡脉细，或形体消瘦，身面浮肿。妇女月经量少，色淡，延期甚至闭经；补阴剂适用于阴虚证。肾阴虚多见潮热颧红、五心烦热、失眠盗汗、腰酸遗精。肺阴虚证可见干咳、咯血或痰中带血、口舌干燥。肝阴虚证可见两眼干涩、头晕眼花、记忆力减退。胃阴虚证则有咽干口渴、舌红少津、不知饥饿或胃中嘈杂、干呕或大便燥结；补阳剂适用于阳虚证。阳虚以肾阳虚最为重要，症见面色苍白、神倦乏力、畏寒肢冷、腰膝酸软、下肢软弱无力、阳痿早泄、宫冷不孕、白带清稀、夜尿频繁、小便失禁、尿后余沥等。

由于气血阴阳在生命活动过程中相互滋生，相互转化，在病理情况下，亦能相互影响，所以临床上单一虚证较为少见，常合并出现。当气虚与阳虚并见，宜补气与助阳并用；当气虚与血虚互见，宜补气配以补血等。

在使用补益剂时，应注意脾胃功能，因补益药易碍胃，脾胃功能低下者，在补益的同时，多配伍理气健脾药，使之补而不滞。服药以空腹服或饭前服用为佳。

一、四君子汤*

【方歌】四君补气基本方，食少无力大便溏，人参白术茯苓草，益气健脾功效强。

【组成】人参、白术、茯苓各 9g，炙甘草 6g。

【功效】益气健脾。

【主治】脾胃气虚证。症见面色淡白，语音低微，气短乏力，食少便溏，舌淡苔白，脉虚弱。

【方解】本方证由脾胃气虚所致。脾胃为后天之本，气血生化之源，脾胃虚弱，则气血生化不足，故面色萎白，语声低微，气短乏力；脾失健运，胃纳不振，湿浊内生，故饮食减少，大便溏薄；脾主肌肉，脾胃气虚，四肢肌肉无所禀受，故四肢乏力；血不足不荣于面，而见面色萎白；脾为肺之母，脾胃一虚，肺气先绝，故见气短、语声低微；舌淡苔白，脉虚弱，均为中焦脾胃气虚之象。治宜补益脾胃之气，以复其运化受纳之功。

君药：人参甘温益气，大补脾胃之气。

臣药：白术苦温，健脾燥湿，加强益气助运化之力。

佐药：茯苓甘淡，健脾渗湿。苓、术相配，则健脾祛湿之功益著。

使药：炙甘草，益气和中，调和诸药。

本方补益脾胃之气，资生气血，故为补气的基本方。参、术、草均为甘温壅滞之品，有碍于脾胃气机，得茯苓之淡渗利窍，则补中有利，补而不滞。四药配伍，共奏益气健脾之功。

二、参苓白术散

【方歌】参苓白术扁豆陈，山药甘莲砂薏仁，桔梗上浮兼保肺，枣汤调服益脾神。

【组成】人参 15g，白茯苓 15g，白术 15g，莲子肉 9g，桔梗 6g，白扁豆 12g，山药 15g，薏苡仁 9g，砂仁 6g，甘草 9g，大枣汤调下。

【功效】益气健脾，渗湿止泻。

【主治】脾虚夹湿证。症见饮食不化，胸脘痞闷，肠鸣泄泻，四肢乏力，形体消瘦，面色萎黄，舌淡苔白腻，脉虚缓。可用于脾虚型湿疹、脓疱疮、形体羸瘦等。

【方解】本方治证为脾虚夹湿证。脾胃虚弱，则运化失职，湿浊内生，升清降浊失常，故饮食不化，胸脘痞闷，肠鸣泄泻；脾失健运，则气血生化不足，肢体肌肤失于濡养，故四肢无力，形体消瘦，面色萎黄。治宜补益脾胃，兼以渗湿止泻。

君药：人参、白术、茯苓益气健脾渗湿。

臣药：山药、莲子肉助人参健脾益气，兼能止泻；白扁豆、薏苡仁助白术、茯苓以健脾渗湿。

佐药：砂仁醒脾和胃，行气化滞，使补而不滞。桔梗宣肺利气，入肺经以通调水道以利湿；又可借肺之布津而养全身，并引药补肺而防肺虚。

使药：甘草健脾和中，调和诸药。

诸药合用，共奏益气健脾，渗湿止泻之功，使脾胃受纳与健运之职恢复，则诸症自除。

三、补中益气汤

【方歌】补中益气芪术陈，升柴参草当归身。虚劳内伤功独擅，亦治阳虚外感因。

【组成】黄芪 18g，炙甘草 9g，人参 6g，当归 3g，橘皮 6g，升麻 6g，柴胡 6g，白术 9g。

【功效】补中益气，升阳举陷。

【主治】

(1) 脾胃气虚证。症见食少便溏，体倦肢软，少气懒言，面色㿠白，脉大而虚软。

(2) 气虚下陷证。症见脱肛，子宫脱垂，久泻，久痢，崩漏等，气短乏力，舌淡脉虚者。

(3) 气虚发热证。症见身热，自汗，渴喜热饮，气短乏力，舌淡，脉虚大无力。

【方解】本方证因饮食劳倦伤脾，致脾胃气虚，中气下陷所致。由于饮食劳倦，损伤脾胃，脾胃气虚，受纳与运化无力，故饮食减少，少气懒言，大便稀薄；脾虚清阳不升，中气下陷，故脱肛、子宫下垂等。气虚不能固表，阳浮于外，故身热自汗。清阳陷于下焦，郁遏不达则发热，因非实火，故其热不甚，病程较长。治宜补中益气，升阳举陷。

君药：黄芪，补中益气，升阳固表止汗。

臣药：人参、炙甘草、白术补气健脾，与黄芪合用，以增强其补中益气之功。

佐药：当归养血和营，协助人参、黄芪以补气养血。陈皮理气和胃，化痰湿而醒脾气，使诸药补而不滞。升麻、柴胡升举清阳，并能引黄芪、人参走表固表。

使药：炙甘草调和诸药。

全方配伍大意有二：一是补气健脾以治气虚之本；一是升阳举陷，以求清升浊降，于是脾胃和调，水谷精微生化有源，脾胃气虚诸证即可自愈。

四、玉屏风散

【方歌】玉屏风散最有灵，芪术防风鼎足形，表虚汗多易感冒，药虽相畏效相成。

【组成】防风 6g，黄芪、白术各 12g。

【功效】益气固表止汗。

【主治】表虚自汗。汗出恶风，面色淡白，舌淡苔薄白，脉浮虚。亦治虚人腠理不固，易于外感风邪。可用于慢性荨麻疹。

【方解】本方证为卫气虚弱，肌表不固所致。腠理空疏，易感风邪，故见恶风。表虚失固，营阴不能内守，津液外泄，则常自汗，面色淡白，舌淡苔白，脉浮缓，皆为表虚之象。治当益气固表止汗。

君药：黄芪，内可大补脾肺之气，外可固表止汗。

臣药：白术，健脾益气，芪、术相配以增益气固表之力。

佐药：防风，祛风邪。黄芪得防风，则固表而不留邪；防风得黄芪，则祛邪而不伤正。

诸药合用，益气固表为主，补中有疏，散中寓补。方名玉屏风者，言其功用有似御风屏障，而又珍贵如玉之意。

五、生脉散

【方歌】生脉散治气阴虚，人参麦冬五味齐，补气生津又敛阴，气短自汗诸证去。

【组成】人参、麦门冬各9g，五味子6g。

【功效】益气生津，敛阴止汗。

【主治】

(1) 温热、暑热，耗气伤阴证。汗多神疲，体倦乏力，气短懒言，咽干口渴，舌干红少苔，脉虚数。

(2) 久咳肺虚，气阴两虚证。干咳少痰，短气自汗，口干舌燥，脉虚数。

(3) 可用于疮疡、烧伤等属气阴两虚者。

【方解】本方证为温热、暑热之邪，耗气伤阴，或久咳肺虚，气阴两伤所致。暑热之邪，伤津耗气，则汗多神疲，体倦乏力，气短懒言，咽干口渴，脉虚。治当益气养阴生津。

君药：人参，益气生津。

臣药：麦门冬，养阴清热，润肺生津。

佐药：五味子，敛肺止汗。

诸药合用，气阴两复，肺润津生，诸症得除。

六、四物汤*

【方歌】四物补血基本方，营血虚滞急煎尝，熟地当归白芍芎，补血调经功效强。

【组成】熟地12g，当归9g，白芍9g，川芎6g。

【功效】补血活血。

【主治】营血虚滞证。症见心悸失眠，头晕目眩，面色无华，妇人月经不调，量少或经闭不行，脐腹作痛，甚或瘕块硬结，舌淡，口唇、爪甲色淡，脉细弦或细涩。可用于雀斑、目胞黑、油风等。

【方解】本方是补血调经的主方。本方证由营血亏虚，血行不畅，冲任虚损所致。血虚则肝失所养，无以上荣，故头晕目眩；血不养心，则心悸失眠；营血亏虚，血不外荣，则面部、唇舌、爪甲等色淡无华；肝血不足致血海空虚，冲任失养，血行虚滞，则月经不调，可见月经量少、色淡、或前或后，甚或经闭不行等症；血虚则血脉无以充盈，血行不畅易致血瘀，可见脐腹疼痛，甚或瘕块硬结。治宜补养营血为主，辅以调畅血脉。

君药：熟地，长于养血滋阴，补肾填精，为补血要药。

臣药：当归，补血良药，兼具活血作用。

佐药：白芍养血柔肝，敛阴和营；川芎活血行气，调畅气血。

四药相合，营血调和，血虚者可用之以补血，血瘀者用之以行血止痛，成为既能补血，又能活血调经之方。

七、当归补血汤

【方歌】当归补血君黄芪，芪归用量五比一，补气生血功独显，血虚发热用之宜。

【组成】黄芪 30g，当归 6g。

【功效】补气生血。

【主治】血虚发热证。症见肌热面赤，烦渴欲饮，脉洪大而虚，重按无力。亦治妇人经期、产后血虚发热头痛，或疮疡溃后，久不愈合者。可用于过敏性紫癜。

【方解】本方为补气生血之基础方。证为劳倦内伤，血虚气弱，阳气浮越所致。由于劳倦内伤，阴血耗损，阴不维阳，则肌热面赤，烦渴引饮，发热头痛。脉洪大而虚，重按无力，是血虚气弱，阳气浮越之象。治宜补气生血，使气血充盈，则虚热可退。

君药：黄芪大补脾肺之气，以资气血生化之源，有补气而专固肌表之理。

臣药：当归，养血和营，补虚治本。二药合用，共奏补气生血之效，使阳生阴长，气旺血生，浮阳潜涵，虚热自退。

八、归脾汤*

【方歌】归脾参芪术草姜，当归龙眼枣木香，茯神远志酸枣仁，益气补血心脾强。

【组成】白术、当归、茯神、黄芪、远志、龙眼肉、炒酸枣仁各 3g，木香 1.5g，炙甘草 1g，人参 3g。

【功效】益气补血，健脾养心。

【主治】

(1) 心脾气血两虚证。症见心悸怔忡，健忘失眠，盗汗虚热，体倦食少，面色萎黄，舌淡，苔薄白，脉细弱。

(2) 脾不统血证。症见便血，皮下紫癜，妇女崩漏，月经提前，量多色淡，或淋漓不止，舌淡，脉细者。

可用于黧黑斑、面黑、目胞黑、葡萄疫、乳疾等。

【方解】本方证为心脾两虚，气血不足所致。脾虚气血生化不足，心血亏虚，心神失养，故见心悸怔忡，健忘失眠；脾气亏虚，运化无力，故体倦食少，面色萎黄，舌淡，脉细弱；脾虚统血力弱，血溢脉外，在下为便血，在肌肤为皮下紫癜，妇女则见崩漏下血等。治宜益气健脾助运化，补血养心以安神。

君药：人参，益气生血，养心补脾；龙眼肉，补益心脾，养血安神。

臣药：黄芪、白术甘温补气，与人参相配，加强补脾益气之功；当归，滋养营血，与龙眼肉相伍，增加补血养心之效。

佐药：茯神、酸枣仁、远志养心安神；木香理气行滞醒脾，与补气养血药配伍，使补中有行，补而不滞，滋而不腻。

使药：炙甘草补气健脾，调和诸药。煎加姜、枣意在调和脾胃，以资气血生化之源。

诸药合用，益气以生血，养血以安神，补脾以统血，为治疗思虑过度，劳伤心脾，气血两虚之良方。

九、六味地黄丸*

【方歌】六味地黄益肝肾，茱薯丹泽地苓专，更加知柏成八味，阴虚火旺自可煎。

【组成】熟地 24g，山茱萸、山药各 12g，泽泻、牡丹皮、茯苓各 9g。

【功效】滋阴补肾。

【主治】肾阴虚证。症见腰膝酸软，头晕目眩，耳鸣耳聋，盗汗，遗精，消渴，骨蒸潮热，手足心热，舌燥咽痛，牙齿动摇，足跟疼痛，小便淋漓，以及小儿囟门不合，舌红少苔，脉沉细数。可用于黧黑斑、雀斑、面黑、炎症后色素沉着等。

【方解】本方证为肾之阴精不足，虚热上炎所致。肾阴不足则精亏髓少，故腰膝酸软，牙齿动摇，头晕目眩；肾开窍于耳，肾阴不足，精不上承，故耳鸣耳聋；肾阴虚则相火内扰精室，故遗精；阴虚阳亢，虚火上炎，故骨蒸潮热，消渴，盗汗，舌红少苔，脉沉细数等；虚火迫津外泄，故盗汗；小儿囟门不合，亦为肾虚生骨迟缓所致。治宜滋阴补肾，填精益髓为主，兼配清虚热、泻湿浊之品。

君药：熟地，滋阴补肾，填精益髓。

臣药：山茱萸，补养肝肾，并能涩精；山药补益脾阴，亦可固精。三药相配，自养肝肾脾，为"三补"。但熟地黄用量较大，故仍以补肾为主。

佐药：泽泻，利湿以泄肾浊，防熟地滋腻之性；丹皮清泄相火，并制山茱萸之温涩；茯苓淡渗利湿，助山药之健运。三药为"三泻"，渗湿浊，清虚热。

本方的配伍特点：三阴并补，以补肾为主；三补三泻，以补为主。补中有泻，寓泻于补，标本同治，以治本为主。

十、肾气丸

【方歌】金匮肾气治肾虚，熟地淮药及山萸，丹皮泽苓加桂附，引火归原热下趋。

【组成】干地黄 24g，山茱萸、山药各 12g，泽泻、牡丹皮、茯苓各 9g，桂枝、附子各 3g。

【功效】补肾助阳。

【主治】肾阳不足证。症见腰膝酸软，身半以下常有冷感，少腹拘急，小便不利，或小便反多，入夜尤甚，阳痿早泄，舌淡而胖，脉虚弱，尺部沉细，以及痰饮，水肿，消渴等。

【方解】本方证为肾阳不足。腰为肾府，肾为先天之本，肾阳不足，不能温养下焦，故腰膝酸痛，身半以下常有冷感；肾阳不足，不能化气行水，水停于内，故小便不利，少腹拘急；若肾虚不能约束水液，则小便反多，或见水肿，消渴。

君药：干地黄，滋阴补肾。

臣药：山茱萸，补养肝肾，并能涩精；山药补益脾阴，亦可固精。附子、桂枝助命门以温阳化气。君臣相配，补肾填精，温肾助阳，为阴中求阳之治。

佐药：泽泻、茯苓，利水渗湿泄浊；牡丹皮，清泄肝火。三药于补中寓泻，并防滋阴药之滞腻。

诸药合用，温而不燥，滋而不腻，助阳之弱以化水，滋阴之虚以生气，使肾阳振奋，气化复常，则诸证自除。

十一、大补阴丸

【方歌】大补阴丸知柏黄，龟板脊髓蜜成方，咳嗽咯血骨蒸热，阴虚火旺制亢阳。

【组成】熟地黄、龟板各18g，黄柏、知母各12g。

【功效】滋阴降火。

【主治】阴虚火旺证，骨蒸潮热，盗汗遗精，咳嗽咯血，心烦易怒，足膝疼热，舌红少苔，尺脉数而有力。

【方解】本方治证因肝肾阴虚，相火亢盛所致。肝肾阴亏，则相火失制，阴虚火旺，故见骨蒸潮热，盗汗遗精，咳嗽咯血，心烦易怒，足膝疼热。甚则虚火刑金，损伤肺络，故咳嗽咯血，虚火上扰，则心烦易怒。治宜滋阴为主，佐以降火。

君药：熟地、龟板，滋阴潜阳，壮水制火。

臣药：黄柏、知母，苦寒降火，保存阴液，平其阳亢。

诸药合用，滋阴精而降相火，以达培本清源之效。

十二、一贯煎

【方歌】一贯煎中用地黄，沙参杞子麦冬襄，当归川楝水煎服，阴虚肝郁是妙方。

【组成】北沙参、麦冬、当归身各9g，生地18～30g，枸杞子9～18g，川楝子4.5g。

【功效】滋阴疏肝。

【主治】肝肾阴虚，肝气不舒证。症见胸脘胁痛，吞酸吐苦，咽干口燥，舌红少津，脉细弱或虚弦。亦治疝气瘕瘕。

【方解】本方是治疗阴虚肝郁而致脘胁疼痛的代表方剂。肝肾阴亏，肝体失养，则疏泄失常，肝气郁滞，故见胸脘胁痛。肝郁化火，横逆犯胃，则吞酸吐苦。肝肾阴虚，虚火上炎，津不上承，故咽干口燥，舌红少津。肝气不舒，肝脉郁滞日久，则结为疝气瘕聚，阴血亏虚，血脉不充，故脉细弱或虚弦。治宜滋阴养血、柔肝舒郁。

君药：生地，滋阴养血，补益肝肾以滋水涵木。

臣药：北沙参、麦冬、当归身、枸杞子益阴养血而柔肝，配合君药以补肝体。

佐药：川楝子，疏肝泄热，理气止痛。

诸药合用，使肝体得养，肝气得舒，则诸症可解。

十三、右归丸

【方歌】右归丸中地附桂，山药茱萸菟丝归，杜仲鹿胶枸杞子，益火之源此方魁。

【组成】熟地黄 24g，山药、菟丝子、鹿角胶、杜仲各 12g，山茱萸、枸杞子、当归各 9g，肉桂、附子各 6g。

【功效】温补肾阳，填精益髓。

【主治】肾阳不足，命门火衰证。年老或久病气衰神疲，畏寒肢冷，腰膝软弱，阳痿遗精，或阳衰无子，或饮食减少，大便不实，或小便自遗，舌淡苔白，脉沉而迟。

【方解】本方是治疗肾阳亏虚，命门火衰的代表方剂。肾阳亏虚，温煦失职，则表现为畏寒肢冷、气衰神疲；命门火衰，肾主生殖功能障碍，则可见腰膝软弱，阳痿遗精，或阳衰无子；阳虚不能温煦脾阳，则饮食减少，大便不实；胃气化失职，则表现为小便自遗。舌淡、苔白，脉沉迟，为肾阳虚弱之证象。治宜温补肾阳，填精益髓。

君药：附子、肉桂、鹿角胶，温补肾阳以祛寒。

臣药：熟地黄、山茱萸、枸杞子、山药，滋阴益肾，养肝补脾，益精补髓。

佐药：菟丝子、杜仲，补肝肾，健腰膝；当归，养血和血。

诸药合用，肝脾肾阴阳兼顾，以温补肾阳为主。

十四、二至丸

【方歌】二至女贞与旱莲，桑椹熬膏和成圆，肝肾阴虚得培补，消除眩晕与失眠。

【组成】女贞子、墨旱莲各 500g。

【功效】补益肝肾，滋阴止血。

【主治】用于肝肾阴虚，眩晕耳鸣，咽干鼻燥，腰膝酸痛，月经量多。可用于红斑狼疮、油风证属冲任不调者。

【方解】本方主要用于肝肾不足证。方中用女贞子补益肝肾，滋阴明目；墨旱莲补益肝肾之阴，兼凉血止血，二药合用，共奏补益肝肾，滋阴止血之功。

十五、七宝美髯丹

【方歌】七宝美髯何首乌，菟丝牛膝茯苓俱，骨脂枸杞当归合，专益肝肾精血虚。

【组成】赤、白何首乌各 18g，赤、白茯苓各 18g，当归、枸杞子、菟丝子、牛膝各 9g，补骨脂 6g。

【功效】补益肝肾，乌发壮骨。

【主治】肝肾不足证。须发早白，脱发，齿牙动摇，腰膝酸软，梦遗滑精，肾虚不育等。

【方解】本方治疗肝肾不足证。

君药：何首乌，补肝肾，益精血，乌须发，壮筋骨。

臣药：枸杞子、菟丝子，补肾益精，养肝补血。

佐药：当归，补血养肝；牛膝，补肝肾，坚筋骨，活血脉；补骨脂，补肾壮阳，固精；赤、白茯苓，补脾肾，渗湿浊。

诸药合用，以滋阴益精养血为主，兼顾补阳，有阴阳并补，精血互生之妙。

十六、神应养真丹

【组成】当归(酒浸)、天麻、川芎、羌活、白芍药、熟地黄各等分。

【功效】滋肝补肾，活血祛风，养血生发。

【主治】足厥阴经受风寒暑湿所袭，左瘫右痪，半身不遂，涎潮昏塞，手足顽麻，语言謇涩，牙关紧闭，气喘自汗，心神恍惚，肢体缓弱；荣气凝滞，遍身疼痛；妇人产后中风，角弓反张；或坠车落马，打扑伤损，瘀血在内者。

适用于肝、肾、血虚而有瘀血在内，风邪外袭以致风盛血燥，不能荣养的脱发症。

【方解】方中当归、川芎、白芍、熟地能养血活血；熟地、滋养肝肾，天麻、羌活辛苦而温，祛风通络，引药上行顶巅。

十七、养血润肤饮

【组成】当归 9g，熟地、生地、黄芪各 12g，天冬(去心)、麦冬(去心)各 6g，升麻、黄芩各 3g，桃仁研泥、红花各 2g，天花粉 4.5g。

【功效】滋阴养血，润燥止痒。

【主治】面游风，初起面目浮肿，燥痒起皮，如白屑风状，渐渐痒极，延及耳项，有时痛如针刺。现用于皮肤瘙痒症，牛皮癣静止期(血虚风燥型)，红皮症等病久血虚风燥而见皮肤干燥、脱屑、瘙痒，舌质红者。

【方解】当归补血活血，熟地滋阴补血，为君药；黄芪益气固表，天冬、麦冬养阴润燥，天花粉生津，共为臣药；生地、黄芩清热凉血，桃仁、红花活血化瘀，升麻疏风行散，共为佐药。

第八节　理　气　剂

以理气药物为主组成的，具有行气或降气作用，治疗气滞或气逆病证的方剂，称为理气剂。理气剂具有行气疏肝，宽中止痛的作用，凡肝气郁滞，症见胸胁胀痛、疝气痛、女性月经不调、痛经等，常与柴胡、香附、郁金、川楝子、青皮等疏肝解郁之品配伍；脾胃气滞所致脘腹胀闷、嗳气吞酸、呕恶食少，大便难消等，常与陈皮、枳实、木香、厚朴、砂仁等疏解脾胃气滞之品配伍。

使用理气剂时，要注意气滞证与气逆证常相兼出现，故要结合行气与降气之法。理气剂多由芳香辛燥药物组成，易耗气、伤津、动胎，故切勿使用过量，阴亏气虚者，孕妇当慎用。

一、越鞠丸

【方歌】越鞠丸治六般郁，气血痰火食湿因，芎苍香附兼神曲，气畅郁舒痛闷伸。

【组成】香附、川芎、苍术、栀子、六神曲各 6g

【功用】行气解郁。

【主治】六郁证。症见胸膈痞闷，脘腹胀痛，吞酸呕吐，饮食停滞，六郁齿痛，口舌生疮。

【方解】本方证乃气郁为主所致气、血、痰、火、湿、食六郁。肝气郁滞，则见胸膈痞闷；气行不畅，气血郁滞，日久化火，则嗳腐吞酸，口舌生疮；肝气不舒，肝郁犯脾，脾胃升降失常，湿聚生痰，则食滞不化，恶心呕吐。治宜行气解郁为主，气行则痰、火、湿、食其他诸郁可自行消除。

君药：香附，行气解郁，理气止痛，为治疗肝气郁结之要药，以治气郁。

臣佐药：川芎，为血中气药，既能活血祛瘀，又能行气解郁，增香附行气解郁之功，以治血郁；栀子，清热泻火，以治火郁；苍术，燥湿健脾，以治湿郁；神曲，消积化滞，以治食郁。

诸药共用，共奏行气解郁之功。

二、柴胡疏肝散*

【方歌】柴胡疏肝芍川芎，枳壳陈皮草香附，疏肝行气兼活血，胁肋疼痛皆能除。

【组成】陈皮、柴胡各 6g，川芎、枳壳、芍药各 5g，甘草、香附各 3g。

【功用】疏肝解郁，行气止痛。

【主治】肝气郁滞证。症见胁肋疼痛，寒热往来，嗳气太息，脘腹胀满，食欲减退，脉弦。可用于黧黑斑、面黑等属肝气郁滞证。

【方解】本方证因情志不畅，肝气郁结所致。情志不畅，肝失疏泄，而致肝气郁结，故见胁肋疼痛，寒热往来。治宜疏肝理气。

君药：柴胡，疏肝解郁。

臣药：香附，理气疏肝，助柴胡以解肝郁；川芎，行气活血止痛。

佐药：陈皮、枳壳，理气行滞；芍药、甘草，养血柔肝，缓急止痛。

使药：甘草，调和药性。

诸药共用，共奏疏肝解郁，行气止痛之功。

三、半夏厚朴汤

【方歌】半夏厚朴痰气疏，茯苓生姜共紫苏，加枣同煎名四七，痰凝气滞皆能除。

【组成】半夏、茯苓各 12g，厚朴、生姜各 9g，苏叶 6g。

【功用】行气散结，降逆化痰。

【主治】梅核气之痰气互结证。症见咽中如有物阻，咯吐不出，吞咽不下，胸膈满闷，或咳或呕，舌苔白润或白滑，脉弦缓或弦滑。

【方解】本方证乃痰气郁结于咽喉所致。情志不畅，气机郁结，津液不得输布，聚而成痰，痰湿与郁气互结，滞于咽喉，故见咽中如有物阻、咯吐不出、吞咽不下；气机受阻，见胸胁满闷、或咳或呕；舌苔白润或白滑，脉弦缓或弦滑均为痰气互结之象。治宜行气散结，化痰降逆。

君药：半夏，散结化痰，降逆和胃。

臣药：厚朴，燥湿消痰，宽中除满，可增强半夏散结降逆之功。

佐药：茯苓，利水渗湿，补中健脾，痰无由生，以助半夏化痰之力；生姜味辛性温，化痰止咳，和胃止呕，还可以解半夏之毒；苏叶芳香行气，专入肺经，宣通肺气，助厚朴下气除满、宣通郁结之气。

诸药合用，行气与化痰并治，气机调畅，痰气郁结之证可除。

第九节 理 血 剂

凡以理血药为主组成的，具有活血祛瘀或止血作用，治疗瘀血或出血证的方剂，称为理血剂。理血剂根据其治法不同分为两种：活血祛瘀剂适用于血瘀证；止血剂适用于出血证。

活血祛瘀剂，适用治疗血行不畅、血瘀内停所致胸腹疼痛、癥瘕肿块、臃肿初起、蓄血、闭经、痛经、产后恶露不下、半身不遂、外伤肿痛、肋胁疼痛等证，临床上以痛如针刺而有定处，血色紫暗，腹痛拒按，舌黯红或有瘀斑，脉涩或弦紧为主要表现。

止血剂，适用治疗血液离经妄行所致各种出血证，症见呕血、吐血、咯血、嗽血、衄血、尿血、便血、崩漏、外伤出血等。

使用理血剂时，应辨清轻重缓急，急则治标，缓则治本，不可误用。活血祛瘀剂中药物多促进血行、消散瘀血，但药性多破泄，不宜久服，故妇女经期、月经过多者及孕妇当慎用。对瘀滞所致出血者，宜适当的配伍活血化瘀之品，使其血止而不留瘀。

一、血府逐瘀汤*

【方歌】血府当归生地桃，红花甘草壳赤芍，柴胡芎桔牛膝等，血化下行不作劳。

【组成】炒桃仁 12g，红花、当归、牛膝、生地黄各 9g，川芎、桔梗各 5g，赤芍、枳壳各 6g，柴胡、甘草各 3g。

【功用】活血化瘀，行气止痛。

【主治】胸中血瘀气滞证。症见胸痛，头痛日久，痛如针刺而有定处，内热烦闷，心悸怔忡，失眠多梦，急躁易怒，入暮潮热，舌黯红或有瘀斑，脉涩或弦紧。可用于白疕、脱疽血瘀者。

【方解】本方证乃瘀血内阻胸部，气机郁滞所致，且以血瘀为主，气滞为次。血瘀滞于胸中，气机受阻，不通则痛，故胸痛、头痛如针刺而有定处；胸中血瘀，伤及胃气，胃失和降，故呃逆干呕；瘀久化热，且病在阴分，故内热烦闷，入暮潮热；瘀热扰及心神，则心悸怔忡，失眠多梦；郁滞日久，肝失条达，故急躁易怒；舌黯红或有瘀斑、脉涩或弦紧皆为气滞瘀血之象。治宜活血化瘀为主，辅以行气止痛。

君药：桃仁，破血行滞；红花，活血通经。

臣药：赤芍、川芎，助桃仁活血祛瘀之力；牛膝活血通经，祛瘀止痛，引血下行。

佐药：当归、生地，补血活血，清营凉血；桔梗、枳壳，一升一降，理气宽胸；柴胡，疏肝解郁，与桔梗、枳壳配伍，使肝气疏解，肺气宣畅，气行则血行，以增强活血祛瘀之力。

使药：桔梗、甘草，可载药上行，调和诸药。

诸药配伍，气血并用，升降兼顾，活血祛瘀与行气散结兼施，活血而不耗血，行气不伤阴，使气机舒畅，营血和调，则诸症可除。

二、补阳还五汤

【方歌】补阳还五赤芍芎，归尾通经佐地龙，四两黄芪为主药，血中瘀滞用桃红。

【组成】黄芪 120g，当归尾 6g，赤芍 5g，地龙、川芎、红花、桃仁各 3g。

【功用】补气，活血，通络。

【主治】气虚血瘀之中风证。症见半身不遂，口眼㖞斜，语言謇涩，口角流涎，小便频数或遗尿失禁，舌暗淡，苔白，脉缓无力。

【方解】本方证由正气亏虚，气虚血滞，脉络瘀阻所致。正气亏虚，血行不畅，脉络瘀阻，血不能荣，筋脉肌肉失去濡养，故见半身不遂、口眼㖞斜；气虚血瘀，舌本失养，舌失约束，故语言謇涩；脾气虚弱，脾不固涩，故见口角流涎；气虚膀胱失于固摄，故小便频数、遗尿失禁；舌暗淡，苔白，脉缓无力为气虚血瘀之征。治当以补气为主，辅以活血通络。

君药：黄芪，大补元气，意在使气旺则血行，通经活络，瘀去而不伤正。

臣药：当归尾活血通络而不伤血。

佐药：赤芍、川芎、桃仁、红花协同当归尾活血祛瘀；地龙通经活络，性善走窜，使行药力周行全身。

纵观全方，重用补气药与少量活血药相伍，使气旺血行，祛瘀通络，标本兼顾。

三、温经汤

【方歌】温经汤用吴茱萸，归芍丹桂姜夏冬，参草益脾胶养血，调经重在暖胞宫。

【组成】吴茱萸、麦冬各9g，当归、芍药、川芎、人参、桂枝、阿胶、牡丹皮、生姜、甘草、半夏各6g。

【功用】温经散寒，祛瘀养血。

【主治】冲任虚寒，瘀血阻滞证。漏下不止，月经不调，或经调不至，而见入暮发热，手心烦热，唇口干燥。

【方解】本方证因冲任虚寒，瘀血阻滞所致。冲任虚寒，瘀血内阻，则月经不调，或见漏下不止，或经调不至；血结在阴，阳气至暮，不得入于阴，而反浮于外，则见入暮发热，手心烦热；血瘀于内，不能外荣，故唇口干燥。治当温经散寒，祛瘀养血。

正气亏虚，血行不畅，脉络瘀阻，血不能荣，筋脉肌肉失去濡养，故见半身不遂、口眼㖞斜；气虚血瘀，舌本失养，舌失约束，故语言謇涩；脾气虚弱，脾不固涩，故见口角流涎；气虚膀胱失于固摄，故小便频数、遗尿失禁；舌暗淡，苔白，脉缓无力为气虚血瘀之征。治当以补气为主，辅以活血通络。

君药：吴茱萸，散寒止痛；桂枝，温经散寒，通行血脉。

臣药：当归、川芎、芍药，活血祛瘀，养血调经；丹皮，活血祛瘀，退虚热。

佐药：阿胶，养肝血，滋肾阴；麦冬，养阴清热；人参、甘草，益气补中；半夏通降胃气而散结；生姜温里散寒。

使药：甘草，调和药性。

诸药合用，温经散寒以活血，补养冲任以固本，则瘀血去，新血生，虚热退，月经调而病自除。

四、桂枝茯苓丸

【方歌】金匮桂枝茯苓丸，桃仁芍药和牡丹，等分为末蜜丸服，缓消癥块胎可安。

【组成】桂枝、茯苓、丹皮、桃仁(去皮尖)、芍药各9g。

【功用】活血祛瘀，缓消癥瘕。

【主治】瘀阻胞宫证。症见妇人宿有癥块，胎动不安，或血瘀闭经，行经腹痛，产后恶露不尽，血色紫暗，腹痛拒按，舌质紫黯或有瘀点，脉沉涩。

【方解】本方证乃妇人素有瘀血癥块所致。瘀血内阻胞宫，血行受阻，不通则痛，故腹痛拒按；冲任失调，胎元不固，可见胎动不安；瘀阻胞宫，阻遏经脉，以致血离经脉，故见漏下不止；舌质紫黯或有瘀点，脉沉涩为癥瘕血瘀之象。治宜活血化瘀，缓消癥块。

君药：桂枝，温经脉通，行滞散瘀。

臣药：桃仁，泄血分之瘀滞，助桂枝以化瘀消癥。

佐药：丹皮、芍药，活血化瘀，清热凉血，退虚热；茯苓，补中健脾，宁心安神，以助消癥瘕。

使药：白蜜，甘缓而润，可减缓诸药活血祛瘀之力。

纵观本方，温经通脉与凉血散瘀并用，共奏活血化瘀，缓消瘕块之功，使瘀血祛，癥瘕消，诸症可除。

第十节 治 风 剂

凡以辛散祛风或息风止痉药为主组成，具有疏散外风或平息内风的作用，治疗风病的方剂，称为治风剂。

风病可概括为外风和内风两大类。根据外风宜散，内风宜息的原则，将治风剂分为疏散外风和平息内风两类。

治风剂药物多温燥，易伤津助火，津液不足或阴虚阳亢者应慎用。

一、消风散*

【方歌】消风散内有荆防，蝉蜕胡麻苦参苍，知膏蒡通归地草，风疹湿疹服之康。

【组成】荆芥、防风、牛蒡子、蝉蜕、苍术、苦参、石膏、知母、当归、胡麻仁、生地黄各6g，木通、甘草各3g。

【功用】疏风养血，清热除湿。

【主治】风疹、湿疹。皮肤疹出色红，或遍身云片斑点，瘙痒，抓破后渗出津水，苔白或黄，脉浮数。可用于白屑风、风疹、湿疹、荨麻疹、药物性皮炎、神经性皮炎、接触性皮炎、颜面再发性皮炎、桃花癣等。

【方解】本方证多因风热或风湿之邪所侵袭人体，浸淫血脉，内不得疏泄，外不得透达，郁于肌肤腠理之间所致，皮肤疹出色红瘙痒。治宜疏风止痒为主，配合清热除湿为辅。

君药：荆芥、防风、牛蒡子、蝉蜕，疏风止痒，以祛除在表之风邪。

臣药：苍术祛风燥湿，苦参清热燥湿，木通渗利湿热。

佐药：知母、石膏清热泻火，当归、生地、胡麻仁养血活血。

使药：甘草清热解毒，调和诸药。

二、当归饮子

【方歌】当归饮子治血燥，病因皆是血虚耗；四物荆防与芪草，首乌蒺藜最重药。

【组成】当归、白芍、川芎、生地黄、白蒺藜、防风、荆芥各9g，何首乌、黄芪各6g，甘草3g。

【功用】养血活血，祛风止痒。

【主治】血虚有热，风邪外袭。皮肤疮疥，或肿或痒，或发赤疹瘙痒。

君药：当归调养营血，以治其本。

臣药：生地、白芍、何首乌养血滋阴；黄芪益气固表。

佐药：荆芥、防风透散开泄肌表皮毛，疏风祛邪；川芎行气活血；白蒺藜祛风止痒。

使药：甘草调和诸药。

诸药合用，养血滋阴，益气固表而不留邪，疏散风邪而不伤正，有补有散，标本兼顾。

第十一节　治　燥　剂

凡以轻宣辛散或甘凉滋润的药物为主组成，具有轻宣外燥或滋阴润燥等作用，用以治疗燥证的方剂，称为治燥剂。

燥证有外燥与内燥之分。外燥指感受秋令燥邪所发生的病证。内燥是属于脏腑津液亏耗所致的病证。故治燥剂分为轻宣外燥和滋润内燥两类。

燥邪最易化热，伤津耗气，故治燥剂除以轻宣或滋润药物为主外，有时还须酌情配伍清热泻火或生津益气之品。至于辛香耗津、苦寒化燥之品，均非燥病所宜。

一、麦门冬汤

【方歌】麦门冬汤用人参，枣草粳米半夏存，肺痿咳逆因虚火，益胃生津此方珍。

【组成】麦门冬70g，半夏10g，人参6g，甘草6g，粳米5g，大枣4枚。

【功用】润肺益胃，降逆下气。

【主治】肺痿。咳唾涎沫，短气喘促，咽喉干燥，苔干红少苔，脉虚数。

【方解】本方证因肺胃阴虚，痰涎不化所致，胃津不足，虚火上炎，灼津为涎沫；肺虚气无所主，故短气喘促；肺胃阴伤，津不上承，故咽喉干燥。治宜润肺益胃，降逆下气。

君药：麦门冬，养阴生津，滋阴润燥。

臣药：人参、甘草、粳米、大枣，益胃气，养胃阴。

佐药：半夏，降逆下气，化其痰涎。

使药：甘草润肺利咽，调和诸药。

诸药合用，主从有序，润降得宜，生胃阴而润肺燥，下逆气而止浊唾，诸症自除。

二、养阴清肺汤

【方歌】养阴清肺是妙方，玄参草芍麦地黄，薄荷贝母丹皮入，时疫白喉急煎尝。

【组成】生地黄 12g，麦冬、玄参各 9g，贝母、丹皮、白芍各 5g，薄荷、甘草各 3g。

【功用】养阴清肺，解毒利咽。

【主治】白喉。喉间起白如腐，不易拭去，咽喉肿痛，初起或发热或不发热，鼻干唇燥，或咳或不咳，呼吸有声，似喘非喘，脉数无力或细数。

【方解】本方证多由素体阴虚蕴热，复感燥气疫毒时邪所致。

君药：生地，养阴清热。

臣药：玄参养阴生津，泻火解毒；麦冬养阴清肺。

佐药：丹皮清热凉血消肿；白芍益阴养血；贝母润肺化痰，清热散结。

使药：薄荷疏表利咽。甘草泻火解毒，调和诸药。

三、增液汤

【方歌】增液玄参与地冬，热病津枯便不通，补药之体作泻剂，但非重用不为功。

【组成】玄参 30g，麦冬、生地各 24g。

【功用】增液润燥。

【主治】阳明温病，津亏便秘证。大便秘结，口渴，舌干红，脉细数或沉而无力者。

【方解】本方证多因热病耗损津液，液涸肠燥，传导失司所致。

君药：玄参，养阴生津。

臣佐药：麦冬，增液润燥；生地，养阴润燥。

三药合用，养阴增液，使肠燥得润，大便自下。

四、百合固金汤

【方歌】百合固金二地黄，麦冬玄参桔甘藏，贝母芍药当归配，喘咳痰血肺家伤。

【组成】百合、生地、熟地、当归、白芍、桔梗、玄参、贝母、麦冬各 10g，甘草 3g。

【功用】滋肾保肺，止咳化痰。

【主治】肺肾阴亏，虚火上炎证。咳嗽气喘，痰中带血，咽喉燥痛，头晕目眩，午后潮热，舌红少苔，脉细数。

【方解】本方证由肺肾阴亏所致。肺肾阴虚，阴虚则生内热，肺失清肃，虚火上炎，故咳嗽气喘，咽喉燥痛。治宜滋养肺肾之阴血，配合清热化痰止咳。

君药：百合，滋阴清热，润肺止咳；生地、熟地，滋阴养血，清热凉血。

臣药：麦冬，助百合滋阴清热，润肺止咳；玄参，助二地黄滋阴，以清虚火。

佐药：当归、白芍，养血和血；贝母，润肺化咳止咳；桔梗，载药上行，清利咽喉，化痰散结。

使药：甘草清热泻火，调和诸药。

诸药合用，滋肾保肺，金水并调，使阴血渐充，虚火自靖，痰化咳止，以固护肺气。

第十二节　祛　湿　剂

以祛湿药物为主组成的，具有化湿利水，通淋泄浊作用，治疗水湿病证的方剂，称为祛湿剂。湿邪侵犯人体，常与风、寒、暑、热四种外邪相互作用。由于致病部位有表里上下之分，人体有虚实强弱之分，病情亦有寒热虚实之别，因此湿邪致病较为复杂，故祛湿之法亦为复杂。湿邪为病有内湿、外湿之分。内湿者，治宜芳香燥湿；外湿者，治宜解表散寒。方剂根据其功效的不同，有燥湿和胃剂、清热利湿剂、利水渗湿剂、温化水湿剂、祛风胜湿剂等。

祛湿剂多由辛香温燥或甘淡渗湿药构成，易耗气伤津。故阴虚津亏，机体虚弱，孕妇水肿者当慎用。

一、藿香正气散*

【方歌】藿香正气大腹苏，甘桔陈苓术朴俱，夏曲白芷加姜枣，感伤岚瘴并能驱。

【组成】藿香90g，大腹皮、白芷、紫苏 茯苓各30g，半夏曲、白术、陈皮、厚朴、苦桔梗各60g，炙甘草75g。

【功效】解表化湿，理气和中。

【主治】外感风寒，内伤湿滞或夏伤暑湿证。症见头痛昏重，发热恶寒，胸膈痞闷，脘腹胀痛，呕吐便溏，霍乱泄泻，舌苔白腻。

【方解】本方证乃外感风寒，内伤湿滞所致。风寒束表，卫阳被遏，故见恶寒发热、头痛昏重；湿邪阻中，中焦气滞，故见胸膈满闷，脘腹疼痛；湿滞中焦，脾胃不和，升降失常，故见呕吐便溏，霍乱泄泻。治宜外散风寒，内化湿浊为主，兼以理气和中。

君药：藿香，既能内化湿浊，又能外散解表，表里兼治。

臣药：半夏曲、陈皮以理气燥湿，降逆止呕；茯苓、白术以健脾运湿，和中止泻。

佐药：大腹皮、厚朴以行气化湿，下气宽中；紫苏、白芷辛温发散，助藿香解表散寒，燥湿化浊；桔梗宣肺利气，有助于解表化湿。

使药：甘草、姜、枣，以内调脾胃，外和营卫。

诸药相配，表里同治，健脾利湿，理气和中，清升浊降，使风寒外散，湿浊内化，气机通畅，则诸证可除。

二、茵陈蒿汤

【方歌】茵陈蒿汤治阳黄，栀子大黄组成方，栀子柏皮加甘草，茵陈四逆治阴黄。

【组成】茵陈18g，栀子12g，大黄(去皮)6g。

【功用】清热利湿退黄。

【主治】湿热黄疸证。症见一身面目俱黄，黄色鲜明，无汗或但头汗出，口渴欲饮，恶心呕吐，腹微满，小便短赤，大便秘结，舌红苔黄腻，脉沉数等。

【方解】本方证乃湿热内蕴所致。湿热壅结，气机受阻，故腹微满，恶心呕吐，大便秘结；热不得外越，湿不得下泄，故无汗或但头汗出，小便短赤；湿热熏蒸肝胆，胆汁外溢，浸渍肌肤，则一身面目俱黄，黄色鲜明；湿热内郁，津液不化，则口渴欲饮；舌苔黄腻，脉沉数为湿热内蕴之象。治宜清热利湿，散瘀退黄。

君药：茵陈，清热利湿。

臣药：栀子清热降火，通利三焦，引湿热从小便而下。

佐药：大黄，泻热逐瘀，通利大便，导瘀热从大便而泄。

综合全方，清热与利湿并行，使湿热从二便而出，黄疸自退。

三、二妙散

【方歌】二妙散中苍柏兼，若云三妙牛膝添，四妙再车薏苡仁，湿热下注痿痹痉。

【组成】炒黄柏、炒苍术各500g。

【功用】清热燥湿。

【主治】湿热下注证。症见筋骨疼痛，或两足痿软，足膝肿痛，湿热泄泻，阴痒白带，阴囊潮湿，小便短赤，舌苔黄腻，脉濡数。

【方解】本方证乃湿热下注所致。湿热蕴留经脉，使筋脉弛缓，则两足痿软；湿热浸淫筋脉关节，以致筋骨疼痛足膝肿痛；湿热盛于下，则为阴痒白带，阴囊潮湿；小便短赤，舌苔黄腻，脉濡数为湿热之征象。治宜清热燥湿。

君药：黄柏，清下焦湿热。

臣药：苍术，温中燥湿，健脾和中。二药炒或用米泔浸后炒，能降低药物苦寒温燥之性，以防止败胃伤阴。

二药合用，标本兼治，下焦湿热得除，诸证自解。

四、五苓散

【方歌】五苓散治太阳府，泽泻白术与二苓，温阳化气添桂枝，利便解表治水停。

【组成】泽泻30g，猪苓、茯苓、炒白术各18g，肉桂12g。

【功用】温阳化气，利水渗湿。

【主治】阳气不化，水湿内停证。症见头痛微热，烦渴欲饮，水入即吐，小便不利，水肿腹胀，呕逆泄泻，渴不思饮，脐下悸动，吐涎沫而头眩，苔白，脉浮。

【方解】本方证乃水湿内盛，膀胱气化不利所致。太阳表邪未解，故头痛微热；膀胱气化失司，则小便不利；水湿内停，津液不得上输布于口，故烦渴欲饮；水蓄下焦，饮入之水不得布化而上逆，致水入即吐；水湿内盛，外溢肌肤，则为水肿，下注大肠，则为泄泻，稽留肠胃，则为呕逆；水饮停于下焦，清阳不升，则脐下动悸而头眩。治宜利水渗湿为主，兼以散寒解表，温阳化气。

君药：泽泻，利水渗湿。

臣药：茯苓、猪苓，甘淡渗湿，通调水道，下输膀胱，增强君药利水渗湿之功。

佐药：白术，健脾助土，运化水湿；桂枝，宣通阳气，温阳化气蒸化三焦以行水，解表散寒以祛太阳表邪。

诸药合用，利水渗湿为主，辅以温阳化气，行气化水，脾气健运，表邪得解，诸证可除。

五、祛湿健发汤

【组成】炒白术15g，猪苓15g，萆薢15g，首乌藤15g，白鲜皮15g，车前子(包)9g，川芎9g，泽泻9g，桑椹9g，赤石脂12g，生地12g，熟地12g

【功效】健脾祛湿，滋阴固肾，乌须健发。

【主治】脂溢性脱发。

【方解】方中炒白术、泽泻、猪苓、萆薢、车前子健脾祛湿，利水而不伤其阴；生熟二地、桑椹、首乌藤补肾养血，以助生发；川芎活血，且能引药上行；白鲜皮除湿散风止痒，以治其标；赤石脂能收敛，旨在减少油脂的分泌。

第十三节　祛　痰　剂

凡以祛痰药为主组成，具有消除痰涎的作用，治疗各种痰证的方剂，统称为祛痰剂。

痰是水液代谢障碍所形成的病理产物，其产生与肺、脾、肾三脏功能失调有关。痰证的形成是由于外感六淫，内伤七情，饮食失宜，致脾、肺、肾三脏功能失调，水液运化失常，体内精气不能化生水液，遇阴寒凝聚而生痰。痰随气机升降，可内蕴脏腑阻碍气机，外达经络阻碍气血运行，在病理上又与气、火、瘀相互影响，其临床表现复杂多端，变幻莫测。痰有寒痰、热痰、燥痰、湿痰、风痰、顽痰之不同，在治疗上：热痰宜清之，燥痰宜润之，湿痰宜燥之等。

祛痰剂不宜久服，应中病即止，以免损伤正气；有咳血倾向者，不宜用燥烈之剂，以免引起大量咯血；表邪未解或痰多者，慎用滋润之品，以防壅滞留邪。

一、二陈汤*

【方歌】二陈汤用半夏陈，益以茯苓甘草臣，利气和中燥湿痰，煎加生姜与乌梅。

【组成】半夏、橘红各15g，白茯苓9g，炙甘草4.5g。

【功效】燥湿化痰，理气和中。

【主治】湿痰咳嗽。症见痰多色白易咳，胸膈痞闷，恶心呕吐，肢体倦怠，或头眩心悸，舌苔白润，脉滑。

【方解】本方为证多因脾失健运，湿邪凝聚，而郁积成痰。湿痰犯肺，则咳嗽痰多；其痰色白易咳，足见不是热痰，痰湿中阻，阻于胸膈，气机不畅，胃失和降，故见胸膈满闷，恶心呕吐，痞闷不舒；脾为痰湿所困，运化失司，则肢体困倦，不欲饮食。痰湿阻遏清阳，浊气上逆，则头目眩晕；痰浊凌心，则为心悸。湿痰内盛，故见舌苔白润，脉滑。治宜燥湿化痰，理气和中。

君药：半夏，既可燥湿化痰，又可降逆和胃而止呕，使胃气和降则生痰无源。

臣药：橘红，理气燥湿，和胃化痰，使脾健湿除，气行痰消。

佐药：茯苓，健脾渗湿，渗湿以助化痰之力，健脾以杜生痰之源；生姜降逆和胃，温化痰饮，既可助半夏化痰，又可制半夏之毒；复用少许味酸收敛之乌梅，以防祛痰理气药温燥辛散而伤阴。

使药：甘草，益气健脾，调和诸药。

诸药合用，共奏燥湿化痰，理气和中之效。方中半夏、橘红陈久者良，故名为"二陈汤"。

二、温胆汤

【方歌】温胆汤中苓半草，枳竹陈皮加姜枣，虚烦不眠证多端，此系胆虚痰热扰。

【组成】半夏、竹茹、枳实各6g，橘皮9g，炙甘草3g，白茯苓4.5g。

【功效】理气化痰，和胃利胆。

【主治】胆胃不和，痰热内扰证。症见胆怯易惊，虚烦不宁，失眠多梦，呕吐呃逆，癫痫等证。

【方解】本方证多因素体胆气不足，胆失疏泄，气郁生痰，痰浊内扰，胆胃不和所致。胆有邪波及心，则胆怯易惊、心烦不眠、夜多异梦、惊悸不安；胆失常则木郁而土不达，致胃失和降，则呕吐、呃逆；痰蒙清窍，则可发为眩晕，甚至癫痫。治宜理气化痰，和胃利胆。

君药：半夏，燥湿化痰，和胃止呕。

臣药：竹茹，清热化痰，止呕除烦；橘皮，理气行滞，燥湿化痰；枳实，行气消痰。

佐药：茯苓，健脾渗湿，以杜生痰之源；生姜、大枣调和脾胃，且生姜兼制半夏毒性。

使药：甘草，调和诸药。

诸药合用，理气化痰以和胃，则胃气和降胆郁得舒，痰浊得去则胆无邪扰，诸症自愈。

第十四节　消　导　剂

凡以消食药为主要组成的，具有消食健脾或化积导滞作用，以治疗食积病证的方剂，称为消食剂。

食积病证多因饮食不节，食积内停，气机失畅，致使脾胃运化失司，或脾胃虚弱，运化无力所致食积内停。根据病证的特点，消导剂分为消食化滞剂和健脾消食剂两类。

消食剂作用虽缓和，但亦不宜长期服用，易致脾胃正气受损，故虚而无实者禁用。

一、保和丸*

【方歌】保和神曲与山楂，苓夏陈翘莱菔加，炊饼为丸白汤下，方中亦可加麦芽。

【组成】山楂 18g，神曲 6g，半夏、茯苓各 9g，陈皮、连翘、莱菔子各 6g。

【功用】消食和胃。

【主治】食积停滞证。症见脘腹痞满胀痛，嗳腐吞酸，恶食呕吐，或大便泄泻，舌苔厚腻微黄，脉滑。

【方解】本方证乃饮食过度，暴饮暴食所致。饮食过度，食积内停，气机受阻，见脘腹痞满胀痛；食积伤脾，胃失和降，见嗳腐吞酸、恶食呕逆；脾失健运，清气不升，见大便泄泻；舌苔厚腻微黄，脉滑为脾失健运之象。治宜消食化滞，理气和胃。

君药：山楂，行瘀破滞，消一切饮食积滞。

臣药：神曲，消食化积，长于消酒食陈腐之积；莱菔子，消食除胀，降气化痰，长于消谷面痰气之积。

佐药：半夏，降逆止呕；陈皮，理气和中，燥湿化痰；茯苓，健脾利湿，和中止泻；连翘，清热散结。

诸药配伍，化食积，降胃气，祛湿浊，则诸症自除。

二、健脾丸

【方歌】健脾参术苓草陈，肉蔻香连合砂仁，楂肉山药曲麦炒，消补兼施此方寻。

【组成】白术 15g，木香、黄连、甘草、神曲、陈皮、砂仁、麦芽、山楂、山药、肉豆蔻各 6g，白茯苓 10g，人参 9g。

【功效】健脾和胃，消食止泻。

【主治】主治脾虚停食证。症见食少难消，脘腹痞闷，大便溏薄，苔腻微黄，脉象虚弱等临床表现。

【方解】本方证为脾虚食停，生湿化热所致。脾主运化，脾虚失运，食停生积，故食少难消，大便溏薄；食积内停，阻滞气机，则脘腹痞闷，苔腻微黄为食积化热之象。治宜健脾消食，兼以清热祛湿。

本方以人参、白术、茯苓、甘草益气健脾以补脾虚；山楂、神曲、麦芽消食化滞以消食积；山药、肉豆蔻助其健脾止泻；木香、砂仁、陈皮理气和胃，助运而消痞；黄连清热燥湿以解湿热。

诸药相合，使脾健食消，湿祛热清，而诸证自除。

第十五节　安　神　剂

凡以安神药为主组成，具有安神定志作用，治疗神志不安病证的方剂，统称为安神剂。

神志不安多因心、肝、肾三脏的阴阳失调所致。其病或由外受惊恐，神魂不安；或郁怒所伤，肝郁化火，内扰心神；或思虑太过，暗耗阴血，心失所养等。安神剂分为重镇安神剂和滋养安神剂两类。

安神剂多由金石、贝壳类药物组成，此类药物易伤胃气，不宜久服。对脾胃虚弱者，可配合服用健脾和胃之品。

一、朱砂安神丸*

【方歌】朱砂安神东垣方，归连甘草合地黄，怔忡不寐心烦乱，清热养阴可复康。

【组成】朱砂15g，黄连18g，炙甘草16.5g，生地黄4.5g，当归7.5g。

【功效】镇心安神，清热养血。

【主治】心火亢盛，阴血不足证。失眠多梦，惊悸怔忡，心烦神乱，舌尖红，脉细数。

【方解】本方证乃因心火亢盛，灼伤阴血，心神被扰所致。阴血不足则心神失养故见失眠多梦，惊悸怔忡，心烦神乱等，舌红，脉细数皆由心经有热，阴血内耗所致。治当泻其亢盛之火，补其阴血之虚而安神。

君药：朱砂，为重镇安神。

臣药：黄连，清心泻火，助君药清心安神。

佐药：生地，滋阴清热；当归，补养心血，配伍生地共补其耗伤之阴血。

使药：炙甘草，和中调药，防朱砂质重碍胃。

本方是治疗心火亢盛，阴血不足所致神志不安的常用方剂。

二、天王补心丹

【方歌】天王补心柏子仁，二冬归地与三参，桔芩远志朱砂蜜，枣味酸收血自生。

【组成】人参、茯苓、玄参、丹参、桔梗、远志各15g，当归、五味子、麦门冬(去心)、天门冬、柏子仁、酸枣仁各30g，生地黄120g，朱砂5g。

【功效】滋阴养血，补心安神。

【主治】心肾阴虚血亏所致神志不安。症见心悸失眠，虚烦神疲，梦遗健忘，手足心热，口舌生疮，舌红少苔，脉细数。

【方解】本方证由心肾阴虚，虚火内扰所致。阴虚血少，心失所养，故心悸失眠，神疲健忘；虚火内扰，故手足心热，虚烦，遗精，口舌生疮。治宜滋阴清热，养血安神。

君药：生地黄，滋阴养血。

臣药：天冬、麦冬滋阴清热；酸枣仁、柏子仁养心安神；当归补血润燥。

佐药：人参补气，宁心益智；五味子益气敛阴，以助补气生阴之力；茯苓、远志健脾宁心，又可交通心肾；玄参滋阴降火，以制虚火上炎；丹参清心活血，使之补而不滞；朱砂镇心安神，以治其标。

使药：桔梗，载药上行，使药力上入心经，与丹参相伍，又可行气血，使诸药滋而不腻，补不留瘀。

诸药合用，滋阴补血，养心安神，标本兼治，交通心肾，心神得宁，诸症自愈。

第十六节　外用搽剂

玉容粉

【组成】白僵蚕、白附子、白芷、山奈、硼砂各9g，石膏、滑石各15g，白丁香1g，冰片1g。

【功效】消斑润肤。

【主治】雀斑、黎黑斑、炎症后色素沉着等。

自 我 检 测

一、选择题

(一) 单选题

1. 治疗暑湿感冒的方剂是(　　)。

　　A. 藿香正气散　B. 防风通圣丸　　　C. 通宣理肺丸　　　D. 银翘散　　　　　E. 麻黄汤

2. 桂枝汤的功用是(　　)。

　　A. 发汗解表，宣肺平喘　　　　B. 解肌发表，调和营卫　　　C. 辛温发表，化痰止咳

　　D. 发汗解表，化痰平喘　　　　E. 解肌发表，宣肺止咳

3. 理中丸、四君子汤中共有的药物是(　　)。

　　A. 人参、甘草　　　　　　　　B. 白术、甘草　　　　　　　C. 人参、白术

　　D. 干姜、人参　　　　　　　　E. 人参、白术、甘草

4. 下列(　　)不属于小柴胡汤的组成。

　　A. 芍药　　　　　B. 黄芩　　　　　C. 生姜　　　　　D. 半夏　　　　　E. 人参

5. 四物汤的组成药物是(　　)。

　　A. 熟地、当归、白芍、川芎　　　B. 熟地、枸杞子、阿胶、川芎

　　C. 阿胶、当归、白芍、川芎　　　D. 熟地、当归、白芍、阿胶

　　E. 枸杞子、熟地、当归、白芍

6. 治疗表虚自汗，易感风邪者，宜首选(　　)。

　　A. 四君子汤　　　B. 桂枝汤　　　　C. 败毒散　　　　D. 玉屏风散　　　E. 补中益气汤

7. 半夏厚朴汤的主治证病机是(　　)。

　　A. 血瘀气滞　　　B. 湿困中焦　　　C. 脾胃气滞　　　D. 痰阻气滞　　　E. 胃气不和

8. 青蒿鳖甲汤中体现该方养阴透热的主要配伍是(　　)。

　　A. 鳖甲与知母　　　　　　　　B. 知母与丹皮　　　　　　　C. 丹皮与青蒿

　　D. 青蒿与鳖甲　　　　　　　　E. 鳖甲与生地

9. 治疗外感风邪头痛，宜首选(　　)。

　　A. 止嗽散　　　　　　　　　　B. 大定风珠　　　　　　　　C. 香薷散

　　D. 桑菊饮　　　　　　　　　　E. 川芎茶调散

10. 方剂组成原则中的君药含义是( )。

  A. 针对主病或主证起主要治疗作用的药物

  B. 治疗主证和兼证的药物   C. 治疗主要症状的药物

  D. 针对病因和兼证的药物   E. 治疗主证和次要症状的药物：

11. 银翘散组成中不包含的药物是( )。

  A. 桔梗、甘草   B. 竹叶、荆芥   C. 芦根、薄荷

  D. 蝉蜕、桑叶   E. 豆豉、牛蒡子

12. 银翘散中配伍荆芥穗、淡豆豉的目的是( )。

  A. 宣郁发表、疏风泄热   B. 解郁除烦、疏散风热   C. 辛散解表、透邪外出

  D. 疏散风热、宣肺止咳   E. 以上都不是

13. 犀角地黄汤的功用是( )。

  A. 清热解毒，养阴活血   B. 养阴生津，泻火解毒   C. 清热解毒，凉血散瘀

  D. 清热泻火，凉血止血   E. 清营凉血，解毒养阴

14. 主治阳明气分热盛证的方剂是( )。

  A. 银翘散   B. 竹叶石膏汤   C. 白虎汤

  D. 玉屏风散   E. 黄连解毒汤

15. 治疗痰气互结之梅核气，最宜选用( )。

  A. 四物汤   B. 桂枝汤   C. 败毒散   D. 小青龙汤   E. 半夏厚朴汤

16. 治疗湿痰咳嗽的最佳方剂是( )。

  A. 止嗽散   B. 二陈汤   C. 桑杏汤   D. 茯苓丸   E. 参苓白术散

17. 长于治疗脾虚气陷所导致久泻久痢的方剂是( )。

  A. 痛泻要方   B. 理中丸   C. 小建中汤

  D. 补中益气汤   E. 四君子汤

18. 六味地黄丸的配伍特点是( )。

  A. 阳中求阴   B. 辛开苦降   C. 寒热共用   D. 三补三泻   E. 散中有收

19. 和解少阳的代表方剂是( )。

  A. 麻黄汤   B. 小青龙汤   C. 桂枝汤   D. 肾气丸   E. 小柴胡汤

20. 小承气汤变成厚朴三物汤，属于方剂变化中的( )。

  A. 药味增减变化   B. 药量增减变化   C. 剂型变化

  D. 随证加减变化   E. 以上都不是

21. 越鞠丸所治疗的"六郁"不包括( )。

  A. 气郁   B. 痰郁   C. 湿郁   D. 寒郁   E. 食郁

22. 下列方剂中，用药体现"阴中求阳"特点的是( )。

A. 地黄饮子　　　B. 肾气丸　　　　C. 六味地黄丸

D. 玉屏风散　　　E. 四物汤

23. 二陈汤中燥湿化痰的基本结构是(　　)。

A. 半夏、橘红　　　　B. 半夏、茯苓　　　　C. 橘红、茯苓

D. 半夏、生姜　　　　E. 橘红、生姜

24. 大承气汤中，宜先煎的两味药物是(　　)。

A. 大黄、芒硝　　　　B. 枳实、芒硝　　　　C. 枳实、厚朴

D. 大黄、厚朴　　　　E. 大黄、枳实

25. 逍遥散中配伍薄荷的意义是(　　)。

A. 宣肺利咽　　B. 辛凉解表　C. 清利头目　D. 疏郁透热　E. 解肌透疹

26. 六味地黄丸中三泻的成分是(　　)。

A. 车前子、牛膝、泽泻　　　B. 泽泻、茯苓、知母

C. 茯苓、丹参、泽泻　　　　D. 泽泻、茯苓、牡丹皮

E. 茯苓、桂枝、猪苓

27. 越鞠丸组成中不含有的药物是(　　)。

A. 栀子　　　B. 神曲　　　C. 川芎　　　D. 半夏　　　E. 香附

28. 桂枝汤的主治证是(　　)。

A. 外感风寒表实证　　　　B. 外感风寒表虚证

C. 外感风寒湿证　　　　　D. 外寒风饮证　　　　E. 风邪犯肺证

29. 补血调经的基础方剂是(　　)。

A. 一贯煎　　B. 归脾汤　　C. 四物汤　　D. 温经汤　　E. 固经丸

30. 具有辛凉透表，清热解毒作用的方剂是(　　)。

A. 银翘散　　B. 桑菊饮　　C. 败毒散　　D. 香薷饮　　E. 止嗽散

(二) 多选题

1. 理中丸的主治证有(　　)。

A. 寒伤脾胃之呕吐下痢　　　B. 阳虚失摄之吐衄便血

C. 脾胃阳虚之小儿慢惊　　　D. 中、上焦之阳虚胸痹

E. 中气虚寒之虚劳里急

2. 下列病证中可用于下法治疗的是(　　)。

A. 瘀血　　　B. 冷积　　　C. 宿食　　　D. 停饮　　　E. 结痰

3. 肾气丸主治肾气不足证，其所治疗病证包括(　　)。

A. 水肿　　　B. 痰饮　　　C. 脚气　　　D. 消渴　　　E. 转胞

4. 下列可治疗神志不安病证的方剂有(　　)。

A. 温胆汤　　　　　　　　B. 酸枣仁汤　　　　　　C. 天王补心丹
D. 血府逐瘀汤　　　　　　E. 至宝丹

5. 小柴胡汤的主治证包括(　　)。
A. 伤寒少阳证　　　　　　B. 脾虚肝旺痛泻证
C. 妇人伤寒热入血室证　　D. 黄疸疟疾见少阳证者
E. 内伤杂病见少阳证者

6. 桂枝汤中调和营卫的药对是(　　)。
A. 桂枝与芍药　　　　　　B. 生姜与大枣　　　　　C. 桂枝与甘草
D. 生姜与桂枝　　　　　　E. 芍药与甘草

7. 丸剂较之汤剂，其特点是(　　)。
A. 吸收较慢　　B. 药效持久　　C. 不易变质　　D. 服用方便　　E. 节省药材

8. 藿香正气散的配伍特点是(　　)。
A. 表里双解　　B. 辛开苦降　　C. 升清降浊　　D. 化湿辟秽　　E. 理气和中

9. "凉开三宝"包括(　　)。
A. 安宫牛黄丸　　B. 至宝丹　　C. 紫雪丹　　D. 紫金锭　　E. 苏合香丸

10. 四物汤的配伍特点是(　　)。
A. 补血不滞血　　B. 行血不伤血　　C. 气血并补　　D. 温而不燥　　E. 滋而不腻

11. 使用泻下剂的注意事项包括(　　)。
A. 得效即止，慎勿过剂　　　　　B. 表实未解，里实已成者，可纯用泻下剂
C. 病情需要时可配伍扶正补益之品
D. 服药期间少食油腻之物　　　　E. 病后伤津或亡血者适用

12. 逍遥散的功用是(　　)。
A. 透邪解郁　　B. 养血健脾　　C. 疏肝解郁　　D. 滋阴疏肝　　E. 疏肝泄热

13. 天王补心丹中含有的药物是(　　)。
A. 人参　　　　B. 丹参　　　　C. 沙参　　　　D. 玄参　　　　E. 苦参

14. 属于臣药的范围是(　　)。
A. 直接治疗次要兼证的药物
B. 针对重要的兼病或兼证起主要治疗作用的药物
C. 引领方中药物至特定病所的药物
D. 用于消除或减弱方中药物毒性或峻烈之性的药物
E. 辅助君药加强治疗主病或主证作用的药物

15. 越鞠丸所治疗的郁证包括(　　)。
A. 气郁　　　　B. 痰郁　　　　C. 食郁　　　　D. 寒郁　　　　E. 湿郁

二、简答题

1. 简述银翘散的主治证。

2. 白虎汤的主治病证及禁忌证有哪些?

3. 简述龙胆泻肝汤中生地与当归的配伍意义。

4. 试从组成配伍,功用、主治及用法诸方面比较三承气汤的异同点。

5. 麻子仁丸的功效是什么?

6. 四君子汤与参苓白术散均可用于脾胃气虚证,二方有何不同。

7. 简述玉屏风散中黄芪、防风的配伍意义。

8. 六味地黄丸既为补肾之剂,为何配伍三泻(泽泻、丹皮、茯苓)?

9. 试述六味地黄丸与肾气丸在组成配伍与功能主治方面的异同。

10. 简述柴胡疏肝散的药物组成和主治证。

11. 简述小柴胡汤的主治证。

12. 简述理中丸的主治证。

13. 朱砂安神丸的功用、主治证及临床表现有哪些?

14. 方剂的组方变化有哪几种形式?

三、课下分析讨论

[病案一] 管某,女,43岁,干部。1984年3月19日初诊主诉:情绪抑郁2年,月经紊乱6个月。病史:2年前丧偶,悲痛万分。情绪抑郁,喜叹气,胸胁及乳房胀痛,嗳气则舒。口苦不思饮食,食后脘腹胀满,大便时溏时结,失眠多梦。近6个月病情加重,月经紊乱,经期延长,量多,淋漓不尽;头晕、两目干涩昏糊;心悸、少寐,四肢麻木。检查:爪甲枯白。舌质淡,苔薄黄。脉细弦而数。

要求:①找出主症。②病名诊断。③进行证候分析。④辨病因、病位、病性并进行证名诊断。⑤提出治法与方药。⑥试述你在辨证过程中具体运用了哪些辨证的逻辑思维方法。

[病案二] 王某,女,37岁。三年来经常疲乏无力,纳食不香,腹胀,便溏,月经提前量多,每次十余日方止。近一年来,又常有心慌心悸症状发生,睡眠很差,多梦,头晕,且记忆力下降,经常出现腹胀腹泻,大便不成形,肢体时有麻木感,经西医检查,心脏及消化道无异常,今来求中医诊治。查其面色萎黄,舌淡苔白,脉细弱。

要求:①找出主症。②病名诊断。③进行证候分析。④辨病因、病位、病性并进行证名诊断。⑤提出治法与方药。⑥试述你在辨证过程中具体运用了哪些辨证的逻辑思维方法。

自我检测选择题参考答案

第一章　中医学理论的主要特点

(一) 单项选择题

1. D；2. A；3. B；4. A；5. A。

(二) 多项选择题

1. A、B；2. A、D；3. A、B、C、D；4. A、B、D。

第二章　阴阳五行学说

(一) 单项选择题

1. A；2. C；3. B；4. D；5. D；6. B；7. C；8. A；9. B；10. C；11. D；12. D；13. A；
14. D；15. B；16. D；17. A；18. D；19. B；20. C。

(二) 多项选择题

1. A、C、E；2. A、B、D；3. B、C、D、E；4. B、C；5. B、C、E；6. A、B、D、E。

第三章　藏象

(一) 单项选择题

1. A；2. A；3. D；4. D；5. D；6. C；7. C；8. C；9. B；10. C；11. C；12. B；13. B；
14. D；15. A；16. C；17. C；18. D；19. A；20. D。

(二) 多项选择题

1. A、D；2. A、B、C、D；3. A、B、C；4. A、C、D；5. D、E；6. A、B、C、D、E；
7. A、B、D；8. A、B、C、D、E；9. A、B、C；10. A、B、C。

第四章　气血津液

(一) 单项选择题

1. D；2. C；3. A；4. B；5. B；6. D；7. D；8. B；9. B；10. D；11. C；12. D；13. A；
14. C；15. C。

（二）多项选择题

1. B、D；2. A、B、C；3. A、B、C、D、E；4. A、B、D、E；5. A、B、D、E；6. B、D；7. A、B、C；8. A、B、C、D；9. A、B、C、D、E；10. A、B、C、D。

第五章　病因病机

（一）单项选择题

1. D；2. A；3. C；4. B；5. D；6. D；7. C；8. C；9. B；10. D；11. C；12. A；13. A；14. C；15. D；16. B；17. C；18. D；19. A；20. C。

（二）多项选择题

1. B、C、D；2. A、D、E；3. B、C；4. A、B、C、D、E；5. A、B、C；6. A、B、C、E；7. A、B、C、D、E；8. A、B、C、D、E；9. B、C、D；10. A、B、C。

第六章　临床诊法

（一）单项选择题

1. D；2. B；3. D；4. B；5. C；6. B；7. B；8. A；9. B；10. A；11. C；12. D；13. C；14. A；15. A；16. D；17. C；18. B；19. D。

（二）多项选择题

1. A、B、D；2. A、B、C、D、E；3. A、B、C；4. C、D；5. A、B、C、D；6. A、B、C、D；7. A、B、D；8. A、C、E；9. A、C；10. A、D、E。

第七章　临床辨证

（一）单项选择题

1. C；2. A；3. A；4. D；5. D；6. A；7. B；8. A；9. B；10. C；11. E；12. A；13. D；14. C；15. A；16. B；17. A；18. D；19. D；20. C。

（二）多项选择题

1. B、C、E；2. A、B、E；3. A、C、E；4. A、B、C、D、E；5. A、D；6. B、C、D、E；7. B、C、E；8. A、C；9. A、B、C、D；10. A、B、C、E。

第八章　治则与治法

（一）单项选择题

1. C；2. C；3. D；4. D；5. D。

（二）多项选择题

1. A、B、C、D、E；2. A、B、C；3. B、C；4. A、B、C、D、E。

第九章 中医美容学常用中药

(一) 单项选择题

1. C；2. D；3. A；4. C；5. C；6. D；7. B；8. B；9. B；10. B；11. E；12. E；13. C；14. D；15. C；16. D；17. A；18. C；19. A；20. C；21. C；22. C；23. C；24. C；25. D；26. C；27. A；28. C；29. D；30. E。

(二) 多项选择题

1. B、C、D、E；2. C、D、E；3. A、B、C、D、E；4. A、C、D、E；5. C、E；6. A、B、D；7. A、B、D、E；8. A、B、C；9. A、C、D、E；10. A、B、C；11. A、B、C、D；12. A、B、C、D、E；13. B、C、D；14. A、C、E；15. A、B、C、D、E。

第十章 中医美容学中常用方剂

(一) 单项选择题

1. A；2. B；3. E；4. A；5. A；6. D；7. D；8. D；9. E；10. A；11. D；12. C；13. C；14. C；15. E；16. B；17. D；18. D；19. E；20. B；21. D；22. B；23. A；24. C；25. D；26. D；27. D；28. B；29. C；30. A。

(二) 多项选择题

1. A、B、C、D；2. A、B、C、D、E；3. A、B、C、D、E；4. A、B、C、D；5. A、C、D、E；6. A、B；7. A、B、C、D、E；8. A、C、D、E；9. A、B、C；10. A、B、D、E；11. A、C、D；12. B、C；13. A、B、D；14. B、E；15. A、B、C、E。

参 考 文 献

[1] 唐永忠. 中医基本理论[M]. 北京：人民卫生出版社, 2009.

[2] 李德新. 中医基础理论[M]. 北京：人民卫生出版社, 2001.

[3] 廖福义. 中医诊断学[M]. 北京：人民卫生出版社, 2005.

[4] 朱文锋. 中医诊断学[M]. 上海：上海科学技术出版社, 1995.

[5] 郑洪新. 中医学基础[M]. 长沙：湖南科学技术出版社，2012.

[6] 许兆亮，王明军. 中医药学概论[M]. 北京：人民卫生出版社, 2013.

[7] 刘宜群. 中医美容学[M]. 北京：中国中医药出版社, 2006.

[8] 刘宁. 美容中医学[M]. 北京：人民卫生出版社，2002.